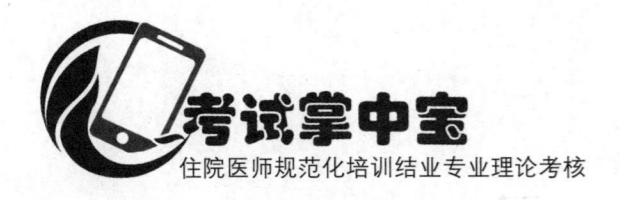

外科住院医师规范化培训结业专业理论考核冲刺模拟卷

住院医师规范化培训结业专业理论考核命题研究委员会　组编

上海科学技术出版社

图书在版编目（CIP）数据

外科住院医师规范化培训结业专业理论考核冲刺模拟卷 / 住院医师规范化培训结业专业理论考核命题研究委员会组编. — 上海：上海科学技术出版社，2022.9
（考试掌中宝·住院医师规范化培训结业专业理论考核）
ISBN 978-7-5478-5754-0

Ⅰ. ①外… Ⅱ. ①住… Ⅲ. ①外科-疾病-诊疗-资格考试-习题集 Ⅳ. ①R6-44

中国版本图书馆CIP数据核字(2022)第128344号

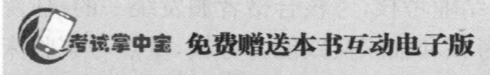

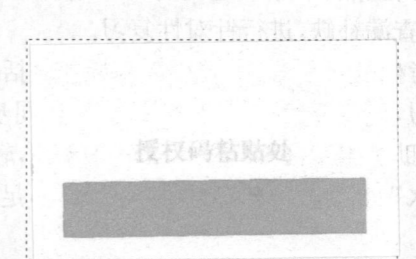

外科住院医师规范化培训结业专业理论考核冲刺模拟卷
住院医师规范化培训结业专业理论考核命题研究委员会　组编

上海世纪出版(集团)有限公司
上海科学技术出版社　出版、发行
(上海市闵行区号景路159弄A座9F-10F)
邮政编码201101　www.sstp.cn
常熟兴达印刷有限公司印刷
开本 850×1168　1/8　印张 14.75
字数：310千字
2022年9月第1版　2022年9月第1次印刷
ISBN 978-7-5478-5754-0/R·2526
定价：78.00元

本书如有缺页、错装或坏损等严重质量问题，请向工厂联系调换

前　言

住院医师规范化培训是毕业后医学教育的重要组成部分,是培养合格临床医师的关键阶段,顺利通过考核是成为合格临床医师的必经途径。

住院医师规范化培训考核包括过程考核和结业考核,考核合格者颁发统一的《住院医师规范化培训合格证书》。结业考核包括专业理论考核和临床实践能力考核,重点考察临床医师岗位胜任能力。其中,结业专业理论考核在全国实行统一考试,考试时间一般由国家卫生健康委员会人才交流服务中心确定,考试形式为使用计算机作答,题型包括共用题干单选题、单选题和案例分析题(不定项选择题)。注意,共用题干单选题和案例分析题的答题过程是不可逆的,即不能退回上一题,只能进入下一问。临床实践能力考核时间由各省级卫生健康行政部门根据《住院医师规范化培训结业考核实施办法(试行)》规定另行确定。

众所周知,结业专业理论考核的考试题量大、知识点繁多、难度较大。为帮助广大考生做好考前复习,顺利地通过结业专业理论考核,我们按照最新住院医师规范化培训结业专业理论考试大纲,结合历年考试经验,精心编写了本套冲刺模拟卷。全书共有 5 套试卷,每套试卷约 200题,并针对相应的重点、难点试题配有详细解析。试卷题型全面,题量丰富,难度适宜,重点突出,可方便考生查漏补缺,进行针对性复习。

为了方便考生复习迎考,本套冲刺模拟卷包括纸质版和配套的手机 APP 版,方便考生随时随地地互动复习,反复演练。手机 APP 版配有同步练习题,具有自动批阅判分、汇总错题强化训练的功能,帮助考生掌握做题技巧及命题规律,轻松通过考试。

由于编写水平有限,书中难免存在疏漏与不足之处,希望使用本书的广大考生与其他读者予以批评指正。

住院医师规范化培训结业专业理论考核
命题研究委员会
2022 年 3 月

目　录

冲刺模拟卷一…………………………………（ 1 ）

冲刺模拟卷二…………………………………（ 19 ）

冲刺模拟卷三…………………………………（ 37 ）

冲刺模拟卷四…………………………………（ 55 ）

冲刺模拟卷五…………………………………（ 75 ）

答案与解析……………………………………（ 93 ）

冲刺模拟卷一

一、共用题干单选题：每道考题以一个小案例的形式出现，其下面都有 A、B、C、D、E 五个备选答案。请从中选择一个最佳答案。

(1～3 题共用题干)

男，29 岁。3 小时前不慎从 3 m 高处跌下，左下肢疼痛不能站立。查体：左小腿明显肿胀，中段畸形，足背动脉搏动减弱，皮温明显较对侧降低，足趾屈曲张力高，被动伸趾时疼痛加重。考虑为骨筋膜室综合征。

1. 该患者出现骨筋膜室综合征的重要原因是
   A. 胫腓骨严重骨折
   B. 骨折端压迫动脉影响血供
   C. 骨折端压迫静脉影响回流
   D. 骨折引起骨筋膜室内大量淤血，室内压力增高
   E. 小腿部广泛软组织挫伤，压力增高

2. 其首选的治疗方法是
   A. 脱水药、激素治疗
   B. 深筋膜室切开减压
   C. 跟骨结节骨牵引
   D. 小夹板固定
   E. 长腿石膏托固定

3. 该患者的预后状况主要取决于
   A. 手术减压的早晚
   B. 外固定时间的长短
   C. 内固定方式的选择
   D. 有无及时应用脱水药和抗感染治疗
   E. 有无及早抬高患肢

(4～5 题共用题干)

男，30 岁。既往体健。半小时前从 4 m 高处摔下，左胸疼痛，呼吸困难，急诊入院。查体：神清合作，轻度发绀，左前胸壁 10 cm×10 cm 皮下瘀斑，胸壁浮动，可触及骨擦感，两肺未闻及湿啰音。胸片见左第 4、5、6 肋各有两处骨折，肋膈角稍钝。

4. 此时患者呼吸困难的原因不包括
   A. 胸壁软化
   B. 纵隔扑动
   C. 肺泡水肿
   D. 精神过度紧张
   E. 肺部受压迫

5. 此时应采取的急诊处理是
   A. 吸痰
   B. 气管切开
   C. 胸壁包扎固定、止痛
   D. 气管内插管
   E. 行开胸手术

(6～8 题共用题干)

男，37 岁。急刹车致使方向盘挤压上腹部，出现上腹部、腰部及右肩疼痛，伴恶心、呕吐。查体：体温 38.4 ℃，上腹部肌紧张明显，有压痛，反跳痛不明显，无移动性浊音，肠鸣音存在。怀疑胰腺损伤。

6. 对明确诊断帮助不大的检查是
   A. B 超检查
   B. CT 检查
   C. 血细胞比容
   D. 尿淀粉酶
   E. 血淀粉酶

7. 如果行剖腹探查术，术中最有可能发现合并损伤的脏器是
   A. 十二指肠
   B. 胆总管
   C. 横结肠
   D. 右肾
   E. 脾脏

8. 如果处理不当，最可能的远期并发症是
   A. 胆总管狭窄
   B. 胰腺癌
   C. 脂肪泻
   D. 胰腺假性囊肿
   E. 横结肠梗阻

(9～11 题共用题干)

男，42 岁。3 小时前突发中上腹剧烈疼痛，呈"刀割样"。查体：全腹胀，全腹有压痛、反跳痛，以剑突下偏右及右下腹最明显，全腹肌紧张。移动性浊音(±)。

9. 对该患者初步考虑诊断为
   A. 急性胆囊炎
   B. 急性肠炎
   C. 急性胃十二指肠溃疡穿孔
   D. 急性阑尾炎
   E. 急性胰腺炎

10. 此时最具诊断价值的检查方法是
    A. 腹部 X 线平片检查
    B. 腹腔穿刺、涂片检查
    C. 右下腹部 B 超检查
    D. 右上腹部 B 超检查
    E. 血、尿淀粉酶测定

11. 如明确诊断，应采取的处理措施是
    A. 给予抑制胃酸分泌的药物

B. 不予特殊处理,观察病情的变化
C. 给予解痉止痛药物
D. 选择有针对性的抗菌药物
E. 立即手术

(12～13题共用题干)

男,42岁。近2个月有脓血便。腹部体检未见阳性体征。直肠指检可触及一肿物下缘,质较硬,指套带血。

12. 最可能的疾病为
    A. 直肠内脱垂
    B. 内痔
    C. 直肠癌
    D. 溃疡性结肠炎
    E. 粪块梗阻

13. 下列对患者诊断无意义的检查是
    A. 粪便常规及培养
    B. 直肠镜检查
    C. X线钡灌肠检查
    D. 肝脏B超检查
    E. 盆腔CT检查

(14～15题共用题干)

女,36岁。1年前因左肾盂癌已行左侧肾、输尿管及部分膀胱壁切除术,近2个月反复出现无痛性肉眼血尿,排尿不畅及尿频,尿中找到脱落的肿瘤细胞。

14. 最可能的诊断是
    A. 右输尿管癌
    B. 膀胱癌
    C. 右肾癌
    D. 右肾盂癌
    E. 前列腺癌

15. 下列检查最有诊断价值的是
    A. B超检查
    B. 膀胱尿道造影检查
    C. 排泄性尿路造影检查
    D. 膀胱镜检及活检
    E. 腹部X线平片检查

二、单选题:每道考题下面有A、B、C、D、E五个备选答案,请从中选择一个最佳答案。

16. 心肺脑复苏的处理必须争分夺秒,主要目的是
    A. 尽快恢复自主呼吸
    B. 尽快恢复心脏搏动
    C. 尽早恢复患者神志
    D. 尽早恢复脑组织血供
    E. 尽早恢复患者尿量

17. 发现早期直肠癌最有意义的方法是
    A. 直肠镜检查
    B. 钡灌肠检查
    C. B超检查
    D. 粪便潜血检查
    E. CT检查

18. 休克的一般监测不包括
    A. 精神状态
    B. 尿量
    C. 动脉血pH
    D. 皮肤温度
    E. 脉率

19. 《母婴保健法》规定,对于依法接受终止妊娠或结扎手术的,应当给予
    A. 有偿服务
    B. 免费服务
    C. 酌情收费服务
    D. 酌情半收费服务
    E. 酌情免费服务

20. 病例对照研究设计阶段控制混杂偏倚常用
    A. 标准化
    B. 随机分组
    C. 分层分析
    D. 匹配
    E. 逐步回归分析

21. 血栓闭塞性脉管炎最突出的症状是
    A. 患肢疼痛
    B. 患肢溃疡
    C. 游走性浅静脉炎
    D. 患肢皮肤色泽改变
    E. 患肢动脉搏动减弱

22. 下列权利能够体现患者自主权的是
    A. 基本的医疗权
    B. 因病获得休息权
    C. 知情同意权
    D. 因病免除社会责任权
    E. 减免医疗费用权

23. 肱骨干中下1/3段骨折后主要的并发症是
    A. 臂丛损伤
    B. 肩关节功能障碍
    C. 肱动、静脉损伤
    D. 肱二头肌骨化性肌炎
    E. 桡神经损伤

24. 股骨干远端骨折容易发生
    A. 骨折延迟愈合
    B. 骨筋膜室综合征
    C. 股神经损伤
    D. 腘血管损伤
    E. 骨折不愈合

25. 关于胆道蛔虫病的临床表现,叙述错误的是
    A. 可有呕吐蛔虫史
    B. 疼痛呈间歇性发作
    C. 可伴恶心、呕吐
    D. 发病12~24小时前出现较明显黄疸
    E. 严重时可出现急性胆管炎

26. 关于肺癌的转移方式,下列正确的是
    A. 鳞癌血行转移出现得早
    B. 肺癌早期发生血行、淋巴转移
    C. 腺癌早期发生淋巴转移,血行转移较晚
    D. 小细胞癌早期出现血行、淋巴转移
    E. 淋巴转移只发生于肺癌同侧

27. 右图所示为常用胃肠道吻合的哪种缝合法
    A. 单纯间断缝合法
    B. 浆肌层间断内翻缝合法
    C. 间断垂直褥式外翻缝合法
    D. 间断水平褥式外翻缝合法
    E. 荷包缝合法

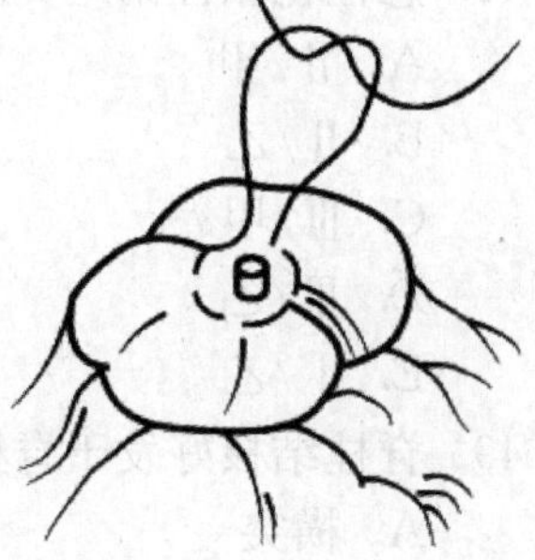

28. 硫喷妥钠静脉麻醉不适用于
    A. 有癫痫史患者
    B. 局麻药中毒惊厥患者
    C. 颅脑手术
    D. 小儿基础麻醉
    E. 支气管哮喘患者

29. 关于原发性腹膜炎的叙述,不恰当的是
    A. 病原菌多为大肠埃希菌及厌氧菌的混合感染
    B. 腹腔穿刺,脓液涂片检查有利于鉴别原发性与继发性腹膜炎
    C. 主要症状是突发急性腹痛,疼痛一般较剧烈
    D. 肾炎及肝硬化腹腔积液患者的发病率最高
    E. 原发性腹膜炎治疗,一般以非手术治疗为主

30. 张力性气胸的典型临床表现是
    A. 缺氧性躁动
    B. "Beck"三联征
    C. 纵隔扑动
    D. 重度或极度呼吸困难及广泛性皮下气肿
    E. 反常呼吸

31. 乳腺疾病首选的、最基本的检查方法是
    A. CT
    B. MRI
    C. 钼靶X线摄影
    D. B超
    E. ECT

32. 有关腹外疝的描述,不恰当的是
    A. 股疝多见于中年妇女
    B. 所有腹外疝均需手术治疗
    C. 腹股沟斜疝经腹股沟管入阴囊
    D. 婴儿斜疝,一般只需行疝囊高位结扎术
    E. 手术目的是消除腹腔内脏凸出的空间,加强腹壁薄弱部分

33. 骨痂改造塑形期的过程一般需要
    A. 2~3年
    B. 1~2年
    C. 13~16周
    D. 17~21周
    E. 1~3周

34. 成人右侧股骨干上1/3骨折时,近折端的主要移位方式是
    A. 向前、内及外旋方向移位
    B. 向内、前方向移位
    C. 向内、后方向移位
    D. 向前、外及外旋方向移位
    E. 向前、内旋方向移位

35. 关于肾盂癌的叙述,错误的是
    A. 早期即出现肉眼血尿、肾绞痛及肾积水
    B. 静脉尿路造影显示肾盂不规则充盈缺损
    C. 膀胱镜检查可见输尿管口喷血
    D. 尿内无癌细胞
    E. CT增强+三维重建(CTU)是诊断的主要手段

36. 腓骨颈移位骨折容易造成的损伤是
    A. 胫后动脉损伤
    B. 腓深神经损伤
    C. 腓总神经损伤
    D. 腓浅神经损伤
    E. 胫前动脉损伤

37. 乳腺癌最常见的部位是乳房的
    A. 内上象限
    B. 外下象限
    C. 外上象限
    D. 内下象限
    E. 乳晕区

38. 耻骨骨折不易出现
    A. 会阴部瘀斑
    B. 骨盆挤压试验阳性
    C. 血尿
    D. 坐骨神经损伤
    E. 骨盆分离试验阳性

39. 心跳呼吸停止后,最容易出现的继发性病理改变是
    A. 肾小管坏死
    B. 心肌损伤
    C. 脑缺血缺氧性改变
    D. 肺水肿
    E. 肝坏死

40. 治疗心室颤动最有效的措施是
    A. 吸氧
    B. 镇静
    C. 静注利多卡因
    D. 气管内滴注肾上腺素
    E. 电除颤

41. 有关颅底骨折的叙述,下列不正确的是
    A. 颅底X线检查可无阳性发现
    B. 依靠临床体征可以初步诊断
    C. 诊断需有脑脊液漏发生
    D. 单纯颅底骨折以保守治疗为主
    E. 脑脊液漏无需早期修补

42. 直肠癌合并急性肠梗阻,肿块距肛缘8 cm,手术时选用
    A. Dixon手术
    B. Miles手术
    C. Duhamel手术
    D. Hartmann手术
    E. 局部切除术

43. 急性乳腺炎多见于
    A. 经产妇妊娠期
    B. 经产妇哺乳期
    C. 初产妇妊娠期
    D. 初产妇哺乳期
    E. 青春期女性

44. 右侧结肠癌最多见的大体形态是
    A. 浸润型
    B. 溃疡型
    C. 弥漫型
    D. 隆起型
    E. 浸润溃疡型

45. 临床诊疗中最优化原则的内容不包括
    A. 痛苦最小
    B. 耗费最少
    C. 效果最好
    D. 无副作用
    E. 安全度最高

46. 前列腺增生的好发部位是
    A. 中央带
    B. 移行带
    C. 尿道
    D. 外周带
    E. 前纤维肌区域

47. 骨囊肿的治疗原则是
    A. 囊壁刮除＋囊腔内液体引流
    B. 观察,不必手术
    C. 病灶刮除＋植骨
    D. 病段切除＋植骨
    E. 截肢

48. 急性化脓性阑尾炎术后,7天拆线,切口无红肿、无渗液、无压痛,记录为
    A. Ⅱ/甲
    B. Ⅱ/乙
    C. Ⅲ/甲
    D. Ⅲ/乙
    E. Ⅰ/乙

49. 脊柱结核好发于脊椎的
    A. 横突
    B. 椎体
    C. 棘突
    D. 关节突
    E. 椎板

50. 开放性气胸引起的病理生理紊乱表现为
    A. 患侧胸膜腔压力高于大气压,纵隔移向健侧
    B. 患侧肺萎缩,呼吸功能减退
    C. 吸气时,纵隔移向患侧
    D. 呼气时,患侧胸膜腔压力低于大气压
    E. 引起反常呼吸运动,导致呼吸、循环衰竭

51. 肘关节脱位常为
    A. 前脱位
    B. 后脱位
    C. 左脱位
    D. 右脱位
    E. 骨折＋脱位

52. 壶腹周围癌最常见的组织学类型是
   A. 乳头状癌
   B. 腺癌
   C. 黏液癌
   D. 导管细胞癌
   E. 鳞癌

53. 胃十二指肠溃疡穿孔最主要的症状为
   A. 腹式呼吸减弱
   B. 突发的剧烈腹痛
   C. 恶心、呕吐
   D. 肠鸣音消失
   E. 发热

54. 影响伤口愈合最常见的局部因素是
   A. 伤口异物存留
   B. 伤口坏死组织多
   C. 伤口感染
   D. 局部血液循环障碍
   E. 包扎过紧

55. 胃十二指肠溃疡引起大出血的原因是
   A. 胃窦部黏膜炎性糜烂渗血
   B. 溃疡侵及胰腺引起大出血
   C. 溃疡基底的动脉被侵蚀破裂
   D. 胃十二指肠壁微血管不断渗血
   E. 胃酸作用使渗血不易凝固

56. 关于水中毒的叙述,错误的是
   A. 可见于各种原因所致 ADH 分泌过多
   B. 临床症状不明显
   C. 血浆渗透压明显降低
   D. 血清钠离子浓度降低
   E. 红细胞计数、血红蛋白和血细胞比容降低,红细胞平均体积增大

57. 关于筛检的定义,正确的是
   A. 应用先进、可靠的诊疗方法,从表面上无病的人群中确诊出某病的阳性者
   B. 在大量人群中通过快速可靠,可行的诊断试验确诊患者的过程
   C. 应用简便的实验、检查或其他方法,从表面上无病的人群中查出某病的阳性者和可疑阳性并与标准诊断方法比较
   D. 在大量人群中通过快速、简便的试验和其他方法,从表面上无病的人群中查出某病的阳性者和可疑阳性者
   E. 应用简便的实验、检查或其他方法,从经治疗的人群中查出某病的阳性者和可疑阳性者,再进行巩固治疗

58. 下述与单纯性下肢静脉曲张的发病无关的是
   A. 静脉内压力升高
   B. 静脉壁薄弱
   C. 静脉瓣膜功能不全
   D. 静脉管狭窄
   E. 长久站立工作

59. 下列直肠息肉,不会癌变的为
   A. 直肠腺瘤
   B. 儿童息肉
   C. 息肉病
   D. 炎症性息肉
   E. 绒毛状腺瘤

60. 诊断精索静脉曲张时,患者采取的体位是
   A. 俯卧位
   B. 截石位
   C. 立位
   D. 左侧卧位
   E. 右侧卧位

61. 前列腺炎的分型不包括
   A. 急性前列腺炎
   B. 慢性细菌性前列腺炎
   C. 慢性非细菌性前列腺炎
   D. 前列腺综合征
   E. 无症状性前列腺炎

62. 阑尾动脉来源于
   A. 右结肠动脉
   B. 中结肠动脉
   C. 肠系膜下动脉
   D. 肠系膜上动脉
   E. 回结肠动脉

63. 下列最不稳定的骨折是
   A. 嵌插骨折
   B. 斜行骨折
   C. 青枝骨折
   D. 横行骨折
   E. 裂缝骨折

64. 术后肺不张的主要治疗方法是
   A. 应用敏感抗生素
   B. 应用祛痰药
   C. 鼓励深呼吸及咳嗽
   D. 超声雾化吸入
   E. 支气管镜吸引

65. 下列患者的术后处理,不正确的是
   A. 胃肠道手术患者肛门排气后,可开始进食
   B. 腹部的减张缝线一般在术后 2 周左右拆除

C. 伤口的乳胶片引流一般在术后 4～7 天拔除
D. 一般性手术后的患者,应鼓励早期活动
E. 术后尿潴留导尿量超过 500 mL 者,应留置尿管 1～2 天

66. 关于围手术期的范畴,下列不正确的是
    A. 围手术期处理是以手术为中心而进行的各项处理措施
    B. 围手术期处理包括手术前准备、手术后处理和术后并发症的处理
    C. 围手术期是指从确定手术日起,至与本次手术有关的治疗基本结束的一段时间
    D. 围手术期包括手术前、手术中和手术后 3 个阶段
    E. 重视围手术期处理对保证患者安全、提高治疗效果有重要意义

67. 手术前不需要预防性使用抗生素的是
    A. 先天性心脏病手术
    B. 乳腺癌根治术
    C. 主动脉弓置换术
    D. 甲状腺腺瘤切除术
    E. 无张力疝修补术

68. 心肺脑复苏中,为防止脑水肿最常用的方法和措施是
    A. 降温、脱水治疗
    B. 抗感染治疗
    C. 纠正酸中毒
    D. 维持循环、呼吸功能稳定
    E. 激素治疗

69. 诊断男性有症状淋菌性尿道炎最简单、可靠的方法是
    A. 尿液细菌培养
    B. 尿道分泌物涂片染色
    C. 尿道分泌物细菌培养
    D. 前列腺液细菌培养
    E. 尿沉渣镜检

70. 以下因素中不影响颅内压力变化的是
    A. 脑脊液动力学改变
    B. 脑组织血流改变
    C. 脑组织肿胀
    D. 颅骨的完整性
    E. 颅骨密度改变

71. 若对急性心肌梗死患者行其他疾病的择期手术,最早应在心肌梗死后
    A. 2 周
    B. 2 个月
    C. 3 个月
    D. 6 个月
    E. 1 个月

72. 下列关于血栓闭塞性脉管炎的说法,错误的是
    A. 病变一般自动脉开始
    B. 受累血管发硬而缩窄

C. 早期主要由细菌感染引起
D. 主要侵袭四肢
E. 间歇性跛行是早期症状之一

73. 关于急性蜂窝织炎临床特点的叙述,不正确的是
    A. 致病菌主要是肠道革兰阴性杆菌
    B. 病变不易局限,扩散迅速,与正常组织无明显界限
    C. 表现表浅者可见肿胀明显,疼痛剧烈,局部皮肤发红
    D. 产气性皮下蜂窝织炎主要由厌氧菌引起
    E. 治疗采取湿敷、全身应用抗生素等综合治疗

74. 关于骨与关节结核的临床表现,错误的是
    A. 病灶常为多发
    B. 髋关节受累患儿诉膝部疼痛
    C. 可有局部疼痛
    D. 可有低热、盗汗等表现
    E. 脊柱结核患者可有寒性脓肿

75. 吸氧时用湿化瓶的目的是
    A. 减少对呼吸道的刺激
    B. 提高换气功能
    C. 提高通气功能
    D. 减少粉尘
    E. 利于有效吸氧

76. 严重心血管疾病患者全身麻醉的诱导用药宜选用
    A. 硫喷妥钠
    B. 依托咪酯
    C. 氯胺酮
    D. 异丙酚
    E. 安氟烷

77. 进行性血胸的特点为
    A. 反常呼吸运动
    B. 胸腔引流血量＞200 mL/h,持续 3 小时
    C. 静脉压升高、心搏微弱、动脉压降低
    D. 呼吸时纵隔扑动
    E. 红细胞计数增加、白细胞计数降低

78. 下列可反映左心室前负荷变化的指标是
    A. 心排血量
    B. 中心静脉压
    C. 平均动脉压
    D. 肺血管阻力
    E. 肺毛细血管楔压

79. 胸外心脏按压最恰当的部位是
    A. 胸骨上、中 1/3 交界处
    B. 胸骨上 1/2

C. 胸骨左缘第4肋间

D. 胸骨下半部

E. 胸骨左缘第4肋间腋中线上

80. 关于骨巨细胞瘤,下列说法正确的是
   A. 为最常见的良性骨肿瘤,但具有侵袭性生长倾向
   B. X线检查主要表现为溶骨,少数具有成骨及钙化
   C. 常见于儿童及青少年
   D. X线检查结果难以区别动脉瘤性骨囊肿,动脉造影可鉴别
   E. 进行彻底的单纯囊内切除是治疗的首选方法

81. 怀疑恶性肿瘤骨转移,下列最佳的检查方法是
   A. 放射性核素全身骨扫描
   B. X线平片
   C. 血管造影
   D. CT扫描
   E. MRI

82. 面部"危险三角区"疖的主要危险是
   A. 易引起眼球感染
   B. 易侵入上颌窦
   C. 可导致海绵状静脉窦炎
   D. 易导致中耳炎
   E. 抗生素治疗无效

83. 穿好无菌手术衣和戴好无菌手套以后,无菌区是
   A. 胸部以上,腰部以下
   B. 上肢和整个胸腹部
   C. 上肢、胸部和背部
   D. 肩部、上肢和胸部
   E. 肩部以下、腰部以上的身前区(至腋中线),双侧手臂

84. 关于肝癌破裂出血的治疗方法,不恰当的是
   A. 肝叶切除术
   B. 局部压迫填塞
   C. 肝动脉结扎
   D. 肝动脉介入栓塞
   E. 门静脉结扎

85. 胆管癌最主要的临床表现是
   A. 胆囊肿大
   B. 肝大
   C. 进行性黄疸
   D. 胆道出血
   E. 右上腹疼痛

86. 下列一般不首选肠外营养治疗的是
   A. 严重脓毒症患者
   B. 不宜经口进食超过7天者

   C. 脑外伤昏迷者
   D. 小肠仅剩50 cm者
   E. 急性重症胰腺炎患者

87. 男,40岁。因腰部胀痛伴血尿就诊,经详细询问病史后收入院治疗。部分检查结果如下:左肾盂结石1.5 cm,静脉尿路造影显示左肾功能正常,逆行肾盂造影证实左侧肾盂输尿管交界处狭窄。初步考虑的首选治疗方法是
   A. 大量饮水
   B. 服用药物排石
   C. 体外冲击波碎石
   D. 开放手术取石+肾盂输尿管成形
   E. 服用药物治疗+经皮肾镜碎石取石

88. 男,31岁。阵发性腹部绞痛伴呕吐,肛门停止排便排气3天,腹胀2天,腹痛加剧且间歇期仍感剧痛,无手术史。查体:体温38.5℃,脉搏120次/分,血压80/60 mmHg,右侧腹部较左侧膨隆,明显压痛、反跳痛、肌紧张,肠鸣音弱。可诊断为
   A. 粘连性单纯性肠梗阻
   B. 绞窄性肠梗阻
   C. 急性化脓性腹膜炎
   D. 阑尾残株炎
   E. 麻痹性肠梗阻

89. 男,21岁。胸部挤压伤1小时。查体:气急,眼睑结膜及头面部皮下见广泛紫蓝色点状瘀斑。双肺听诊闻及散在细湿啰音。胸片:未见明显异常。根据患者情况,最可能的诊断是
   A. 心脏挫伤
   B. 创伤性窒息
   C. 心脏压塞
   D. 气胸
   E. 血胸

90. 男,65岁。排便习惯改变,大便变细、混有黏液脓血1个月。大便常规检查可见多数红细胞。首选的简便检查是
   A. 下消化道造影检查
   B. 钡灌肠检查
   C. B超检查
   D. 肛门指检
   E. 结肠镜检查

91. 男,26岁。胸部外伤致右侧血胸10天。曾行胸腔穿刺治疗,近日出现寒战、高热、胸痛。胸片示右胸内积液较前增加。下述治疗最恰当的是
   A. 反复胸腔穿刺
   B. 开胸手术清除脓液
   C. 胸腔闭式引流
   D. 全身支持治疗
   E. 胸膜纤维板切除术

92. 男,65岁。间歇性全程无痛肉眼血尿1个月。膀胱镜检发现左输尿管口喷血。IVP示左肾盂充盈缺损。最可能的诊断是

A. 肾癌
B. 肾积脓
C. 肾盂癌
D. 肾囊肿
E. 肾结核

93. 女孩,出生2周。腰骶部皮肤红肿迅速蔓延,出现坏死,边界不清,高热,昏睡。最有效的处理措施是
   A. 给予广谱抗生素
   B. 局部热敷
   C. 中药外敷
   D. 立即在腰骶部皮肤做多处切开
   E. 病变区出现波动感时切开

94. 男,73岁。尿频、进行性排尿困难1年,无尿痛及血尿,无外伤史,无糖尿病史。查体:肛诊发现前列腺增大,质韧、有弹性,表面光滑,残余尿为110 mL。膀胱造影发现膀胱颈部有一弧形充盈缺损,颈口抬高。最可能的诊断为
   A. 膀胱颈纤维化
   B. 尿道狭窄
   C. 神经源性膀胱功能障碍
   D. 良性前列腺增生
   E. 膀胱癌

95. 女,32岁。腹胀,腹痛,低热1个月。查体:腹饱满,全腹轻压痛,移动性浊音(+)。为明确诊断,应立即做的检查是
   A. 肝功能检查
   B. 腹腔积液常规
   C. 腹腔积液病毒培养
   D. 血沉
   E. 血常规

96. 男,28岁。进食半小时后呕吐7年,加重半年入院。呕吐物为酸臭食物。钡餐检查示食管扩张,食管下段黏膜光滑,呈鸟嘴样狭窄。最可能的诊断是
   A. 先天性膈疝
   B. 贲门失弛缓症
   C. 胃底贲门癌
   D. 食管瘢痕性狭窄
   E. 食管良性肿瘤

97. 男,25岁。饱餐后突发剧烈腹痛10小时,疼痛性质为脐周持续性绞痛、阵发性加剧,伴恶心、呕吐,排大便1次。查体:体温36℃,脉搏108次/分,血压80/60 mmHg;腹中度膨胀,未见肠型,脐周有明显压痛、反跳痛、肌紧张,肠鸣音消失。腹部X线平片显示腹中部有3个气液平面,宽度超过5 cm,小肠胀气。最可能的诊断为
   A. 急性小肠扭转
   B. 溃疡病穿孔
   C. 急性胰腺炎
   D. 急性胃肠炎
   E. 急性结肠梗阻

98. 男,35岁。左下腹被拖拉机压伤后3天入院。入院时有弥漫性腹膜炎,感染性休克。经积极抗休克治疗后,行剖腹探查术,术中发现腹腔内有黄色脓液和粪便,降结肠下段有一直径0.5 cm大小的穿孔,有粪便溢出。下列最妥当的术式是
   A. 降结肠修补
   B. 左半结肠切除
   C. 降结肠穿孔处切除端端吻合
   D. 降结肠外置
   E. 穿孔处修补,横结肠造口

99. 男,30岁。出现肛门剧痛,肛缘可扪及一直径1 cm包块,触痛,其治疗宜采用
   A. 坐浴
   B. 注射硬化剂
   C. 血栓性外痔剥离术
   D. 口服抗生素
   E. 封闭

100. 男,46岁。患有慢性肝病,普查发现甲胎蛋白3次阳性,肝功能正常,肝区触诊无异常,诊断为早期肝癌。下列对定位最有帮助的检查是
    A. 选择性肝动脉造影
    B. 放射性核素扫描
    C. 血清CEA检查
    D. CT检查
    E. B超检查

101. 男孩,8岁。高热伴右下肢剧痛、不能活动2天。查体:T 39.5℃,P 135次/分,精神不振,右胫骨上端微肿,有深压痛。白细胞26×10⁹/L,血沉80 mm/h。X线检查未见明显异常,核素扫描显示右胫骨上端有浓聚区。最可能的诊断是
    A. 风湿性关节炎
    B. 膝关节结核
    C. 急性化脓性骨髓炎
    D. 急性化脓性关节炎
    E. 骨肉瘤

102. 男,45岁。午后发热伴胸闷、气短1周入院。胸部X线片如图,最可能为
    A. 肺实变
    B. 肺气肿
    C. 气胸
    D. 肺癌
    E. 胸腔积液

103. 女,40岁。右上腹阵发性绞痛伴恶心、呕吐3小时来院急诊。查体:体温37℃,右上腹轻压痛,Murphy征(−)。既往检查胆囊内有小结石。对该患者首先考虑胆囊结石合并
    A. 急性胆囊炎
    B. 急性胆管炎

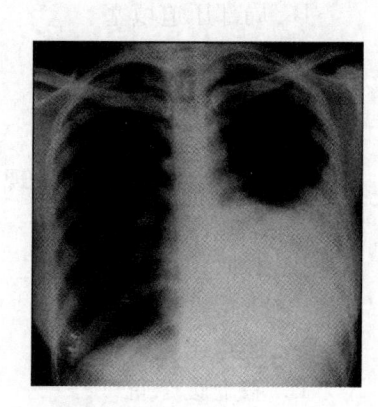

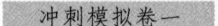

C. 急性胆绞痛
D. 急性胰腺炎
E. 克罗恩病

104. 女,32岁。发现右乳多发肿块伴疼痛2年,症状在月经前加重,月经后疼痛逐渐缓解、肿块消失。最可能的诊断是
    A. 右侧乳癌
    B. 乳腺囊性增生病
    C. 乳腺脂肪坏死
    D. 浆细胞性乳腺炎
    E. 乳房纤维腺瘤

105. 一名溺水游客被救出水后,神志不清,呼吸停止,口唇发绀,需口对口人工呼吸的先决条件是
    A. 清除口咽分泌物,保持呼吸道通畅
    B. 确定呼吸停止
    C. 每次吹入800 mL气体
    D. 患者置于仰卧位
    E. 每分钟吹气几次

106. 女,28岁。2小时前出现上腹部疼痛,伴恶心,无呕吐,考虑诊断急性阑尾炎,下列对确诊最有意义的项目是
    A. 发热
    B. 白细胞升高
    C. 脐周有压痛
    D. 压痛固定在右下腹
    E. 脐周与右下腹疼痛

107. 男,32岁。检查发现左肾结石1.2 cm,肾积水轻度,尿检有红细胞,应采取的治疗方法是
    A. 肾盂切开取石
    B. 肾镜取石
    C. 药物排石治疗
    D. 肾部分切除术
    E. 体外冲击波碎石

108. 男,33岁。发现颈部肿块2个月。入院查体:甲状腺右叶上极扪及3 cm×2 cm大小肿块,表面光滑,颈部未扪及肿大的淋巴结。该患者首选的检查是
    A. 颈部CT检查
    B. 甲状腺B超检查
    C. 甲状腺核素扫描
    D. 喉镜检查
    E. 颈部正侧位X线检查

109. 男,52岁。右上腹痛已半年,近半个月出现黄疸,体重下降,食欲减退。既往患胆囊结石已5年。查体:巩膜及全身皮肤黄染,右上腹扪及6 cm×6 cm大小的肿块,无移动性。BUS显示胆囊部位有一实质性占位病变,并可见强光团及声影。此患者最可能的诊断是
    A. 胆囊息肉
    B. 高位胆管癌

C. 胆囊癌合并胆囊结石
D. 充满型胆囊结石
E. 幽门管癌合并肝十二指肠韧带淋巴结转移

110. 女,67岁。发作性左胸痛5年,疼痛放射至左肩,发作持续3～4分钟,休息后可缓解。今日下午劳动时突发晕厥而急诊。查体:神清,血压90/50 mmHg,心率140次/分,主动脉瓣区可闻及收缩期喷射样杂音伴震颤,杂音向颈部传导,双肺呼吸音清。首先考虑的诊断是
    A. 主动脉扩张
    B. 主动脉瓣狭窄
    C. 主动脉粥样硬化
    D. 原发性高血压
    E. 主动脉瓣关闭不全

111. 男,23岁。因"运动时突发右上腹剧痛伴浓茶色尿半天"来诊。疼痛放射至右侧中下腹部,伴恶心、呕吐,尿液呈浓茶色。既往体健。查体:腹软,右下腹深压痛,右肾区叩痛。该病例最可能的诊断是
    A. 十二指肠溃疡穿孔
    B. 右输尿管结石
    C. 急性胆囊炎
    D. 急性阑尾炎
    E. 膀胱结石

112. 女,35岁。胸部外伤致左侧第4～6肋骨骨折,出现呼吸极度困难、发绀。查体:血压70/45 mmHg,心率100次/分,左侧呼吸音消失,叩诊鼓音,颈部有广泛的皮下气肿。此时应首选的处理是
    A. 胶带固定胸壁
    B. 呼吸机辅助呼吸
    C. 剖胸探查
    D. 胸腔穿刺抽气
    E. 镇静、补液及支持治疗

113. 女,31岁。7天前出现臀部疼痛,近2天局部红肿热痛加重,面积约5 cm×5 cm,边界清楚,波动感明显。该患者最可能的诊断是
    A. 急性蜂窝织炎
    B. 脓肿
    C. 疖
    D. 痈
    E. 急性淋巴管炎

114. 男,74岁。左腹股沟可复性包块10年,不能回纳8小时,以左腹股沟斜疝嵌顿急诊手术,术中见部分嵌顿的小肠肠管色暗,无蠕动,行部分肠切除。此时不宜行疝修补术的理由是
    A. 术前准备不充分
    B. 术后易出现腹胀
    C. 患者年龄大,伤口愈合能力低
    D. 术后易继发手术野感染
    E. 术后易发生上呼吸道感染

115. 男,36岁。右侧Colles骨折石膏固定后5个月,复查X线片示骨皮质不连续,骨折间隙清

楚,骨折断端骨密度增高。应考虑
- A. 骨折不愈合
- B. 骨折延迟愈合
- C. 骨折畸形愈合
- D. 骨折已愈合
- E. 骨囊肿

116. 某患者头部轻微外伤,无昏迷史,无颅骨骨折,2个月后出现颅内压增高症状。该患者最可能为
- A. 慢性硬脑膜外血肿
- B. 多发性颅内血肿
- C. 慢性硬脑膜下血肿
- D. 脑内血肿
- E. 严重脑挫裂伤

117. 男,40岁。腰腿痛伴跛行反复发作4月余。查体：腰椎左侧弯,L₅右侧椎旁压痛,右直腿抬高40°,加强试验(+),趾背伸力减弱。L₄~L₅间隙水平CT扫描发现椎管右前方有一部分钙化阴影,L₅左侧神经根浸没。首先考虑的诊断是
- A. 退行性腰椎病
- B. 腰椎间盘突出症
- C. 腰椎结核
- D. 椎管狭窄症
- E. 椎管内肿瘤

118. 男,28岁。腰背及腹部挤压伤后1小时。查体：P 96次/分,BP 140/80 mmHg。痛苦貌,腰部膨隆,轻压痛,无反跳痛,肠鸣音弱,腰肋部可见瘀斑。急诊剖腹探查见后腹膜完整,腹膜后见10 cm×8 cm×2 cm血肿,观察其大小无变化。该患者术后治疗最重要的是
- A. 纠正水、电解质平衡
- B. 防治感染
- C. 防治肝肾功能障碍
- D. 纠正贫血
- E. 纠正低蛋白血症

119. 女,38岁。尿频、尿急、下腹痛伴终末血尿1天。尿常规见大量红、白细胞/HP。下列诊断正确的是
- A. 泌尿系结石
- B. 泌尿系结核
- C. 膀胱肿瘤
- D. 急性肾盂肾炎
- E. 急性膀胱炎

120. 男,50岁。右侧腹股沟斜疝嵌顿8小时入院。急诊手术中发现嵌顿入疝囊的回肠有约5 cm坏死,行坏死回肠切除＋肠吻合术。对伤口进行彻底清洗后,无明显炎症表现。对该患者疝的处理应首选
- A. 单纯疝囊高位结扎术
- B. Ferguson法疝修补术
- C. Bassini法疝修补术
- D. Halsted法疝修补术
- E. 无张力疝修补术

121. 男,23岁。发现右阴囊内鸡蛋大小肿块半年,不痛,平卧不消失。精索无明显异常,肿块扪之囊性感,透光试验(+)。最可能为
- A. 睾丸鞘膜积液
- B. 睾丸肿瘤
- C. 腹股沟斜疝
- D. 精索鞘膜积液
- E. 交通性鞘膜积液

122. 男,30岁。吸烟12年,出现右下肢麻木、怕冷、发凉,行走1 km左右出现右下肢疼痛,休息后缓解。诊断可能为
- A. Buerger病
- B. 多发性大动脉炎
- C. 周围动脉瘤
- D. 右下肢动脉粥样硬化
- E. 雷诺综合征

123. 女,33岁。被确诊为类风湿关节炎,药物治疗7个月,效果不明显,双膝关节肿胀明显。查体：双膝关节肿胀,触之肥厚感,皮温稍高,关节活动度0~120°。X线片可见关节轻度骨质破坏。正确的治疗方法为
- A. 关节穿刺抽液
- B. 滑膜切除术
- C. 人工膝关节置换
- D. 继续内科治疗
- E. 理疗

124. 男,17岁。左小腿上端肿痛,先是间歇痛,后加剧呈连续性痛,夜间加重;患部肿胀发热,静脉曲张。可能是
- A. 恶性骨肿瘤
- B. 骨结核
- C. 急性骨髓炎
- D. 蜂窝织炎
- E. 胫骨结节骨软骨炎

125. 男,50岁。吞咽困难6个月。食管X线吞钡检查可出现"半月征"压迹,食管镜检查可见肿瘤表面黏膜光滑、正常。最可能的诊断是
- A. 食管癌
- B. 贲门失弛缓症
- C. 食管良性肿瘤
- D. 食管炎
- E. 食管静脉曲张

126. 男,49岁。在全麻下行左上肺叶切除术,术中突然心脏停搏,已有如下给药途径,应首选
- A. 气管内
- B. 心内注射
- C. 右颈内静脉

D. 左下肢外周静脉
　　E. 右桡动脉
127. 女,60岁。右乳腺癌肿块直径2.0 cm,腋淋巴结无癌转移,雌、孕激素受体阳性。治疗方案宜选择
　　A. 乳腺癌改良根治术＋他莫昔芬治疗
　　B. 肿块切除＋放射治疗
　　C. 乳腺单纯切除术
　　D. 乳腺扩大根治术
　　E. 术前放射治疗＋全身化疗后,行乳腺单纯切除术并继续化疗
128. 男孩,4岁。摔倒后肩锁部疼痛。查体:患肩下沉,患肢活动障碍,头向患侧偏斜,杜加(Dugas)征阴性。最可能的诊断是
　　A. 肩关节脱位
　　B. 臂丛损伤
　　C. 锁骨骨折
　　D. 肱骨外科颈骨折
　　E. 桡骨小头半脱位
129. 女,65岁。跌倒后右手掌着地,腕部疼痛、肿胀、压痛,无反常活动,但银叉状畸形明显。该患者最可能的诊断是
　　A. 右腕关节脱位
　　B. 右舟状骨骨折
　　C. 右腕Colles骨折
　　D. 尺骨茎突骨折
　　E. 右腕关节挫伤
130. 男,42岁。门静脉高压症患者,大量腹水,中度黄疸,急性上消化道出血6小时入院。血压90/78 mmHg,胃管中抽出暗红色血性液体600 mL。控制出血的首选方法为
　　A. 输液输血
　　B. 手术止血
　　C. 内镜下止血
　　D. 三腔二囊管止血
　　E. 注射维生素K
131. 女,34岁。腹部胀痛、呕吐、停止排气排便6天。1年前曾行阑尾切除术。腹部立位平片示右下腹可见2个气液平面。最可能的诊断为
　　A. 阑尾残株炎
　　B. 克罗恩病
　　C. 粘连性肠梗阻
　　D. 溃疡性结肠炎
　　E. 胆囊炎
132. 女,50岁。突发头痛、呕吐2周,癫痫发作3次,5年前行右乳癌根治术。头颅CT示左额部大片低密度影,有占位效应。据此最可能的诊断为
　　A. 脑梗死
　　B. 脑炎
　　C. 脑膜瘤
　　D. 脑转移瘤
　　E. 脑膜炎
133. 男,38岁。建筑工人,由高空坠落,左枕着地,伤后出现进行性意识障碍,右侧瞳孔逐渐散大。诊断应首先考虑为
　　A. 左枕部急性硬脑膜外血肿
　　B. 右枕部急性硬脑膜下血肿
　　C. 右侧额颞脑挫裂伤伴硬脑膜下血肿
　　D. 左侧额颞部脑挫裂伤
　　E. 脊髓横断
134. 男,75岁。因皮肤、巩膜黄染进行性加重伴消瘦、乏力2个月入院。入院后患者时有寒战、发热表现。下列检查对确定诊断意义最小的是
　　A. CT
　　B. PTCD
　　C. B超
　　D. ERCP
　　E. DSA
135. 某癌症患者,心理状态较差且预后不良,治疗过程中需要家属的积极配合。对此,医生告知患者的最佳方式是
　　A. 告知家属部分病情并向患者保密
　　B. 告知家属实情并对患者适度告知
　　C. 告知患者部分病情并向家属保密
　　D. 直接告知患者实情
　　E. 告知患者及家属实情
136. 男,36岁。摔伤头部,左颞部着力,昏迷,左瞳孔散大。X线片示左颞骨骨折线跨过脑膜中动脉。最可能的诊断是
　　A. 急性硬膜外血肿
　　B. 急性硬脑膜下血肿
　　C. 原发性脑干损伤
　　D. 左颞脑挫裂伤
　　E. 弥漫性轴索损伤
137. 男,18岁。右示指甲沟炎加剧1周,发热,指头剧烈肿胀、跳痛。最恰当的处置是
　　A. 热盐水浸泡,每次30分钟
　　B. 全身应用抗生素
　　C. 患指局部注射抗生素
　　D. 患指侧面纵行切开
　　E. 患指头做鱼口状切开
138. 男,50岁。肝炎病史20年,咽部异物感1个月。查体:锁骨上未触及肿大淋巴结,肝脾不大。进一步的检查应首选
　　A. 食管镜
　　B. 胸部CT
　　C. 腹部超声
　　D. 食管X线钡餐透视

E. 带网气囊食管脱落细胞检查

139. 男,65岁。近半年来有不明原因的低热,37.5℃左右,未诊治。1周前无痛性肉眼血尿一次前来就诊。血压170/100 mmHg,查体未发现异常,血红蛋白97 g/L,尿常规(—)。最可能的病因是
   A. 急性肾盂肾炎
   B. 肾结核
   C. 肾细胞癌
   D. 肾盂癌
   E. 原发性高血压

140. 女,50岁。左肩部疼痛,不能梳头。查体:左肩三角肌萎缩,肩关节外展、外旋、后伸明显受限。X线片未见骨质疏松、肩峰下钙化。其首选诊断为
   A. 肩周炎
   B. 肩关节结核
   C. 肩关节肿瘤
   D. 肱骨外上髁炎
   E. 风湿性关节炎

141. 男,48岁。临床诊断为胃癌,施行胃癌根治术。术后第2天晨7:00体温高达38.8℃,心率110次/分,呼吸24次/分,血压130/90 mmHg。最可能发生的情况是
   A. 伤口感染
   B. 尿道感染
   C. 腹腔脓肿
   D. 急性肺栓塞
   E. 急性肺不张

142. 男,35岁。右上腹疼痛、发热1天。查体:神情淡漠,体温39.5℃,心率108次/分,血压95/55 mmHg,巩膜黄染,右上腹压痛和肌紧张,肝区叩痛。B超见胆囊多发结石,胆总管直径1.6 cm,胆总管下端见强回声光团伴声影。此时最适宜的治疗方案是
   A. 尽快行单纯胆囊切除手术
   B. 采用非手术治疗并密切监护
   C. 积极抗休克治疗,待休克好转后安排手术
   D. 尽快行腹腔镜胆囊切除术
   E. 抗休克治疗的同时急诊行胆总管探查引流手术

143. 男,40岁。干农活时刺伤右足10天,伤后未就医,张口困难2天,出现颈项紧,频繁抽搐。呼吸道分泌物较多,有窒息的危险。为保持呼吸道通畅,最有效的措施是
   A. 气管切开
   B. 协助拍背咳嗽
   C. 环甲膜穿刺术
   D. 气管插管
   E. 吸痰

144. 男,35岁。1个月前右膝被铁锹把撞伤,此后即感局部疼痛,来院检查发现右胫骨上端轻微肿胀并且压痛。X线片示右胫骨上端外侧有膨胀的肥皂泡样透明阴影。最可能的诊断是
   A. 骨内生软骨瘤
   B. 骨样骨瘤
   C. 骨巨细胞瘤
   D. 骨肉瘤
   E. 骨脓肿

145. 男,47岁。肝硬化病史5年,近几日出现表情淡漠、嗜睡。考虑为肝性脑病,对诊断帮助最大的体征是
   A. 腹壁反射消失
   B. 腱反射亢进
   C. 肌腱阵挛
   D. 扑翼样震颤
   E. Babinski征阳性

146. 女,17岁。脑部受伤住院,入院后经积极救治,但3天后患者进入脑死亡状态。医师告知其父母,并建议撤掉呼吸机。其父母看到女儿在呼吸机支持下仍有呼吸,并能触及到女儿的脉搏,坚决不接受医师的建议。此时,该医师符合伦理的做法是
   A. 尊重其父母的决定,不惜一切代价救治
   B. 执行脑死亡标准并劝说其父母捐献患者器官
   C. 直接撤掉呼吸机并填写死亡报告
   D. 请公证机关来公证患者已经死亡
   E. 向患者父母解释脑死亡,征得其同意后撤掉呼吸机

147. 男,45岁。原发性肝癌手术治疗后出院,门诊复查时,下列最不必要的检查是
   A. 胸部X线片
   B. 肝脏B超
   C. 癌胚抗原(CEA)
   D. 甲胎蛋白
   E. 肝功能

148. 男,52岁。右上腹反复发作疼痛半年,多为餐后发生,并向右肩部放射。查体:肥胖,心率85次/分,血压115/80 mmHg,右上腹轻压痛,无肌紧张。为明确诊断,首选的辅助检查是
   A. CT
   B. MRCP
   C. ERCP
   D. 胃镜
   E. B超

149. 男,44岁。右上腹疼痛3天,伴寒战、高热(39.2℃)、食欲不振、乏力。右上腹皮肤有凹陷性水肿,肝肋下5 cm,有压痛。血WBC 19×10⁹/L,N 0.92。B超示右肝内多个2～3 cm大小的液性暗区。X线片示右膈肌升高,肝阴影增大。抗感染治疗主要针对的细菌是
   A. 产气荚膜梭菌
   B. 厌氧链球菌
   C. 溶血性链球菌
   D. 肉毒梭菌
   E. 流感嗜血杆菌

150. 男,23岁。排便次数增多1个月。粪便带血,直肠指检于直肠侧壁触及柔软光滑的有蒂包块。最可能的诊断是

A. 血栓性外痔
B. 肛周脓肿
C. 直肠息肉
D. 肛窦炎
E. 直肠癌

151. 女,36岁。偶然发现右侧乳头溢液1天。查体:右侧乳晕下缘可以触及直径约0.5cm的肿物,质韧光滑,不伴触痛;轻压肿物可见乳头少量淡红色溢液,双侧腋窝未触及肿大淋巴结。首先考虑的诊断为
A. 乳腺癌
B. 乳腺炎
C. 乳房纤维腺瘤
D. 乳管内乳头状瘤
E. 乳腺囊性增生病

152. 女,68岁。因突发上腹痛3天,全腹痛1天就诊。查体:血压80/50 mmHg,脉搏108次/分,全腹有压痛、反跳痛。化验:血淀粉酶升高,白细胞$20×10^9$/L。考虑休克、急性胰腺炎,出现休克最可能的原因是
A. 失血性
B. 神经源性
C. 心源性
D. 过敏性
E. 感染性

153. 女,20岁。左小腿被车轮轧伤,患肢明显肿胀,X线片示左胫骨中段骨折,行石膏托外固定。在观察早期骨筋膜室综合征时,下列最有意义的体征是
A. 患肢肿胀的程度
B. 患肢有无静息痛,足趾被动伸直有无障碍,伸趾时是否疼痛加剧
C. 有无坏疽
D. 小腿及足部的皮肤温度和颜色
E. 足背动脉搏动是否消失

154. 女,65岁。进行性无痛性黄疸3周。剖腹探查在肝脏右叶可触及两个直径2cm的质硬结节,胆囊12cm×6cm,壁厚,胆总管直径2cm,胰头部可触及质硬肿物,包绕肠系膜上静脉呈浸润性生长。应选用的手术方式是
A. 胰十二指肠切除术
B. 胆总管切开+T管引流术
C. 全胰腺切除术
D. 胆管空肠吻合术
E. 全胰十二指肠切除术

155. 男孩,4岁。腹部外伤。手术探查发现脾下极有一4cm裂伤,深1.5cm,最佳手术方式是
A. 脾切除术
B. 脾下极切除术
C. 脾动脉结扎术
D. 脾修补术
E. 明胶海绵填充术

156. 女,55岁。3个月前开始自觉消瘦、乏力,大便不规律,无脓血。查体:贫血貌,心肺(-),腹平软,未及包块。化验:血红蛋白60 g/L,大便隐血(+)。如拟诊为肠癌,其部位最可能是
A. 盲肠
B. 肛管
C. 降结肠
D. 乙状结肠
E. 直肠

157. 男,60岁。因排尿困难6年,不能排尿1天来诊。查体:下腹部扪及囊性包块;直肠指检发现前列腺Ⅱ度肿大,质地韧,表面光滑,中央沟消失。血PSA 2.2 ng/mL,Cr 267 μmol/L。最可能的诊断是
A. 前列腺癌
B. 前列腺增生
C. 前列腺肉瘤
D. 前列腺炎
E. 前列腺囊肿

158. 男,65岁。发现左腹股沟可复性肿物5年。查体:左腹股沟韧带上方见半圆形肿物,左腹股沟管外口不大。考虑诊断为
A. 左腹股沟股疝
B. 左腹股沟脂肪瘤
C. 左腹股沟直疝
D. 左腹股沟斜疝
E. 左腹股沟淋巴结肿大

159. 男,56岁。体重68 kg,急性肠梗阻2天入院。入院时血压100/68 mmHg,心率100次/分,呼吸频率24次/分。急查血K^+ 4 mmol/L、Na^+ 138 mmol/L、Cl^- 100 mmol/L。补液应首选
A. 5%葡萄糖溶液
B. 5%葡萄糖盐水
C. 平衡盐溶液+氯化钾
D. 平衡盐溶液
E. 10%葡萄糖酸钙溶液

160. 某中学生,15岁。经骨髓穿刺检查诊断为"急性淋巴细胞白血病",给予常规治疗,症状无缓解。医生告诉家长,此病目前尚无理想的治疗方法,医院正在尝试一种疗效不肯定、治疗也有一定风险的药物。其家长表示愿意做这种实验性治疗,但没有履行书面承诺手续。治疗2天后,患者病重,经抢救无效后死亡。事后家属否认曾同意这种治疗方案,称"是拿患者做实验",要追究医生责任,并告上法庭。对该医生的正确评价是
A. 家长没有书面承诺,医生未尊重家长的保留意见
B. 抢救不够及时,拖延了时间
C. 家长没签字,医生必须承担患儿死亡的责任
D. 家长没签字,医生在实行知情同意的方式上有失误
E. 医生做实验是为了积累临床数据,诱骗家长知情同意

161. 男,32岁。6周前行走时摔倒,造成右腕部肿胀、活动障碍。X线片证实为右腕Colles骨

折,予以整复后石膏外固定。6周拆除石膏后发现右手腕及各手指屈伸均明显受限,其主要原因是
　A. 骨折时可能合并手指的关节损伤
　B. 骨折时可能合并正中神经或尺神经损伤
　C. 骨折时可能合并手指的屈肌腱损伤
　D. 骨折后使用石膏造成压迫,引起手的活动障碍
　E. 骨折石膏固定期间手指的主动活动受限,造成僵直

162. 男,52岁。右中上腹疼痛伴恶心、呕吐1天,加重伴腹胀12小时。查体：肥胖,体温38.9℃,呼吸30次/分,心率120次/分,血压110/80 mmHg,全腹胀,伴压痛、反跳痛及肌紧张,移动性浊音阳性。血淀粉酶1000 U/L,白细胞20×10⁹/L,血钙降低。最可能的诊断为
　A. 急性水肿性胰腺炎
　B. 急性腹膜炎
　C. 急性胃肠炎
　D. 出血坏死性胰腺炎
　E. 胃溃疡穿孔

163. 男,20岁。因阑尾炎穿孔行阑尾切除术后1周,体温仍在38～39℃,腹胀、腹痛,尿频,大便次数多。首先考虑为
　A. 膈下脓肿
　B. 肠间脓肿
　C. 盆腔脓肿
　D. 脾破裂
　E. 胃、十二指肠穿孔

164. 男,20岁。被他人发现颈部肿块2天而来就诊。查体：气管右侧可扪及一结节,质硬,可随吞咽上下移动,同侧胸锁乳突肌前缘可扪及2个肿大的淋巴结。首先考虑的诊断是
　A. 颈淋巴结炎
　B. 颈淋巴结结核
　C. 恶性淋巴瘤
　D. 甲状腺腺瘤
　E. 甲状腺癌

165. 男,28岁。2小时前摔倒后右肩受伤。X线检查如图,初步考虑为 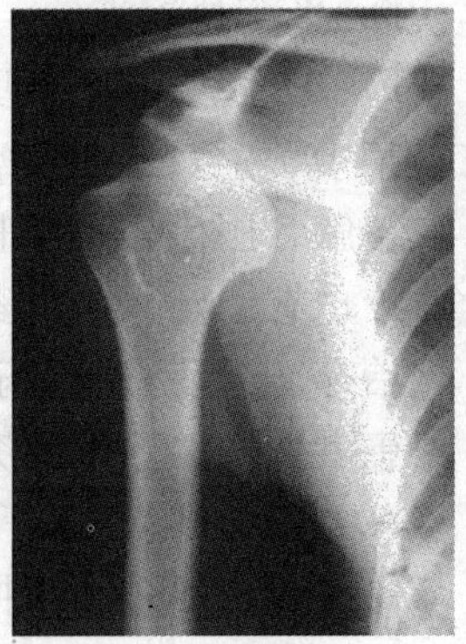
　A. 肩关节脱位
　B. 肱骨干骨折
　C. 肱骨颈骨折
　D. 肱骨解剖颈骨折
　E. 肱骨头粉碎性骨折

166. 男,48岁。颅脑外伤后,在意识方面,出现昏迷—清醒—昏迷现象,即中间清醒期。下列关于中间清醒期的叙述,不恰当的是
　A. 颅脑外伤后,由硬脑膜外血肿导致的昏迷均存在中间清醒期
　B. 第一次昏迷为原发性颅脑损伤所致,第二次昏迷为继发性颅脑损伤所致
　C. 急性硬脑膜下血肿患者可不出现中间清醒期
　D. 急性硬脑膜下血肿患者可出现中间清醒期
　E. 急性硬脑膜外血肿的中间清醒期比急性硬脑膜下血肿的表现更为典型

167. 女,47岁。入院诊断为急性胰腺炎。治疗2周后体温仍在38～39℃,左上腹部疼痛,能扪及一包块,局部触痛明显。尿淀粉酶256 U/L,血白细胞20×10⁹/L。下列情况最可能的是
　A. 急性胰腺炎并发假性囊肿
　B. 急性胰腺炎并发脓肿
　C. 急性胰腺炎迁延不愈
　D. 急性胰腺炎合并局限性腹膜炎
　E. 急性胰腺炎合并急性胆囊炎

168. 男,68岁。低热伴右侧腹部隐痛不适半年。查体：贫血貌,右侧中腹部扪及5 cm×3 cm质硬肿块,可推动,压痛不明显。首选的可用于明确诊断的检查是
　A. 胃镜检查
　B. 全消化道钡餐造影检查
　C. 结肠镜检查
　D. 静脉肾盂造影检查
　E. 腹部CT检查

169. 某患者咳嗽、发热3天到医院就诊,被医院初步诊断为疑似传染性非典型肺炎,应住院治疗,但患者以工作离不开为由予以拒绝。医院对该患者应采取的措施是
　A. 定期随诊
　B. 居家观察
　C. 立即单独隔离治疗
　D. 请示卫生行政部门
　E. 尊重患者的自主决定权

170. 男,27岁。腹痛伴恶心5天。5小时前出现脐周疼痛伴呕吐,继而右下腹疼痛逐渐加剧。查体：右下腹部可触及一直径约5 cm的肿块,边界不清,明显触痛。最可能的诊断是
　A. 结肠癌
　B. 克罗恩病
　C. 阑尾周围脓肿
　D. 溃疡性结肠炎
　E. 肠梗阻

171. 女,59岁。无痛性血尿4个月,体格检查无阳性体征。B超示右肾轻度积水,尿脱落细胞检查3次,未发现癌细胞。为进一步诊治,最有价值的检查是
　A. 尿路平片及排泄性尿路造影检查
　B. 血尿常规,肝、肾功能检查
　C. 重复尿细胞学检查
　D. 膀胱镜检查
　E. 膀胱造影检查

172. 男,43岁。因突发心搏骤停倒于路边,医护人员赶到后,紧急施行心肺复苏。关于复苏,下列正确的是
　A. 指心脏按压
　B. 指人工呼吸

C. 指容量治疗

D. 指对脑缺血缺氧损伤的治疗措施

E. 指一切为了挽救生命而采取的医疗措施

173. 男,25岁。反复上腹部疼痛7年,反酸、嗳气,应首选的检查是

A. 腹部B超检查

B. 消化道钡餐检查

C. 胃镜检查

D. 粪便隐血试验

E. 胃液分析

174. 女,35岁。甲状腺乳头状癌根治手术后第1天,发现饮水时有呛咳,说话音调降低。最可能的原因是

A. 单侧喉返神经损伤

B. 喉上神经损伤

C. 声带损伤

D. 插管致声门水肿

E. 双侧喉返神经损伤

175. 女,62岁。偶然发现右乳外上象限1 cm×2 cm×2 cm肿块,质较硬,无压痛,与皮肤粘连,右腋下未及肿大的淋巴结。最可能的诊断是

A. 乳腺囊性增生病

B. 乳管内乳头状瘤

C. 乳腺癌

D. 乳房纤维腺瘤

E. 乳腺结核

176. 男,50岁。慢性肝炎史20年,5年前出现食管黏膜下静脉曲张,3个月前发现肝右叶拳头大肿物,甲胎蛋白阳性。最正确的诊断是

A. 慢性肝炎

B. 慢性肝炎伴肝硬化

C. 肝硬化伴肝细胞癌

D. 慢性肝炎伴食管静脉曲张

E. 慢性肝炎伴胆管上皮癌

177. 男,56岁。患有直肠癌,癌肿距肛门4～5 cm,未侵出浆膜,经病理检查其病理类型为腺癌。应选择的治疗是

A. 拉下式直肠癌切除术

B. 经腹直肠癌切除术

C. 经腹会阴联合直肠癌根治术

D. 保留肛门,直肠癌切除,腹壁造瘘

E. 姑息乙状结肠造瘘术

178. 女,45岁。右乳无痛性肿块1年,肿块直径约2 cm,右腋窝未扪及肿大的淋巴结。此患者最不可能的诊断是

A. 乳腺囊性增生病

B. 急性乳腺炎

C. 乳腺癌

D. 乳房纤维腺瘤

E. Paget病

179. 某医师是市人民医院从外省引进的医学人才,按规定该医师办理相关手续后才能开展执业活动。该手续是

A. 准予注册

B. 联合注册

C. 注销注册

D. 变更注册

E. 重新注册

180. 女,25岁。发现右乳单发肿块2年,边界清楚,表面光滑,肿块活动度大。2年来肿块无明显增大。最可能的诊断是

A. 乳管内乳头状瘤

B. 乳腺囊性增生病

C. 乳腺癌

D. 浆细胞性乳腺炎

E. 乳房纤维腺瘤

181. 男,38岁。因"甲状腺功能亢进症"行双侧甲状腺大部切除术,术后第2天突然出现面部麻木及手足搐搦。有关手足搐搦的处理,正确的是

A. 气管切开

B. 静脉注射葡萄糖酸钙

C. 静脉注射镇静药

D. 静脉滴注碘化钾溶液

E. 静脉注射糖皮质激素

182. 男,28岁。外伤致肱骨中下1/3骨折,伴有桡神经损伤。临床上除骨折体征外,还可出现的体征是

A. 手指不能靠拢

B. 伸指、伸腕功能丧失

C. 屈指、屈腕功能丧失

D. 屈指、伸腕功能丧失

E. 伸腕功能存在,伸指功能丧失

183. 男,10岁。自幼发现心脏有杂音,易感冒,诊断为先天性心脏病,肺动脉口狭窄。心脏听诊可发现

A. 胸骨左缘第2肋间机器样杂音

B. 心尖区吹风样收缩期杂音

C. 胸骨左缘第2肋间收缩期杂音,肺动脉瓣第2心音减弱

D. 胸骨左缘第3～4肋间舒张期杂音

E. 胸骨左缘第2肋间收缩期杂音,肺动脉瓣第2心音亢进

184. 男,52岁。车祸伤2小时。查体:神志清,血压105/75 mmHg,气管向左侧移位,右胸壁闻及大量皮下捻发感,右胸叩诊为鼓音,右侧呼吸明显减弱。胸片:右第4、8、9肋骨骨折,左第7、8、9肋骨骨折,右肺压缩90%。首要进行的处理是

A. 牵引固定

B. 胸带固定

C. 胸腔闭式引流
D. 剖胸探查,修补肺破裂处
E. 气管插管,加压扩张肺部

185. 男,30岁。闭合性胸部外伤后出现广泛皮下气肿及明显呼吸困难。首先应考虑的诊断是
    A. 肺裂伤
    B. 张力性气胸
    C. 血胸
    D. 创伤性窒息
    E. 心包积血

186. 女,18岁。查体:双侧甲状腺对称性肿大,质地软,无结节,无不适。弟弟也有类似症状。应进行的处理是
    A. 穿刺后决定治疗
    B. 手术行双侧甲状腺切除术
    C. 手术行双侧甲状腺部分切除术
    D. 可给予甲状腺素
    E. 放射性碘治疗

187. 女,55岁。左乳房红肿、增大1个月,进展较快,无疼痛、发热。查体:左乳房红肿,局部温度略高,发硬,但未触及包块,左腋窝有肿大的淋巴结,稍硬,活动度好,无压痛。血常规正常。最可能的诊断是
    A. 乳腺囊性增生病
    B. 急性乳腺炎
    C. 乳房纤维腺瘤
    D. 乳管内乳头状瘤
    E. 炎性乳腺癌

188. 男,38岁。在厂医务室被发现颈前偏左有一肿物,怀疑来自甲状腺,转来门诊,门诊医生检查后确认。依据是
    A. 肿物质地
    B. 肿物大小
    C. 表面光滑程度
    D. 边界清楚与否
    E. 肿物能否随吞咽上下移动

189. 女,45岁。四肢无力,站立不稳,进行性加重半年,无外伤史。查体:双下肢肌张力高,腱反射亢进。Hoffmann征(+),Babinski征(+)。最可能的诊断为
    A. 脊髓型颈椎病
    B. 神经根型颈椎病
    C. 椎动脉型颈椎病
    D. 交感型颈椎病
    E. 混合型颈椎病

190. 女,50岁。中腹部疼痛12小时,扩散至全腹2小时。查体:右下腹部有压痛、反跳痛及肌紧张。腹透(一)。化验:WBC 21.0×10⁹/L, N 87%,尿中红细胞2~4个/HP。最应考虑的疾病是
    A. 急性胰腺炎
    B. 右侧输卵管妊娠破裂
    C. 急性胆囊炎
    D. 右侧输尿管结石
    E. 急性阑尾炎穿孔

191. 男孩,2岁。从高处坠落后导致股骨干骨折,最合适的治疗方案是
    A. 切开复位内固定
    B. 闭合复位外固定支架固定
    C. 悬吊牵引
    D. 骨牵引
    E. 手法复位,石膏外固定

192. 男,30岁。因病情需要行脊髓麻醉,注入麻醉药5分钟后,阻滞平面较高,脉搏由82次/分降至50次/分。心动过缓的原因是
    A. 麻醉前用药量过大
    B. 血容量重新分布
    C. 运动神经抑制
    D. 循环时间延长
    E. 迷走神经反射性兴奋

193. 女,28岁。甲状腺肿大3年。性情急躁,怕热,多汗,心悸,食欲强但消瘦。有哮喘病史。拟行手术治疗,其术前药物准备措施应首选的是
    A. 单用复方碘剂
    B. 单用硫脲类药物
    C. 单用普萘洛尔
    D. 应用普萘洛尔+硫脲类药物
    E. 先用硫脲类药物,后加用复方碘剂

三、案例分析题:以下提供若干个案例,每个案例下设若干道考题。每道考题有多个备选答案,其中正确答案有1个或多个。选对一个答案给1个得分点,选错一个扣1个得分点,直至本题扣至0分。

(194~197题共用题干)

女,40岁。乘车时盘腿而坐,突然刹车时右膝关节受撞击致右髋关节疼痛不能活动6小时。查体:患肢缩短,右髋关节屈曲、内收、内旋畸形。

194. 应首先考虑的诊断是
    A. 髋关节外脱位
    B. 髋关节后脱位
    C. 髋关节前脱位
    D. 髋关节外脱位合并膝关节损伤
    E. 髋关节中心脱位
    F. 股骨颈骨折

195. 应首先进行的检查是
    A. 右髋关节X线侧位片
    B. 右髋关节X线正位片
    C. 双侧髋关节X线正、侧位片

D. 右髋关节正、侧位片
E. MRI
F. CT

196. 若X线片未见明显的骨折征象,应选择的治疗方法是
    A. 骨牵引4周
    B. 切开复位石膏托外固定
    C. 单纯手法复位
    D. 手法复位后卧床4周
    E. 手法复位后患肢皮肤牵引2～3周
    F. 麻醉下进行手法复位

197. 该患者复位固定4周后,扶双拐下地活动,完全承重的时间是
    A. 1个月后
    B. 2个月后
    C. 3个月后
    D. 4个月后
    E. 5个月后
    F. 6个月后

(198～200题共用题干)

男,55岁。因上腹部持续剧烈疼痛1天入院。查体：T 38.5℃,P 126次/分,R 28次/分,BP 80/45 mmHg。烦躁,皮肤、巩膜轻度黄染,上腹部压痛(＋)。

198. 为明确诊断,应检查的项目包括
    A. 血常规
    B. 胆红素等生化检查
    C. 血清淀粉酶
    D. B超检查
    E. 腹部X线平片
    F. 心电图

199. 提示：患者皮肤、巩膜黄染逐渐加深,TBil 130 μmol/L,DBil 112 μmol/L,WBC 16.5×10⁹/L,血淀粉酶及腹部X线片正常。B超检查见胆总管直径1.5 cm,内有多枚强回声光团,肝内胆管无明显扩张,胆囊壁饱满,胆囊内可见多发强回声光团伴声影。最可能的诊断是
    A. 急性胆囊炎、Mirizzi综合征
    B. 急性胰腺炎
    C. 上消化道穿孔
    D. 急性梗阻性化脓性胆管炎
    E. 感染中毒性休克
    F. 急性胃炎

200. 提示：经补液、抗休克、广谱抗生素治疗后,患者的一般情况改善,无多器官功能衰竭表现,T 38.3℃,P 116次/分,R 22次/分,BP 105/65 mmHg。应采取的进一步治疗包括
    A. PTCD
    B. 超声引导下经皮胆囊穿刺造瘘术
    C. 胆囊造瘘术
    D. 胆总管切开探查取石、T管引流术
    E. 胆囊切除术
    F. 胆总管十二指肠吻合术

(201～203题共用题干)

男,53岁。肝硬化后腹腔积液。近1周有发热、腹胀,稍有呼吸困难,腹腔积液较前有所增长,心率96次/分,应用利尿药治疗2天后出现沉默寡言,性格改变。

201. 最可能的诊断是
    A. 肝性脑病
    B. 脑血管意外
    C. 脑炎
    D. 尿毒症
    E. 糖尿病昏迷
    F. 酮症酸中毒

202. 下列检查最可能正常的是
    A. 血钾
    B. 血氨
    C. 脑电图
    D. 扑翼样震颤
    E. 腹腔积液常规
    F. 血钠

203. 下列治疗不合适的是
    A. 静脉补钾
    B. 抗生素早期应用
    C. 乳果糖口服液
    D. 精氨酸静脉滴注
    E. 肥皂水灌肠
    F. 抗生素足量联合应用

(204～208题共用题干)

女,65岁。因发现右侧乳房近乳头处包块半年来院就诊,既往体健。查体：右侧乳腺外上象限近乳头处可触及约3 cm×1.5 cm大小质硬肿物,肿物局部皮肤稍凹陷,无压痛,边界尚清,腋窝未触及明显肿大的淋巴结。

204. 提示：乳腺钼靶X线检查发现右乳房内高密度影肿物,边缘呈毛刺状,可见小簇状、沙砾样钙化。目前最可能诊断为
    A. 乳腺癌
    B. 乳房纤维腺瘤
    C. 乳房结核
    D. 乳腺囊性增生病
    E. 乳管内乳头状瘤
    F. 浆细胞性乳腺炎

205. 下列检查对明确诊断最有意义的是
    A. 红外线热成像检查
    B. 钼靶X线检查

C. CT检查
D. 切除或穿刺活检病理检查
E. B超检查
F. 肿瘤标志物测定

206. 提示：乳腺包块穿刺活检病理报告为乳腺浸润性导管癌。目前最恰当的治疗方式是
    A. 乳房单纯切除术
    B. 肿块局部切除术
    C. 乳腺癌根治术
    D. 乳腺区段切除＋腋窝淋巴结清扫术
    E. 乳腺癌改良根治术
    F. 观察随访

207. 提示：行右侧乳腺癌改良根治术，术后病理结果为右乳腺外上象限肿物，大小为 3 cm×2 cm,右腋下淋巴结可见癌转移1/3,可推动。患者的TNM分期为
    A. $T_1N_1M_0$
    B. $T_1N_2M_0$
    C. $T_2N_1M_0$
    D. $T_3N_1M_0$
    E. $T_2N_2M_0$
    F. $T_3N_2M_0$

208. 该患者的临床分期属于
    A. 0期
    B. Ⅰ期
    C. ⅡA期
    D. ⅡB期
    E. Ⅲ期
    F. Ⅳ期

(209～213题共用题干)
女,42岁。既往健康,近2个月出现巩膜、皮肤黄染,呈进行性加重,无腹痛,略消瘦。查体：肝肋下可触及,右上腹扪及肿大的胆囊,无触痛,无发热。

209. 根据上述哪项临床表现,可排除因结石造成梗阻的可能性
    A. 既往健康
    B. 无腹痛
    C. 巩膜、皮肤黄染,呈进行性加重
    D. 扪及肿大胆囊、无触痛
    E. 无发热
    F. 肝肋下可触及

210. 为明确黄疸性质,最有意义的检查是
    A. B超检查
    B. CT检查
    C. MRI检查
    D. 肝功能检查
    E. ERCP

F. PTC

211. 如黄疸性质为梗阻性,欲明确梗阻部位,下列首选的检查是
    A. MRI检查
    B. ERCP
    C. B超
    D. 十二指肠低张造影
    E. CT检查
    F. 腹平片

212. B超显示肝内外胆管扩张,则梗阻部位可能在
    A. 第一肝门处
    B. Vater壶腹周围
    C. 胆总管下端
    D. 第二肝门处
    E. 肝总管与胆囊管汇合处
    F. 左、右肝管汇合处

213. 术中发现胰头部一轮廓不规则肿物,边界尚清,与周围组织无粘连,门静脉、肠系膜上静脉均完整,无破坏。下列说法正确的是
    A. 诊断最可能为胰头癌
    B. 诊断最可能为胰头脓肿
    C. 诊断最可能为胰头囊性肿瘤
    D. 诊断最可能为胰头假性囊肿
    E. 治疗首先采取放、化疗
    F. 治疗首先采取手术切除

冲刺模拟卷二

一、共用题干单选题：每道考题以一个小案例的形式出现，其下面都有 A、B、C、D、E 五个备选答案。请从中选择一个最佳答案。

（1～3题共用题干）

男，70岁。既往糖尿病史5年。近1个月出现餐后上腹部胀满，间断呕吐宿食数次，体重下降10 kg。上消化道造影示"胃窦部巨大龛影，幽门不全梗阻"。既往糖尿病史5年。

1. 该患者的术前诊断最可能的是
 A. 胰头癌
 B. 胃溃疡
 C. 十二指肠溃疡
 D. 胃窦癌
 E. 壶腹周围癌

2. 下列对糖尿病的术前处理，错误的是
 A. 术前应适当控制血糖
 B. 术前应纠正水电解质代谢紊乱和酸中毒
 C. 术前应维持血糖为（＋）～（＋＋）
 D. 手术应在当天尽早施行，以缩短术前禁食时间，避免酮体生成
 E. 应在手术前一天停用胰岛素

3. 关于术后腹部切口裂开的预防措施，错误的是
 A. 术前提高营养状况
 B. 术中必要时做皮肤减张缝合
 C. 咳嗽时最好取高坡卧位
 D. 术后及时处理腹胀
 E. 使用腹带做适当的腹部包扎

（4～7题共用题干）

女，30岁。颈部包块1个月，生长快，无痛。查体：甲状腺右叶触及一直径3 cm大小包块，质硬，表面不平，吞咽时活动度小。

4. 以下对诊断最有帮助的体征是
 A. 呼吸困难
 B. 颈部淋巴结肿大
 C. 体重减轻
 D. 明显疼痛
 E. 血压升高

5. 如穿刺细胞学检查为滤泡状腺癌，且有右颈部淋巴结转移，治疗首选
 A. 化学治疗
 B. 手术治疗
 C. 放射治疗
 D. 生物治疗
 E. 中医中药治疗

6. 如经上述治疗效果不佳，则应早期给予
 A. 碘剂
 B. 硫氧嘧啶类药物
 C. 普萘洛尔
 D. 甲状腺素
 E. 大剂量激素

7. 如为未分化癌，则首选治疗为
 A. 甲状腺干制剂
 B. 放射性碘治疗
 C. 外放射治疗
 D. 手术
 E. 碘剂

（8～10题共用题干）

女，19岁。因颈部肿物2年就诊，无任何自觉症状。查体：P 88次/分，甲状腺双侧呈对称性肿大，质软，随吞咽活动。

8. 该患者最可能的诊断为
 A. 甲状舌管囊肿
 B. 单纯性甲状腺肿
 C. 慢性淋巴细胞性甲状腺炎
 D. 甲状腺功能亢进症
 E. 甲状腺癌

9. 目前适宜的诊治措施是
 A. 立即手术
 B. 服用抗甲状腺药物
 C. 给予糖皮质激素
 D. 给予小剂量甲状腺素
 E. 给予抗生素

10. 2年后患者再次就诊，自述平卧时憋气，应建议患者接受的治疗是
 A. 加大甲状腺素量
 B. 手术治疗
 C. 可继续观察3个月
 D. 加大激素量
 E. 加大抗甲状腺药物量

（11～13题共用题干）

男，38岁。突然出现上腹部剧烈疼痛波及全腹，患者面色苍白，出冷汗，全腹有压痛、反跳痛及肌紧张。

11. 首先应考虑的诊断为
 A. 急性胆囊炎
 B. 急性胃肠炎
 C. 急性阑尾炎
 D. 上消化道穿孔并发腹膜炎

E. 急性胰腺炎
12. 为确诊,首选的检查为
    A. 腹部 CT
    B. 尿便常规
    C. 血清淀粉酶
    D. 腹部 X 线平片
    E. 血常规
13. 首先应进行的处理是
    A. 密切观察病情,有感染征象时可手术探查
    B. 适当应用抗生素及生长抑素类制剂
    C. 立即剖腹探查
    D. 密切观察病情,禁食,胃肠减压
    E. 大剂量应用抗生素

(14～15题共用题干)

男,50岁。乙型肝炎病史20年,今晨突然发生呕血,色鲜红,量约1 500 mL,急至医院就诊。查体:BP 80/50 mmHg,P 106次/分,面色苍白,四肢末梢凉,触及脾于肋缘下5.0 cm,移动性浊音(＋),腹壁可见静脉曲张。至医院后患者又呕血一次,量约300 mL。

14. 下列表现与患者主要疾病关系不大的是
    A. 食管胃底静脉曲张
    B. 腹壁静脉曲张
    C. 痔
    D. 腹膜后静脉曲张
    E. 大隐静脉曲张
15. 下列不恰当的治疗方法是
    A. 三腔二囊管压迫
    B. 血管加压素
    C. 急诊剖腹探查,止血
    D. 输血
    E. 纤维胃镜介入治疗

二、单选题:每道考题下面有 A、B、C、D、E 五个备选答案,请从中选择一个最佳答案。

16. 协助诊断肾挫伤,首选的检查是
    A. 静脉尿路造影
    B. 腹部 CT 平扫
    C. 血细胞比容
    D. 尿常规
    E. 血肌酐
17. 肛裂"三联征"是指
    A. 疼痛、出血、前哨痔
    B. 肛裂、出血、前哨痔
    C. 疼痛、便秘、出血
    D. 便秘、出血、前哨痔
    E. 肛裂、前哨痔、肛乳头肥大
18. 下列符合临终关怀伦理要求的做法是
    A. 优先考虑临终患者家属的权益
    B. 尊重满足临终患者的生活需求
    C. 帮助临终患者抗拒死亡
    D. 满足临终患者结束生命的要求
    E. 建议临终患者选择安乐死
19. 诊断试验的灵敏度是指
    A. 某一试验用于无病的试者时所得真阴性的比例
    B. 某病患者的诊断试验为真阳性的比例
    C. 受试人群中真阳性的百分率
    D. 受试人群中真阴性的百分率
    E. 真阳性和真阴性之和与受试人群的百分比
20. 骨肉瘤的典型 X 线表现是
    A. 葱皮样骨膜反应
    B. 骨质破坏,死骨形成
    C. 日光放射状骨膜反应
    D. 肥皂泡样骨质反应
    E. 干骺端圆形边界清楚的溶骨性病灶
21. 下列血栓闭塞性脉管炎的非手术治疗,不恰当的是
    A. 高压氧疗
    B. 血管扩张药
    C. 中药治疗
    D. 足部热疗
    E. 防止外伤
22. 《基本医疗卫生与健康促进法》规定,医疗卫生事业应当坚持
    A. 利益性原则
    B. 公益性原则
    C. 社会性原则
    D. 效益性原则
    E. 强制性原则
23. 下述骨折,不易发生骨折不愈合的是
    A. 距骨骨折
    B. 月骨骨折
    C. 胫骨中下 1/3 骨折
    D. 尺骨骨折
    E. 股骨转子间骨折
24. 较常见的肱骨髁上骨折类型为
    A. 屈曲型
    B. 内收型
    C. 外展型
    D. 伸直型

E. 分离型

25. 腹部闭合性损伤中,最易损伤的脏器是
   A. 胃
   B. 脾脏
   C. 肝脏
   D. 小肠
   E. 肾脏

26. 肺鳞癌引起支气管阻塞的主要原因是
   A. 肿瘤向管腔外生长
   B. 受支气管肿大淋巴结压迫
   C. 肿瘤向管腔内生长
   D. 支气管内黏稠分泌物积聚
   E. 支气管继发感染

27. 造成膝关节半月板损伤的必要因素不包括
   A. 膝的旋转
   B. 膝的挤压
   C. 膝的前后移动
   D. 膝的内收和外展
   E. 膝的半屈

28. 麻醉期间喉痉挛最容易发生于
   A. 硬膜外麻醉下腹部手术胃肠牵拉反射时
   B. 用七氟烷进行吸入麻醉诱导时
   C. 于浅麻醉下给慢性支气管炎患者放置口咽通气道时
   D. 浅昏迷患者咳痰反射时
   E. 全麻诱导后暴露声门时

29. 急性化脓性腹膜炎的非手术治疗指征不包括
   A. 原发性腹膜炎
   B. 已有局限趋势
   C. 早期尚未扩散
   D. 急性输卵管炎所致腹膜炎
   E. 急性坏死性胰腺炎所致腹膜炎

30. 腹部平片不显影的结石是
   A. 草酸钙结石
   B. 尿酸结石
   C. 磷酸钙结石
   D. 碳酸盐结石
   E. 磷酸镁铵结石

31. Smith 骨折的远端移位畸形是
   A. 向尺侧及背侧移位
   B. 向桡侧及背侧移位
   C. 向尺侧及掌侧移位
   D. 向桡侧及掌侧移位

E. 只向掌侧移位

32. 判断乳腺包块周围血供情况首选的检查方法是
   A. 乳腺 MRI
   B. 乳腺 B 超
   C. 钼靶 X 线平片
   D. PET－CT
   E. 胸部 CT

33. 符合颈椎病的手术指征是
   A. 颈痛伴手麻木
   B. 头痛、头晕、眩晕
   C. 颈肩痛较严重,手握力减退,X 线片有骨刺生成,椎间隙狭窄
   D. 反复发作,症状严重,长期保守疗法无效,发生脊髓受压或瘫痪
   E. 颈肩痛,手部肌力减弱,头痛头晕,耳鸣

34. 下列颅内压增高患者的一般处理,不正确的是
   A. 注意观察意识、瞳孔及生命体征的变化
   B. 频繁呕吐时,予以禁食
   C. 意识不清且痰多者作气管切开吸痰
   D. 作高位灌肠以疏通大便
   E. 补液应量出为入

35. 有关结肠癌的叙述,不恰当的是
   A. 根据肿瘤大体形态可分为隆起型、浸润型和溃疡型
   B. 结肠癌的血行转移多转移到肝
   C. 左半结肠癌以全身中毒症状为主
   D. 结肠癌的淋巴转移首先转移至结肠旁淋巴结
   E. 横结肠癌可侵犯胃壁

36. 下列表现不属于Ⅱ期乳腺癌的是
   A. 无远处转移
   B. 锁骨上淋巴结转移
   C. 有橘皮样改变
   D. 癌瘤长不超过 3 cm
   E. 同侧腋窝淋巴结有转移,可推动

37. 最常见的首要的大肠梗阻原因是
   A. 结肠扭转
   B. 肠粘连
   C. 结肠憩室
   D. 克罗恩病
   E. 结肠癌

38. 涉及人的生物医学研究,应遵循的伦理原则不包括
   A. 知情同意原则
   B. 随机对照的原则
   C. 医学目的原则
   D. 不伤害原则

E. 维护受试者利益的原则

39. 卫生法的溯及力问题,属于卫生法的
    A. 时间效力
    B. 空间效力
    C. 地域效力
    D. 对人的效力
    E. 空间效力和对人的效力

40. 泌尿系统梗阻常见的并发症是
    A. 血尿
    B. 蛋白尿
    C. 高血压
    D. 静脉血栓
    E. 感染

41. 尤因肉瘤的主要成分来源是
    A. 成骨细胞
    B. 成纤维细胞
    C. 成软骨细胞
    D. 骨髓细胞
    E. 破骨细胞

42. 关于妊娠期急性阑尾炎的叙述,下列错误的是
    A. 疼痛位置不典型
    B. 以保守治疗为主
    C. 炎症易扩散
    D. 可导致流产
    E. 腹膜刺激征不明显

43. 下列关于腰腿痛的叙述,不正确的是
    A. 局部疼痛多有明确的压痛点
    B. 牵涉痛部位较模糊,常伴有神经损害的体征
    C. 放射痛是神经根损害的表现,有较典型的感觉、运动、反射损害的体征
    D. 局部疼痛采用封闭治疗有效
    E. 疼痛主要可分为局部疼痛、牵涉痛和放射痛等

44. 关于肋骨骨折的描述,下列不恰当的是
    A. 第11、12肋骨前端游离,不固定,易发生骨折
    B. 第4~7肋骨较长且固定,易骨折
    C. 儿童肋骨不易骨折
    D. 老年人肋骨易骨折
    E. 第1~3肋骨较少发生骨折

45. 下列可作为肩关节脱位确诊依据的表现是
    A. 肿胀
    B. 疼痛
    C. 功能障碍
    D. 肩胛盂处有空虚感,上肢弹性固定
    E. 反常活动

46. 在胰腺炎发病过程中起主要作用的酶是
    A. 磷脂酶A
    B. 胰蛋白酶
    C. 糜蛋白酶
    D. 弹力蛋白酶
    E. 胰舒血管素

47. 有关急性腹膜炎,下列错误的是
    A. 需外科治疗的一般为继发性腹膜炎
    B. 继发性腹膜炎是最常见的腹膜炎
    C. 继发性腹膜炎的主要致病菌为溶血性链球菌
    D. 可由腹腔内组织器官的炎症和感染及消化道穿孔等原因造成
    E. 医源性原因也可导致腹膜炎

48. 低钾血症可引起的酸碱失衡是
    A. 代谢性酸中毒
    B. 代谢性碱中毒
    C. 呼吸性酸中毒
    D. 呼吸性碱中毒
    E. 混合型酸碱平衡失调

49. 现患率越靠近多少,样本含量就越小
    A. 30%
    B. 40%
    C. 50%
    D. 60%
    E. 80%

50. 诊断原发性下肢深静脉瓣膜功能不全最可靠的检查方法是
    A. Pratt试验
    B. Burger试验
    C. 下肢深静脉造影
    D. Perthes试验
    E. Trendelenburg试验

51. 最常见的直肠肛管周围脓肿是
    A. 肛周脓肿
    B. 坐骨肛管间隙脓肿
    C. 骨盆直肠间隙脓肿
    D. 直肠后间隙脓肿
    E. 高位肌间脓肿

52. 精索静脉曲张多见于左侧的原因不包括
    A. 左侧的精索内静脉行程较长,并垂直进入左肾静脉,因而血流阻力较大
    B. 左侧精索静脉受到前方乙状结肠压迫
    C. 肠系膜上动脉和主动脉在搏动时压迫左肾内静脉,影响回流
    D. 精索内静脉周围的结缔组织薄弱,瓣膜功能不健全,左侧受影响尤为明显

E. 下尿路梗阻时,可发生左侧精索静脉曲张
53. 关于急性前列腺炎的治疗措施,不正确的是
   A. 必要时使用退热药物
   B. 形成前列腺脓肿后,应切开引流
   C. 按摩前列腺,引流前列腺液
   D. 出现排尿困难,可行导尿或耻骨上膀胱穿刺造口术
   E. 多饮水,保持大便通畅
54. 易见到角化珠的癌巢可确定为
   A. 分化好的鳞癌
   B. 基底细胞癌
   C. 移行细胞癌
   D. 分化差的鳞癌
   E. 分化好的腺癌
55. "刺刀样"畸形见于
   A. 肱骨髁上骨折
   B. 桡骨上端骨折
   C. 桡骨远端骨折
   D. 尺骨下端骨折
   E. 尺骨上端骨折
56. 通常减张缝线的拆除时间为
   A. 术后 7 天
   B. 术后 8 天
   C. 术后 10 天
   D. 术后 12 天
   E. 术后 14 天
57. 腹部手术后,原则上鼓励早期活动,其理由不包括
   A. 促进切口愈合
   B. 改善全身血液循环
   C. 减少深静脉血栓形成
   D. 减少肺部并发症
   E. 减少腹腔感染
58. 关于多器官疾病术前准备的叙述,不正确的是
   A. 心力衰竭需控制 3~4 周
   B. 经常发作哮喘的患者,术前可口服地塞米松
   C. 肝功能严重损害的患者,除急症抢救外一般不宜施行手术
   D. 肾功能不全的患者,在有效的透析疗法的支持下,可耐受手术
   E. 糖尿病患者的术前血糖应控制到正常
59. 行颈、胸手术后,患者应采取的体位是
   A. 平卧位
   B. 侧卧位
   C. 高半坐位卧式
   D. 低半坐位

E. 15°~30°头高脚低斜坡卧位
60. 下列不属于诊断呼吸心跳停止必须依据的是
   A. 患者意识消失
   B. 无自主呼吸
   C. 大动脉无搏动
   D. 不能闻及心音
   E. 体温下降
61. 关于复苏时用药的目的,下列不正确的是
   A. 激发心脏复跳并增强心肌收缩力
   B. 防治心律失常
   C. 调整急性酸碱和电解质失衡
   D. 补充恰当血容量
   E. 预防感染
62. 临床上对颅内压增高的诊断主要依靠
   A. 腰穿,脑脊液测压
   B. CT、MRI 检查
   C. 脑电图检查
   D. 脑血流图检查
   E. 临床症状和体格检查
63. 晚期胃癌术后 10 天拆线后切口裂开,最可能的原因是
   A. 拆线时间过早
   B. 缝合技术欠缺
   C. 术后咳嗽、腹胀等引起腹压上升
   D. 营养不良
   E. 缝线过细,打结不紧
64. 肢体抬高试验(Buerger 试验)呈阳性,主要用于诊断
   A. 原发性下肢深静脉瓣膜功能不全
   B. 单纯性大隐静脉曲张
   C. 深静脉血栓形成
   D. 动静脉瘘
   E. 血栓闭塞性脉管炎
65. 有关直肠淋巴引流的描述,下列正确的是
   A. 沿直肠上动脉到肠系膜上动脉旁淋巴结
   B. 经直肠上动脉旁淋巴结入髂内淋巴结
   C. 直肠上、下两组淋巴网之间无相互吻合支
   D. 经坐骨肛管间隙入髂内淋巴结
   E. 经会阴部入腹股沟淋巴结,然后到髂内淋巴结
66. 关于手部化脓性感染的手术原则,不正确的是
   A. 手术宜选用神经阻滞麻醉
   B. 对脓液应做细菌培养及药敏试验
   C. 应用有效抗生素
   D. 伤口内不应置引流物

E. 炎症消退后,早期进行功能锻炼

67. 通过椎旁静脉系统发生的转移是
   A. 甲状腺癌的颅骨转移
   B. 肺癌的脑转移
   C. 下肢骨肉瘤的肺转移
   D. 胃癌的盆腔转移
   E. 直肠癌的肝转移

68. 疏松组织的弥漫性化脓性炎症属于
   A. 肉芽肿
   B. 浆液性炎
   C. 卡他性炎
   D. 蜂窝织炎
   E. 纤维素性炎

69. 成人胸外心脏按压的最佳频率是
   A. 20~40 次/分
   B. 40~60 次/分
   C. 60~80 次/分
   D. 80~100 次/分
   E. 100~120 次/分

70. 痈的急性化脓性感染分布在
   A. 单个毛囊及其所属皮脂腺
   B. 邻近多个毛囊及其附属皮脂腺
   C. 全身广泛的皮肤毛囊及其所属皮脂腺
   D. 皮肤网状淋巴管
   E. 肌间隙蜂窝组织

71. 骨折后最易发生缺血性骨坏死的部位是
   A. 股骨头
   B. 肱骨头
   C. 桡骨远端
   D. 锁骨远端
   E. 胫骨内踝

72. 急性颅内压增高时,患者的早期生命体征改变为
   A. 血压升高,脉搏变缓,体温降低
   B. 血压升高,脉搏增快,体温升高
   C. 血压降低,脉搏变缓,体温降低
   D. 血压降低,脉搏增快,体温降低
   E. 血压升高,脉搏变缓,体温升高

73. 临终关怀的根本目的是
   A. 节约卫生资源
   B. 减轻家庭的经济负担
   C. 提高临终患者的生存质量
   D. 缩短患者的生存时间

E. 防止患者自杀

74. 急性血源性骨髓炎最常见的致病菌是
   A. 溶血性金黄色葡萄球菌
   B. 乙型溶血性链球菌
   C. 流感嗜血杆菌
   D. 大肠埃希菌
   E. 肺炎链球菌

75. 常用于手术器械、物品及布类的灭菌方法是
   A. 浸泡法
   B. 电离辐射法
   C. 干热灭菌法
   D. 煮沸法
   E. 高压蒸气灭菌法

76. CPR 后患者是否存活的关键环节是
   A. 早期预防感染
   B. 早期电除颤
   C. 早期给予钙剂
   D. 早期补液
   E. 早期脑复苏

77. 急性硬脑膜外血肿最常合并的颅脑损伤是
   A. 脑水肿
   B. 颅骨骨折
   C. 脑积水
   D. 脑挫伤
   E. 脑干损伤

78. 鉴别良、恶性肿瘤主要依靠
   A. 放射性核素检查
   B. 内镜检查
   C. 超声波检查
   D. 免疫学检查
   E. 细胞学检查

79. 某药品监督管理部门接到多名眼疾患者举报,反映在县医院眼科就诊使用某药后发生"眼内炎"。药品监管部门经过调查确认该药为假药,其法定依据为
   A. 未标明有效期
   B. 未标明生产批号
   C. 药品所标明的适应证超过规定范围
   D. 超过有效期
   E. 擅自添加着色剂

80. 肛裂典型的临床特点为
   A. 无痛性鲜血便
   B. 肛门脱出物
   C. 肛门疼痛、便秘、出血

D. 间断排脓血便
E. 肛门瘙痒

81. 大量输入库存血后一般不会发生的并发症是
    A. 体温降低
    B. 代谢性碱中毒
    C. 低钙血症
    D. 低钾血症
    E. 凝血异常

82. 肛瘘挂线疗法最大的优点是
    A. 患者痛苦小
    B. 结扎线同时可作为瘘管引流物
    C. 换药方便
    D. 不引起严重肛门失禁
    E. 肛瘘复发率低

83. 医疗机构的医务人员违反规定,将不符合国家规定标准的血液用于患者的,由县级以上卫生行政部门给予的处罚是
    A. 警告
    B. 罚款
    C. 吊销《医疗机构执业许可证》
    D. 责令改正
    E. 限期整顿

84. 低渗性脱水时,一般不出现的改变是
    A. 口渴明显
    B. 恶心、呕吐、肌肉痉挛
    C. 尿比重低
    D. 尿内 Cl^- 减少
    E. 血清 Na^+ 低

85. 下列不属于气管插管并发症的是
    A. 心律失常
    B. 肺不张
    C. 苏醒延迟
    D. 喉头水肿
    E. 出血

86. 各种类型休克的根本变化是
    A. 代谢性酸中毒
    B. 脉搏快
    C. 尿量少
    D. 组织灌注不足
    E. 低血压

87. 女,50 岁。患有乳腺癌。乳腺包块大小约 5 cm×5 cm,病理诊断为浸润性导管癌,查淋巴结见转移癌,肺部 X 线检查发现转移灶。此病变分期为
    A. Ⅳ期
    B. Ⅲ期
    C. Ⅱ期
    D. Ⅰ期
    E. 0 期

88. 女,72 岁。右侧胸部撞伤后,诉右侧胸痛,咳嗽时疼痛剧烈。胸片检查见右侧第 8 肋骨折,无血气胸。首选的止痛方法是
    A. 肋间神经阻滞
    B. 可待因口服
    C. 胸壁胶布固定
    D. 吗啡皮下注射
    E. 肋骨牵引固定

89. 男,56 岁。右腹股沟包块 5 年,伴胀痛,平卧位包块不能完全回纳,同时有便秘、消化不良。包块部位听诊可闻及肠鸣音。手术治疗时,应特别注意不要误伤
    A. 腹壁下动脉
    B. 盲肠
    C. 精索内动、静脉
    D. 髂腹下神经
    E. 髂腹股沟神经

90. 女,26 岁。3 小时前摔伤左前臂,来院检查发现前臂肿胀、瘀斑、剧痛,并有短缩成角畸形。该患者的诊断首先考虑为
    A. 前臂软组织挫伤
    B. 尺神经损伤
    C. 前臂双骨折
    D. 桡骨骨折
    E. 尺骨骨折

91. 男,20 岁。10 000 m 长跑后晕倒,眼窝下陷,神志欠清。急查血钾 5.3 mmol/L,血钠 156 mmol/L。该患者最可能的水电解质平衡紊乱类型是
    A. 高渗性脱水
    B. 低渗性脱水
    C. 等渗性脱水
    D. 低钾血症
    E. 高钾血症

92. 女,54 岁。右下腹隐痛 2 个月,既往尿中常排出光滑小结石。KUB 示右输尿管下段结石,直径 1.2 cm 大小。最合适的处理是
    A. 暂不处理
    B. 非手术治疗 1 个月后复查
    C. 中西医结合治疗
    D. 输尿管镜碎石取石术
    E. 输尿管切开取石术

93. 女,37 岁。交通事故中右下肢受伤 3 小时。查体:右下肢缩短,右髋关节呈屈曲、内收、内旋畸形,右足背麻木,背屈无力。最可能的诊断是
    A. 髋关节中心脱位,坐骨神经损伤

B. 髋关节前脱位,坐骨神经损伤
C. 髋关节前脱位,闭孔神经损伤
D. 髋关节后脱位,坐骨神经损伤
E. 髋关节后脱位,闭孔神经损伤

94. 男,55岁。间断胸痛1周来诊。胸片如图,最可能的诊断为
    A. 肺炎
    B. 肺癌
    C. 气胸
    D. 胸腔积液
    E. 浸润性肺结核

95. 男,60岁。半年来双下肢沉重感,走路无力,右腿明显,无头痛、头晕。查体:颈部无明显压痛。臂丛牵拉试验阳性,双侧膝踝反射亢进,右膝髌阵挛阳性,右侧Babinski征阳性。应考虑的治疗是
    A. 颌枕吊带牵引
    B. 注射激素
    C. 按摩
    D. 手术治疗
    E. 围领和颈托

96. 女,33岁。右下肢浅静脉迂曲扩张3年。长时间站立后及每天下午出现右下肢肿胀伴沉重感,近半年加重。如果长期不处理,可能出现的并发症不包括
    A. 足趾坏死
    B. 皮肤溃疡
    C. 血栓性浅静脉炎
    D. 足踝周围色素沉着
    E. 曲张静脉破裂出血

97. 女,35岁。右下腹痛、便秘1年。查体:T 36.5℃,P 80次/分,R 16次/分,BP 110/70mmHg。双肺呼吸音清,未闻及干湿啰音,心律齐,腹软,无压痛。结肠镜检查:回肠末端及升结肠起始部多发纵行溃疡,溃疡间黏膜大致正常,病变呈节段性。PPD试验阴性。最可能的诊断是
    A. 克罗恩病
    B. 急性阑尾炎
    C. 肠结核
    D. 溃疡性结肠炎
    E. 结肠癌

98. 男,36岁。发现肛周会阴部皮下一疼痛性结节已2个月,疼痛时结节增大,数日后可自行略缩小。近3日于进食辛辣食品后肿物增大,疼痛加重,来医院就诊时体温38℃,不敢坐椅子。查体:局部皮肤红肿不明显,结节似位于皮下稍深处,压痛明显,无波动。血常规示白细胞计数$11×10^9$/L。最可能的诊断为
    A. 直肠脱垂
    B. 血栓性外痔
    C. 肛周脓肿
    D. 肛瘘
    E. 肛裂

99. 男,20岁。左前胸刀刺伤后半小时,送至急诊室时,面色苍白,呼吸困难,血压不能测得,心率150次/分,颈静脉充盈,左肺呼吸音低,心搏很快停止。此时应采用的紧急处理措施是
    A. 立即胸腔穿刺排气
    B. 心包穿刺后送手术室
    C. 胸外心脏按压
    D. 动脉输血
    E. 就地气管插管,开胸手术探查

100. 女,44岁。间歇无痛性肉眼血尿1个月。膀胱镜检查发现膀胱后壁有一个直径2.0cm大小的菜花样新生物,有蒂。该患者最适合的治疗方法是
    A. 经尿道膀胱肿瘤电切术
    B. 膀胱部分切除术
    C. 膀胱全切,尿流改道
    D. 膀胱内灌注化疗
    E. 放射治疗

101. 男孩,5岁。排尿困难,尿流中断,跑动或改变体位姿势后又可排尿。最可能的疾病是
    A. 尿道狭窄
    B. 神经源性膀胱
    C. 前尿道结石
    D. 尿道瓣膜
    E. 膀胱结石

102. 女,40岁。黄疸、食欲缺乏2个月。查体:全身黄染,肝大,可扪及肿大胆囊。实验室检查:血胆红素171μmol/L,碱性磷酸酶30U/L,其他肝功能正常。首先考虑的诊断是
    A. 胆道蛔虫病
    B. 急性病毒性肝炎
    C. 先天性溶血性黄疸
    D. 胆管扩张症
    E. 壶腹周围肿瘤

103. 男,20岁。因低热、腹痛诊断为结核性腹膜炎。近日来呕吐、腹胀,未解粪便。查体:腹部可见肠型和蠕动波,有气过水声,肠鸣音亢进。最可能的并发症是
    A. 肠梗阻
    B. 肠穿孔
    C. 中毒性肠麻痹
    D. 肠出血
    E. 腹腔脓肿

104. 男,40岁。上腹部隐痛伴反酸、嗳气4个月,进食后加重。查体:消瘦体型,剑突下偏右处压痛。纤维内镜检查证实十二指肠球部和上段空肠各有一直径1cm的溃疡,黏膜皱襞集中。除消化性溃疡外,还应考虑的诊断是
    A. 甲状旁腺功能亢进症
    B. 溃疡恶性变
    C. 胃泌素瘤
    D. 间质瘤

E. 类癌综合征

105. 男,50岁。咳嗽、咳白色泡沫痰5个月,胸痛2周。胸片检查:右肺下叶内带近肺门处有一直径3 cm分叶状阴影,密度不均匀,周围呈片状阴影。最可能的诊断是
    A. 肺癌
    B. 肺转移癌
    C. 肺脓肿
    D. 肺结核球
    E. 肺良性肿瘤

106. 男,40岁。患痔多年,突感肛门剧痛,排便、走路、咳嗽时疼痛加剧。查体:肛门部有一圆形肿块突出,与周围分界清楚,触痛。应诊断为
    A. 内痔嵌顿
    B. 直肠息肉脱出
    C. 肛门旁皮下脓肿
    D. 外痔血栓形成
    E. 外痔合并感染

107. 男,27岁。因刀伤致腹部开放性损伤,部分肠管脱出。其紧急处理措施包括
    A. 用清洁纱布或碗覆盖保护后包扎
    B. 迅速将肠管还纳于腹腔
    C. 用干净水清洁后暂时包扎
    D. 敞开伤口送医院处理
    E. 将肠管还纳,用消毒棉垫加压包扎

108. 女,34岁。车祸致伤。查体:骨盆挤压和分离试验(+),下腹部压痛、腹肌紧张。怀疑有腹腔脏器损伤。下列对诊断最有价值的检查方法是
    A. 血常规
    B. 腹部X线平片
    C. 腹部CT
    D. 腹腔穿刺
    E. 腹部B超

109. 男,60岁。反复双膝关节疼痛10年,逐渐加重3年,活动时关节有弹响。查体:双膝关节骨擦音(+),但无明显红肿及压痛。血白细胞 $5.7×10^9$/L,红细胞沉降率18 mm/第1小时,RF 13.6 U/L(正常值范围0~15 U/L)。首先考虑的诊断是
    A. 强直性脊柱炎
    B. 反应性关节炎
    C. 系统性红斑狼疮
    D. 骨关节炎
    E. 类风湿关节炎

110. 男,40岁。反复呕血1周,每次呕血量约500 mL,无溃疡病及肝炎史。为明确出血原因,首选的检查是
    A. X线钡餐检查
    B. 选择性腹腔动脉造影
    C. 纤维胃镜
    D. 放置三腔二囊管

E. 血液学检查

111. 男,28岁。不慎从4 m高处坠落,当即昏迷约3小时。醒后出现头痛、呕吐,右耳道流血性液体,口向左歪。诊断应考虑
    A. 脑震荡、颅前窝骨折
    B. 脑震荡、颅中窝骨折
    C. 脑震荡、颅后窝骨折
    D. 脑挫伤、颅前窝骨折
    E. 脑挫伤、颅中窝骨折

112. 男,60岁。进食时胸骨后烧灼样疼痛1个月,既往有多年嗜酒史,食管钡餐透视未见明显异常。为进一步明确诊断,应做的检查是
    A. 胸片
    B. 胸部CT
    C. 食管镜检查
    D. 大便潜血试验
    E. 继续观察

113. 女,37岁。突然心跳、呼吸停止送入医院,急行胸外心脏按压、气管插管、人工呼吸。此时抢救用药的最佳途径为
    A. 静脉注射
    B. 皮下注射
    C. 心内注射
    D. 气管内注射
    E. 肌内注射

114. 男,30岁,工人。腹部疼痛伴腹胀、停止排气排便3天。立位腹部X线片如图,初步考虑为
    A. 肠梗阻
    B. 克罗恩病
    C. 溃疡性结肠炎
    D. 结肠癌
    E. 乙状结肠扭转

115. 男,41岁。右上腹疼痛1年。行B超检查示肝左外叶直径10 cm占位,边界不清,门静脉左支内可见癌栓。首选的治疗方案是
    A. 全身化学治疗
    B. 肿瘤局部放射治疗
    C. 手术治疗
    D. 介入治疗
    E. 中医治疗

116. 男,20岁。2周前感右大腿近端内侧有些酸痛,按摩时发现局部有一包块,极硬。查体:右大腿近端股血管内侧扪及5 cm×6 cm肿块,表面光滑,质硬固定。X线片:右股骨小粗隆部位见一肿块,向外生长,与小粗隆相连,其密度与小粗隆的密度相仿。其诊断应考虑为
    A. 骨肉瘤
    B. 骨巨细胞瘤
    C. 软骨肉瘤

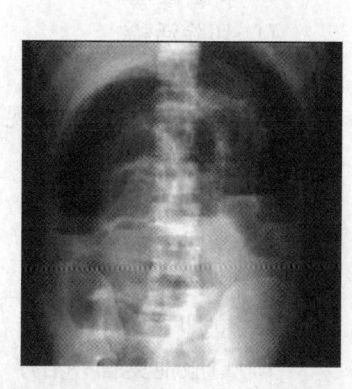

D. 骨髓炎
E. 骨软骨瘤

117. 男,56岁。突然神志丧失,呼吸不规则,下列最能反映是否发生心搏停止的方法是
    A. 立即呼喊患者看其是否清醒
    B. 立即测血压
    C. 立即摸股动脉搏动
    D. 立即观察呼吸是否停止
    E. 立即做心电图

118. 女,70岁。胆总管结石急诊行胆总管探查术后1周,T管每天引流胆汁200~300 mL。最可能的原因是
    A. 肝脏功能异常
    B. 肝内胆管结石
    C. 胆总管T管引流通畅
    D. 胆汁引流袋位置过低
    E. 胆总管下端不通畅

119. 女,52岁。发现右乳外上象限肿块3个月,约3 cm×2.5 cm大小,同侧腋窝触及肿大、质硬淋巴结,全身情况良好。为确诊肿块性质,最好采用
    A. 红外线摄影
    B. 钼靶X线摄影
    C. B超检查
    D. 切除活检
    E. 切取活检

120. 女,24岁。无意中发现右乳腺上方无痛性肿物,诊断为乳房纤维腺瘤,应采取的治疗方法是
    A. 限期手术
    B. 择期手术
    C. 中药治疗
    D. 立即手术
    E. 口服他莫昔芬治疗

121. 男,18岁。因右下腹疼痛5天,伴发热3天就诊。查体:右下腹压痛,可触及包块3 cm×3 cm。血常规示白细胞$15×10^9$/L。初步诊断为
    A. 急性肠梗阻
    B. 盲肠癌
    C. 回盲部结核
    D. 阑尾周围脓肿
    E. 克罗恩病

122. 女,32岁。因右肾结石行体外冲击波碎石3天后排出结石,2周复查右肾结石已排净,结石成分分析为磷酸盐结石。其预防方法包括
    A. 口服维生素B_6,氧化镁
    B. 口服别嘌呤醇
    C. 碱化尿液,服卡托普利
    D. 碱化尿液,少食动物内脏

E. 控制感染,服用氯化铵

123. 女,36岁。发现颈部包块2年,包块逐渐增大,无甲亢表现,目前有憋闷感。查体:右侧甲状腺可触及4 cm×3 cm包块,光滑,质韧,随吞咽上下移动,无压痛,未触及肿大淋巴结。核素扫描:甲状腺右叶温结节。建议手术治疗,最主要的依据是
    A. 易发生继发感染
    B. 易发生恶变
    C. 可继发甲亢
    D. 有压迫症状
    E. 影响美观

124. 女,45岁。突发右上腹及心窝部刀割样绞痛伴阵发性加剧1天,发病后12小时出现寒战、高热,巩膜黄染。查体:剑突偏右侧深压痛,右上腹轻度肌紧张,体温39 ℃。辅助检查:WBC $14×10^9$/L。血清总胆红素30 μmol/L,尿胆原(−),尿胆素(++)。应诊断为
    A. 溃疡病穿孔
    B. 急性胰腺炎
    C. 急性胆囊炎
    D. 胆总管结石
    E. 高位阑尾炎

125. 男孩,7岁。自幼气促,剧烈活动后可出现晕厥。听诊时于胸骨左缘第2肋间可闻及粗糙喷射样收缩期杂音。为明确诊断,下列检查最有价值的是
    A. 血气分析
    B. X线检查
    C. 超声心动图
    D. ECG检查
    E. 血生化检查

126. 男,45岁。跑步后出现右腰疼痛,尿呈淡洗肉水样,首先应进行的检查是
    A. 血常规和肾功能检查
    B. 肝功能检查
    C. CT和磁共振检查
    D. 尿常规检查和泌尿系X线平片
    E. 24小时尿钙分析

127. 男,59岁。因右腹股沟斜疝行手术治疗。术中发现疝囊壁的一部分由盲肠组成,此时的诊断为
    A. Richter疝
    B. Littre疝
    C. 滑动性疝
    D. 股疝
    E. 易复性疝

128. 女,38岁。右大腿被汽车撰伤后24小时,伤后右大腿中段明显肿胀、压痛,向外成角畸形,皮温高于对侧。体温38 ℃,白细胞正常。最可能的诊断是
    A. 右股骨骨髓炎
    B. 右大腿软组织化脓感染
    C. 右腿血肿

D. 右股骨干骨折
E. 右大腿软组织挫伤

129. 男,50岁。右侧颈部肿块3个月。查体:右侧颈部胸锁乳突肌上部前缘有一直径约2 cm肿块,肿块有膨胀性搏动。下一步处理措施正确的是
   A. 局麻下手术活检
   B. 穿刺细胞学检查
   C. 切开引流
   D. 超声多普勒检查
   E. 颈部X线片

130. 女,25岁。尿频、尿急、尿痛3个月,采用多种抗生素治疗不见好转,尿常规见许多红、白细胞,尿培养阴性,最近患者症状加重,伴有尿失禁。此患者应考虑的临床诊断是
   A. 急性膀胱炎
   B. 慢性膀胱炎
   C. 尿道炎
   D. 急性肾盂肾炎
   E. 泌尿系统结核

131. 男,68岁。发现右腹股沟可复性球形包块3年。查体:站立时右耻骨结节外上方可见一球形包块,未进入阴囊,平卧时可自行回纳,压迫腹股沟韧带中点上方2 cm处后站立时包块复出。应诊断为
   A. 右侧股疝
   B. 右侧腹股沟直疝
   C. 右腹腹股沟斜疝
   D. 右侧精索鞘膜积液
   E. 交通性鞘膜积液

132. 男,28岁。发现左阴囊内肿块半年,时有挤压痛,无热,不影响活动。查体:左阴囊肿大,触之发现睾丸上部有一鹅卵大小囊性肿块,牵拉睾丸可随之活动,挤压不变小,睾丸正常大小。应诊断为
   A. 睾丸鞘膜积液
   B. 精索鞘膜积液
   C. 交通性鞘膜积液
   D. 左斜疝
   E. 精液囊肿

133. 男,35岁。稍长距离步行后感右小腿疼痛、肌肉抽搐而跛行,稍休息后症状消失。平时感右足发凉,怕冷,有麻木感。右足背动脉搏动减弱。应考虑
   A. 下肢静脉曲张
   B. 深静脉血栓形成
   C. 血栓性静脉炎
   D. 血栓闭塞性脉管炎
   E. 动脉粥样硬化症

134. 男,29岁。腰背及髋部疼痛1年,晨起活动后发僵,时而双膝红痛。查体:骶髂关节处叩痛(+)。X线片无异常,ESR 28 mm/h。为进一步确诊,应做的检查是
   A. 血抗核抗体
   B. PPD试验
   C. 血HLA-B27
   D. 双膝关节X线片
   E. IgM型BF

135. 女,42岁。近1个月出现进行性腰部疼痛,夜间加重。1年前因"乳腺癌"而接受手术治疗。为明确腰痛原因,最有价值的检查是
   A. DSA
   B. X线片
   C. CT
   D. 骨扫描
   E. B超

136. 女,60岁。进行性吞咽困难3个月。食管钡餐检查示食管中段有4 cm长不规则充盈缺损。最佳治疗方案是
   A. 手术切除
   B. 全量放射治疗
   C. 免疫治疗
   D. 单纯化学治疗
   E. 中医治疗

137. 男,42岁。因腹痛、腹泻、低热半年伴体重下降,近1周来腹胀、恶心呕吐而入院。X线检查显示回肠末段肠腔狭窄,管壁僵硬,呈线样征。诊断为克罗恩病,回肠梗阻。拟行手术治疗,术前应选用的营养方式是
   A. 要素饮食
   B. 全胃肠外营养
   C. 管饲
   D. 空肠造瘘肠内营养
   E. 进半流食

138. 小儿胸外电除颤,再次除颤时至少使用的电能是
   A. 1J/kg
   B. 2J/kg
   C. 3J/kg
   D. 4J/kg
   E. 11J/kg

139. 女,75岁。患高血压、冠心病多年,右乳腺癌改良根治术后,分期为$T_2N_0M_0$,雌、孕激素受体均为阴性。手术后2年发现右胸壁结节,经手术切除证实为乳腺癌复发,此时应选择的治疗是
   A. 化学治疗
   B. 放射治疗
   C. 内分泌治疗
   D. 扩大切除右胸壁复发结节范围
   E. 不再继续治疗,临床密切观察

140. 女,34岁。膝关节外侧撞伤。X线检查提示为左侧腓骨小头骨折。查体发现踝关节不能主动背伸。最可能发生的损伤是

A. 胫神经损伤
B. 坐骨神经损伤
C. 腓总神经损伤
D. 胫前肌损伤
E. 腓骨长短肌撕裂伤

141. 男,30岁。马车翻车时砸伤下腹部。查体:耻骨联合处压痛;挤压试验阳性;膀胱胀满,橡皮导尿管插入一定深度未引出尿液,导尿管尖端见血迹。此时应考虑
A. 导尿管插入深度不足
B. 导尿管插入方法不对
C. 导尿管阻塞
D. 骨盆骨折合并尿道断裂
E. 骨盆骨折合并膀胱损伤

142. 女,76岁。车祸致脑外伤12小时,伤后昏迷1小时,头痛,呕吐3次。CT检查示右额颞脑挫裂伤,中线结构未见移位。对症治疗后症状好转,但伴有脑脊液鼻漏,此时应
A. 开颅手术修补漏口
B. 经鼻窦手术修补漏口
C. 加强脱水治疗
D. 填塞鼻腔
E. 预防感染

143. 男孩,8岁。脐周阵发性腹痛伴呕吐3天,呕吐物中有蛔虫,起病后有排便排气,无畏寒发热。查体:除脐左侧可触及一可变形的无痛性肠襻样团块外,无特殊发现;粪便蛔虫卵(+)。首先考虑的诊断是
A. 肠道先天性畸形并梗阻
B. 蛔虫性肠梗阻
C. 粘连性肠梗阻
D. 肠套叠
E. 急性胃肠炎

144. 男,72岁。进行性排尿困难6年,近1周出现排尿疼痛伴发热,T 39℃。B超提示前列腺增大,残余尿400 mL,双肾积水。尿常规:WBC 30～50个/HP。血BUN及Scr升高。入院后首选的治疗是
A. 抗感染治疗
B. α受体阻滞剂
C. 5α-还原酶抑制剂
D. 前列腺切除
E. 耻骨上膀胱造瘘+抗感染治疗

145. 连某因严重的躁狂抑郁障碍,正在精神病专科医院住院治疗。因病情恶化,患者出现伤人毁物等行为,医院在没有其他可替代措施的情况下,对其实施了约束身体的措施,但实施后没有及时通知连某的监护人。连某的父亲作为监护人探视时,看到儿子被捆绑在病床上非常气愤。该案例中所形成的医患关系模式是
A. 主动-被动型
B. 指导-合作型
C. 契约许可型

D. 指导参与型
E. 共同参与型

146. 男,45岁。伤后表现为单侧坐骨神经痛及腰痛,直腿抬高试验及加强试验阳性,脊柱侧弯,踝反射异常,足趾跖屈力减退。此时最可能的诊断为
A. 腰椎间盘突出症
B. 慢性腰肌劳损
C. 腰椎骶化
D. 类风湿性脊柱炎
E. 骶椎裂

147. 男,40岁。左颞部棒击伤5小时。伤后有短暂昏迷,1小时前再昏迷,左瞳孔散大,右侧偏瘫,病理征阳性。最可能的诊断是
A. 急性硬脑膜下血肿伴脑疝
B. 急性硬脑膜外血肿伴脑疝
C. 脑挫裂伤伴脑疝
D. 原发脑干损伤
E. 脑震荡伴脑疝

148. 女,42岁。不慎摔倒4小时,诉右侧胸痛。查体:神志清,无反常呼吸,右胸压痛,两肺呼吸音稍低,无啰音。胸片:右侧第8、9肋骨折,右肋膈角锐利。其处理原则是
A. 促进骨折愈合
B. 骨折对位
C. 防治并发症
D. 骨折对线
E. 功能锻炼

149. 男,70岁。因便血及大便习惯改变3个月入院,诊断为直肠癌,准备手术治疗,但患者术前心电图检查示二度Ⅱ型房室传导阻滞,心率50次/分,阿托品试验阳性。下列术前准备不正确的是
A. 教会患者正确的咳嗽和咳痰方法
B. 交叉配血,备红细胞800 mL
C. 术前1天及手术当天清洁灌肠
D. 不必预防性使用抗生素
E. 安装临时心脏起搏器

150. 女,28岁。产后3周,左乳房胀痛,伴发热。查体:左乳房内上象限压痛,有波动感。为确诊,应首选的检查是
A. B超检查
B. CT检查
C. 乳腺穿刺检查
D. 细胞学检查
E. 钼靶X线检查

151. 男,46岁。慢性肝病多年,普查发现AFP 800 μg/L。下列首先应进行的检查是
A. 选择性肝动脉造影
B. 肝脏核素扫描
C. 腹部平片

D. 腹腔镜探查术
E. 腹部(肝脏)B超或CT

152. 施行甲状腺切除手术后,术者手套有破口,接连施行手术时,术者应采取的正确措施是
A. 加戴无菌手套,穿无菌手术衣
B. 仅更换手套
C. 更换手套,更换手术衣
D. 重新洗手,时间缩短为1分钟
E. 重新洗手

153. 男,70岁。突发剧烈头痛、呕吐、左侧肢体活动障碍6小时,昏迷5小时。1小时前呕暗红色血液1次。应首先考虑的呕血原因是
A. 急性胃黏膜病变
B. 贲门黏膜撕裂综合征
C. 胃癌
D. 肝硬化食管胃底曲张静脉破裂
E. 十二指肠溃疡

154. 某冠心病患者在全麻下行左肺切除术,术中处理肺门时突然出现心室颤动,下列处理方法恰当的是
A. 胸外电除颤
B. 胸外心脏按压
C. 胸内心脏按压
D. 静注利多卡因1mg/kg
E. 胸内电除颤

155. 男,25岁。近1周间断便鲜红血,伴肛门部坠胀感。首先应选择的检查是
A. 大便潜血检查
B. 直肠指检
C. 乙状结肠镜检查
D. 纤维结肠镜检查
E. 血常规

156. 女,38岁。左乳外上象限可扪及3cm×2cm肿块,与周围皮肤有粘连,左腋窝可触及肿大淋巴结,活动,未触及远处淋巴结。临床活检为左乳腺癌。其TNM分期为
A. $T_1N_1M_3$
B. $T_2N_1M_0$
C. $T_2N_2M_0$
D. $T_3N_1M_0$
E. $T_3N_2M_0$

157. 女,74岁。平地跌倒后右髋痛,摄片提示右股骨颈骨折嵌插型。下列体征与诊断相符的是
A. 右下肢无短缩畸形
B. 右下肢无外旋畸形
C. 右下肢直腿抬高可抬离床面
D. 右下肢纵向叩击痛(一)
E. 右股骨大粗隆叩击痛(一)

158. 女,23岁。交通事故伤及左季肋部,自述左季肋部疼痛,之后疼痛缓解,3天后突然腹痛加剧,出现失血性休克。查体:全腹压痛、反跳痛及肌紧张。最可能的诊断是
A. 宫外孕破裂
B. 肝破裂
C. 肠穿孔
D. 延迟性脾破裂
E. 肠梗阻

159. 女,39岁。半年前因肛旁脓肿切开引流,之后局部皮肤反复红肿、破溃,局部瘙痒,应考虑为
A. 肛旁疖肿
B. 肛瘘
C. 混合痔
D. 血栓性外痔
E. 肛旁慢性肉芽肿

160. 男,62岁。排尿费力多年,饮酒后出现下腹胀痛,一天未排尿。查体:膀胱膨胀达脐下一指,触痛。该患者最可能的病因是
A. 前列腺癌
B. 尿道结石
C. 膀胱肿瘤
D. 膀胱结石
E. 前列腺增生

161. 女,52岁。患急性重症胰腺炎并发休克36小时,经抗休克治疗后行胰腺和其周围坏死组织清除、腹腔引流术。术后心率106次/分,血压96/60mmHg,中心静脉压10cmH$_2$O,呼吸频率22次/分。动脉血氧分压86mmHg,尿量10mL/h,尿比重1.002。此患者目前最紧急的并发症是
A. 心功能不全
B. 肺功能衰竭
C. 肾衰竭
D. 血容量不足
E. 血容量过多

162. 男,26岁。外伤致肱骨中下1/3骨折,来院检查时发现有垂腕征、垂指畸形。最可能损伤的神经是
A. 尺神经
B. 臂丛
C. 正中神经
D. 桡神经
E. 正中神经和尺神经

163. 男,35岁。转移性右下腹痛2天。右下腹部有压痛、肌紧张、反跳痛,肠鸣音减弱。血常规示白细胞计数及中性细胞明显增高。其诊断首先考虑
A. 胃十二指肠溃疡穿孔
B. 急性胆囊炎并穿孔
C. 绞窄性肠梗阻
D. 急性肠系膜淋巴结炎

E. 急性阑尾炎穿孔

164. 男,60岁。突发头痛、恶心、呕吐2周,伴左侧肢体活动欠灵活。患者1年前行右肺上叶恶性肿瘤切除术,无发热,无抽搐。根据病史,首先考虑的诊断是
    A. 缺血性脑血管病
    B. 肺癌脑转移
    C. 高血压危象
    D. 慢性硬脑膜下血肿
    E. 胶质细胞瘤

165. 男,54岁。间断性腹部胀痛2个月,贫血,体检发现右侧腹部肿物,活动。最有意义的检查为
    A. 腹部B超
    B. 立位腹部平片
    C. 纤维结肠镜检查
    D. 选择性肠系膜上动脉造影
    E. 粪隐血试验

166. 男,24岁。急性剧烈腹痛8小时,诊断为十二指肠溃疡穿孔,行胃大部切除术。术后第5天起体温升高,呈弛张热,持续4天,下腹坠胀,里急后重,有黏液样稀便。应考虑为
    A. 倾倒综合征
    B. 消化不良
    C. 胃大部切除术后腹泻
    D. 盆腔脓肿
    E. 肠粘连、肠功能紊乱

167. 男,46岁。B超检查发现左侧肾下极有一4.5 cm×3.2 cm实质性占位,肾门处有一直径1.5 cm肿物。静脉肾盂造影:两肾无异常改变。要进一步明确诊断,下列检查最合适的是
    A. CT检查
    B. 腹部平片
    C. 尿细胞学检查
    D. 肾动脉造影
    E. 放射性核素肾扫描

168. 李某患有糖尿病,甲医疗机构为其开具治疗糖尿病的药品处方,乙医疗机构是该处方药品的调剂机构,此时应妥善保存处方的机构或个体是
    A. 甲医疗机构
    B. 乙医疗机构
    C. 患者本人
    D. 患者近亲属
    E. 甲乙医疗机构共同保管

169. 男,65岁。肥胖体型,长期吸烟史。诊断为直肠癌,平时身体健康,高血压病史10年,药物控制良好。在全麻下截石位行直肠癌根治术。术中输血800 mL,手术历时5小时。术后第8天拆线,第9天下床,在卫生间突然晕倒,心跳呼吸骤停,救治无效死亡。患者死亡最可能的原因为
    A. 急性大面积心肌梗死
    B. 急性大面积脑梗死
    C. 急性肺栓塞
    D. 急性颅内出血
    E. 阿-斯综合征发作

170. 女,32岁。主诉右乳胀痛,与月经周期有关,检查乳房有多个结节状肿块,边界不清,可推动。诊断首先考虑
    A. 乳腺癌
    B. 乳房纤维腺瘤
    C. 乳腺囊性增生病
    D. 乳管内乳头状瘤
    E. 乳房肉瘤

171. 男,46岁。诊断为下肢静脉曲张,下列临床表现符合诊断的是
    A. 大腿内侧及小腿外侧静脉曲张
    B. 大腿内外侧静脉曲张
    C. 全下肢内后侧静脉曲张
    D. 下肢内侧和小腿后侧静脉曲张
    E. 大腿内、外侧静脉曲张并向腹壁延伸

172. 男,56岁。跑步时突然自觉腹部不适,伴恶心、头晕,急就诊。查体:P 120次/分,BP 90/60 mmHg;心律整,面色苍白,腹部有广泛压痛,尤以右侧明显,轻度肌紧张。既往有肝炎后肝硬化史。最可能的诊断是
    A. 脾破裂
    B. 肝癌破裂
    C. 上消化道出血
    D. 急性坏死性胰腺炎
    E. 急性化脓性胆囊炎

173. 女,26岁。因外伤后出血导致失血性休克,经抢救后,测中心静脉压16 cmH$_2$O,血压90/70 mmHg,心率130次/分。此时应考虑应用
    A. 异丙肾上腺素静脉滴注
    B. 苯肾上腺素肌内注射
    C. 间羟胺肌内注射
    D. 毛花苷丙缓慢静脉注射
    E. 去甲肾上腺素静脉滴注

174. 男,34岁。输血100 mL后,突然出现寒战高热、恶心呕吐、头痛、心悸、剧烈腰痛、脉搏细弱、血压下降等表现,可诊断为
    A. 发热反应
    B. 过敏反应
    C. 细菌污染反应
    D. 溶血反应
    E. 循环超负荷

175. 女孩,3岁。反复出现左心功能不全症状,行心导管检查发现左肺动脉血氧饱和度明显升高。其最可能的诊断为
    A. 肺动脉狭窄

B. 房间隔缺损
C. 动脉导管未闭
D. 室间隔缺损
E. 右室双腔心

176. 男,40岁。因外伤性股骨干骨折入院,次日突然出现呼吸困难,继发昏迷,皮下出血,血压80/60mmHg。诊断最可能的是
    A. 继发感染
    B. 大血管破裂
    C. 脂肪栓塞
    D. 骨筋膜室综合征
    E. 骨折断端严重再移位

177. 女,18岁。车祸伤后胸痛、腹痛、呼吸困难3小时。查体:左下胸壁塌陷,压痛,可扪及皮下气肿;左上腹压痛、反跳痛、腹肌紧张明显。胸片:左侧血气胸并膈疝。该患者正确的诊断是
    A. 复合伤
    B. 多处伤
    C. 多发伤
    D. 多部位伤
    E. 胸腹联合伤

178. 男,50岁。慢性肝病15年,呕血300mL。查体:巩膜轻度黄染,腹软无压痛,肝肋下未扪及,移动性浊音阳性。最可能的诊断为
    A. 胆道出血
    B. 十二指肠溃疡出血
    C. 胃癌出血
    D. 食管胃底曲张静脉破裂出血
    E. 胃息肉出血

179. 男,25岁。摔伤1小时急诊入院。X线片如图,应考虑为 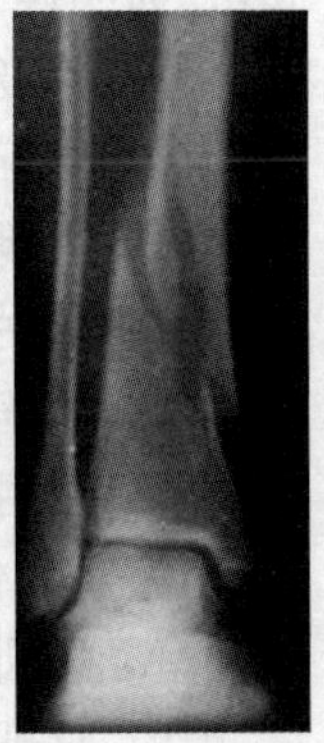
    A. 胫骨骨折
    B. 腓骨骨折
    C. 胫腓骨骨折
    D. 内踝骨折
    E. 踝关节脱位

180. 男,51岁。因胸部外伤导致左侧血气胸,给予胸腔闭式引流。下列属于最佳拔管指标的是
    A. 只需胸透证实左肺已完全复张即可
    B. 水封瓶内无气泡溢出或日引流量少于50mL,X线片证实左肺完全膨胀
    C. 胸腔闭式引流长管内水柱波动小于1cm
    D. 胸腔闭式引流长管内水柱停止波动,即可拔管
    E. 胸腔闭式引流量连续两天少于50mL,夹管24小时后拔除

181. 某年轻男性患者,在得知自己患了黄疸性肝炎(有传染性)以后,很恐惧,怕女朋友离开他,怕同车间的伙伴疏远他,所以十分恳切地请求医师替他保密。医师看他很值得同情,就决定替他保守这个秘密,但要求他抓紧治疗,不要耽误病情。医师的正确做法是

A. 替患者保密的同时,把他留在医院治疗
B. 替患者保密,给他一些对症的药,让他在家治疗,以免别人知道
C. 应该拒绝保密,拒绝给他治疗,以免被传染
D. 介绍他去别的医院
E. 不能保密,让他在医院做隔离治疗

182. 男,28岁。因急性化脓性阑尾炎接受阑尾切除术后5小时,再次出现腹痛,伴烦躁、焦虑。查体:T 37.8℃,P 130次/分,BP 80/60mmHg;面色苍白,皮肤湿冷;双肺呼吸音清,未闻及啰音;腹胀,全腹轻度压痛,轻度肌紧张,未闻及肠鸣音。该患者首先要注意排除的危急情况是
    A. 术后出血
    B. 肠瘘
    C. 粘连性肠梗阻
    D. 盆腔脓肿
    E. 切口裂开

183. 男,56岁。门静脉高压症继发食管胃底曲张静脉破裂大出血,最常见的严重并发症是
    A. 急性弥漫性腹膜炎
    B. 急性重型肝炎
    C. 失血性贫血
    D. 肝性脑病
    E. 应激性溃疡

184. 男,32岁。半年前上腹部曾受钝挫伤。2个月前上腹部出现肿物,近来常有呕吐,但无腹痛及发热。查体:上腹部有巨大囊性肿物,无压痛。诊断为胰腺假性囊肿。最好的治疗方法是
    A. 继续观察
    B. 穿刺抽吸囊肿内容物
    C. 手术切除囊肿
    D. 囊肿外引流术
    E. 囊肿内引流术

185. 女孩,3岁。半小时前下车时不慎滑倒,其母用力提拉该女孩左手,随后患儿哭闹,左手拒拿食物及玩具。查体:左肘外侧有轻度压痛,未见畸形或肿胀。X线片未发现阳性征象。该患儿最可能的诊断为
    A. 肱骨髁上骨折
    B. 肱骨髁间骨折
    C. 肘部肌肉肌腱损伤
    D. 肘关节扭伤
    E. 桡骨头半脱位

186. 男,35岁。下肢深静脉血栓形成,要求保守治疗,医生决定行非手术治疗。以下处理不正确的是
    A. 卧床休息,抬高患肢,适当使用利尿剂,以减轻肢体肿胀
    B. 溶栓
    C. 抗凝
    D. 发病不超过96小时的患者,可给予溶栓治疗

E. 使用祛聚药物能扩充血容量、稀释血液、降低黏稠度

187. 男,36岁。1周前出现化脓性扁桃体炎,1天前突然出现左下颌下肿物,剧痛,伴高热。查体:体温39℃,左下颌下肿物直径2 cm,红肿、压痛,中央可及波动感。考虑诊断为
A. 急性化脓性淋巴结炎
B. 淋巴结结核
C. 项痈
D. 口底化脓性蜂窝织炎
E. 颈深部化脓性蜂窝织炎

188. 男,50岁。干咳、痰中带血丝4月余,最近2周胸闷、气短,逐渐加重,右前胸胀痛,无发热。2个月前的胸片示右肺下叶前基底段密度较高片状阴影,现胸片见右侧胸腔大量阴影。血沉85 mm/h,白细胞 $7.8×10^9/L$,支气管镜可见右下叶支气管呈漏斗样狭窄。考虑诊断为
A. 肺结核并结核性胸腔积液
B. 肺癌并发癌性胸腔积液
C. 心力衰竭引起胸腔积液
D. 肺部化脓性炎症并发脓胸
E. 胸膜间皮瘤伴胸腔积液

189. 男,23岁。跌倒后手掌撑地,肩外展外旋,出现肩痛、肿胀,活动受限。查体:Dugas征阳性。该患者肩部的畸形是
A. 屈曲外展,外旋
B. 屈曲内收,内旋
C. 方肩
D. 肩过度后伸
E. 肩过度膨隆

190. 女,28岁。周期性乳房胀痛,月经前加重,月经后减轻或消失。双乳可扪及弥漫性结节。最可能的诊断为
A. 乳房纤维腺瘤
B. 乳管内乳头状瘤
C. 乳腺癌
D. 乳房肉瘤
E. 乳腺囊性增生病

191. 男,75岁。因排尿困难5年,腰背痛2个月来诊。查体:前列腺左叶有直径1 cm质硬结节。PSA>100 ng/mL。最可能的诊断是
A. 良性前列腺增生
B. 前列腺癌
C. 前列腺炎
D. 前列腺结节
E. 前列腺脓肿

192. 女,35岁。身高170 cm,体重65 kg,肱骨干骨折,每天需要的基本热量约为
A. 1 235 kcal
B. 1 035 kcal
C. 1 625 kcal
D. 755 kcal
E. 2 560 kcal

193. 男,34岁。发现左侧阴囊内软性肿块2年,不痛,平卧不消失。透光试验(一)。结婚5年未育,精液常规检查提示弱精症。最可能的诊断为
A. 腹股沟斜疝
B. 精索鞘膜积液
C. 睾丸肿瘤
D. 睾丸鞘膜积液
E. 左侧精索静脉曲张

三、案例分析题:以下提供若干个案例,每个案例下设若干道考题。每道考题有多个备选答案,其中正确答案有1个或多个。选对一个答案给1个得分点,选错一个扣1个得分点,直至本题扣至0分。

(194~197题共用题干)

女,37岁。无意中发现左乳腺肿块2天。查体:左乳腺外上象限可触及一外形不规则肿块。

194. 有助于明确临床诊断的体征有
A. 肿块质地坚硬
B. 肿块与表面皮肤有粘连
C. 腋下及锁骨上未触及淋巴结
D. 双侧乳腺大小对称
E. 肿块表面皮肤凹陷
F. 双侧乳头内陷
G. 肿块活动度小

195. 为明确诊断,应选的辅助检查方法是
A. 乳腺B超
B. 乳腺钼靶检查
C. 腹部B超
D. 胸片
E. 组织病理活检
F. 全身骨扫描

196. 为实现保乳治疗,进一步的首选治疗为
A. 立即实行保乳手术
B. 立即局部切除肿瘤
C. 行新辅助化疗、术后化疗
D. 行内分泌治疗
E. 行局部放疗
F. 行前哨淋巴结活检

197. 患者手术切除的标本除分化和淋巴结检查外,还必须进行的检查是
A. SMA
B. ER
C. P53

D. S-100
E. PR
F. CEA

(198～201题共用题干)

男,48岁。1年前开始逐渐出现颈后酸痛不适,双手麻木,不灵活,使用筷子困难。行走时有踩棉花感,易跌倒。查体:前臂外侧痛觉减退,四肢肌张力增高,双Hoffmann试验(＋),踝阵挛(＋),Babinski征(＋)。X线检查:$C_5 \sim C_6$生理曲度消失,局部轻度后凸畸形,间隙狭窄,增生硬化;椎管矢状径15 mm。

198. 临床初步诊断为
 A. 神经根型颈椎病
 B. 肌萎缩侧索硬化症
 C. 脊髓型颈椎病
 D. 脊髓空洞症
 E. 胸廓出口综合征
 F. 椎动脉型颈椎病

199. 进一步检查首选
 A. 脑电图
 B. 颈椎MRI
 C. 脊髓造影
 D. 诱发电位
 E. 上肢肌电图
 F. 下肢肌电图

200. 提示:患者伴有阵发性头晕、眼花、耳鸣等,与头部转动有关,曾2次摔倒,持续约半分钟。还应进行的检查是
 A. 头颅CT
 B. 脑电图
 C. 椎动脉造影
 D. 核素扫描
 E. 诱发电位
 F. 脑部MRI

201. 拟行手术治疗,宜采用
 A. 颈椎前路椎间盘摘除,植骨融合术
 B. 颈椎后路双开门成形术
 C. 脊髓后正中切开,脊髓空洞引流术
 D. 颈椎后路椎间孔切开术
 E. 胸廓出口扩大松解术
 F. 颈椎后路单开门椎管扩大成形术

(202～205题共用题干)

男,20岁。1月前在运动时上腹部曾被撞伤,当时未注意。4天前自觉上腹部肿块,伴上腹部胀痛、恶心、呕吐。查体:体温37.3℃,腹平软,中上腹偏左可扪及15 cm×18 cm肿块,光滑,固定,有压痛。B超示左上腹囊性肿块。目前诊断为胰腺假性囊肿。

202. 患者最可能的发病因素是
 A. 酗酒
 B. 急性胰腺炎
 C. 慢性胰腺炎
 D. 上腹部外伤
 E. 先天性
 F. 胰腺癌

203. 胰腺假性囊肿壁的组成为
 A. 内皮细胞
 B. 柱状细胞
 C. 壁细胞
 D. 周围的器官及纤维组织
 E. 黏膜细胞
 F. 鳞状上皮细胞

204. 最适宜的治疗时机是
 A. 立即手术
 B. 1个月后手术
 C. 3个月后手术
 D. 1年后手术
 E. 不手术,自行吸收
 F. 6周后手术

205. 最恰当的手术方式是
 A. 囊肿外引流术
 B. 囊肿空肠内引流术
 C. 囊肿穿刺抽吸术
 D. 囊肿开窗引流术
 E. 囊肿切除术
 F. 囊肿硬化术

(206～209题共用题干)

男,62岁。黑便伴乏力1周,1小时前突然恶心,呕血1次,量约200 mL,伴头晕、心悸。既往无"胃病、乙肝"病史。查体:T 36.9℃,P 100次/分,R 22次/分,BP 95/75 mmHg。慢性病容,巩膜无黄染。腹软无压痛,肝脾肋缘下未及,移动性浊音阴性,肠鸣音4～6次/分。血常规:RBC 2.98×10^{12}/L,Hb 81 g/L,HCT 24%;肝肾功能:总蛋白59.1 g/L,白蛋白35.6 g/L,球蛋白23.5 g/L,A/G的值为1.3,总胆红素18.9 μmol/L,直接胆红素7.5 μmol/L,谷丙转氨酶35 U/L,尿素氮5.90 mmol/L,肌酐85 μmol/L;乙肝标志物:HBsAg阴性。

206. 根据患者情况,初步诊断应考虑
 A. 胆道出血
 B. 胃癌伴出血
 C. 食管静脉曲张破裂出血
 D. 胃十二指肠溃疡出血
 E. 胃壁动脉瘤破裂出血
 F. 出血性胃炎

207. 入院后需及时采取的诊治措施是

A. 腹部CT检查
B. 建立静脉输液通道，补充血容量
C. 2小时内急诊开腹探查止血
D. 尽快明确出血原因及部位
E. 急诊胃镜检查
F. 急诊食管吞钡X线检查

208. 提示：检查发现十二指肠球部后壁出血。患者入院8小时，经补充血容量，输血800 mL后又呕鲜血约400 mL。查体：P 120次/分，R 22次/分，BP 80/50 mmHg。如果胃镜检查发现胃内有大量积血和血凝块影响视野，为明确病因和出血部位，下列首选的检查是
    A. 腹部B超
    B. 腹部CT
    C. 腹部MRI
    D. 选择性腹腔动脉造影
    E. 腹部X线立卧位平片检查
    F. 食管吞钡X线检查

209. 目前应采取的主要治疗措施是
    A. 继续输血、输液抗休克治疗
    B. 急诊剖腹探查，溃疡底部贯穿缝扎止血，胃大部切除术
    C. 急诊胃镜下硬化剂注射治疗止血
    D. 急诊胃镜下电凝止血
    E. 急诊胃镜下喷洒止血药物
    F. 保守治疗后择期手术治疗

(210～212题共用题干)

女，16岁。上腹部突发剧烈钻顶样疼痛2小时，疼痛向肩背部放射，伴恶心呕吐，无发热或黄疸。既往无消化性溃疡病史。

210. 提示：腹部无明显压痛，Murphy征阴性，未触及肿物，肠鸣音4次/分。为明确诊断，应紧急检查的项目包括
    A. 血常规
    B. 血清淀粉酶
    C. 总胆红素、直接胆红素等生化检查
    D. B超检查
    E. 腹部X线平片
    F. 心电图

211. 提示：患者白细胞计数正常，嗜酸性粒细胞计数升高，血淀粉酶正常，B超检查发现胆总管内平行双边形条状影。急诊应尽快做的处理包括
    A. 胃肠减压
    B. 解痉治疗
    C. 广谱抗生素治疗
    D. 药物驱蛔治疗
    E. 纤维十二指肠镜检查
    F. 补液

212. 提示：纤维十二指肠镜检查提示"胆道蛔虫病"，试行纤维十二指肠镜取虫，但未成功。患者腹痛持续不缓解，并逐渐出现高热、上腹部压痛和肌紧张，WBC升至 $14.8×10^9/L$。进一步的治疗是
    A. 保守治疗
    B. 立即给予药物驱蛔治疗
    C. PTCD
    D. 胆总管切开取虫、T管引流术
    E. 结合生长抑素治疗
    F. 手术治疗后定期驱蛔治疗

(213～215题共用题干)

女，23岁。因甲亢行甲状腺次全切除术，术后24小时突然出现烦躁不安，呕吐。体温39.5℃，脉搏128次/分。

213. 最可能的诊断是
    A. 窒息
    B. 甲状腺危象
    C. 缺氧
    D. 喉上神经损伤
    E. 血容量不足
    F. 休克

214. 出现上述症状的原因是
    A. 术前准备不充足
    B. 术中损伤甲状腺
    C. 术中损伤神经
    D. 术后切口出血
    E. 术后喉头水肿
    F. 术中损伤甲状旁腺

215. 正确的紧急治疗措施是
    A. 镇静、吸氧
    B. 给予普萘洛尔
    C. 冬眠疗法配合物理降温
    D. 口服复方碘化钾溶液或静脉滴注10％碘化钠
    E. 维持体液平衡
    F. 给予氢化可的松

冲刺模拟卷三

一、共用题干单选题：每道考题以一个小案例的形式出现，其下面都有 A、B、C、D、E 五个备选答案。请从中选择一个最佳答案。

（1～3题共用题干）

女，32岁。经检查诊断为甲状腺功能亢进症，现欲行手术治疗。查体：心率100次/分，血压120/76 mmHg。

1. 目前应行的处理是
   A. 用镇静药和安眠药
   B. 服用硫脲类药物
   C. 应用普萘洛尔
   D. 应用阿托品
   E. 口服甲状腺素片

2. 手术后与甲状腺激素过量释放有关的并发症是
   A. 呼吸困难
   B. 手足抽搐
   C. 甲状腺危象
   D. 声音嘶哑
   E. 饮水呛咳

3. 甲状腺术后因血管结扎线脱落出血导致呼吸困难，此时适当的处理是
   A. 静脉滴注止血药
   B. 请喉科会诊进行气管切开
   C. 拆去缝线，立即送手术室止血
   D. 血肿穿刺抽血
   E. 局部加压包扎

（4～6题共用题干）

男，46岁。粪便带血1年，血色鲜红，便中滴鲜血。患者自诉在便秘或饮酒后便血更甚，有头昏和贫血，但无疼痛不适，肛门外观有皮赘。经直肠指检未发现肿块。

4. 进一步的处理是
   A. 对症处理，定期密切门诊随访
   B. 肛门镜检查
   C. 钡剂灌肠X线平片
   D. B超检查
   E. 纤维结肠镜检查

5. 患者检查最可能的发现是
   A. 直肠指检指套血染
   B. 肛门镜检查见内痔核
   C. 肛门口外见肛裂及前哨痔
   D. 钡剂灌肠发现乙状结肠肿瘤
   E. 肛门外口见明显外痔核

6. 如肛门镜检查确诊为Ⅱ度内痔出血，经纤维结肠镜检查除外大肠肿瘤，最佳治疗方案是
   A. 手术切除
   B. 行内痔核硬化剂治疗
   C. 服用轻泻药，保持粪便通畅
   D. 减少饮酒及进食刺激性食物
   E. 采用高锰酸钾每天坐浴

（7～9题共用题干）

男，30岁。因外伤导致骨盆骨折，小便不能自解，顺利插入导尿管后无尿液流出，从导尿管注入生理盐水250 mL，仍无尿液排出。

7. 该患者最可能的合并症是
   A. 前尿道断裂
   B. 后尿道断裂
   C. 膀胱破裂
   D. 输尿管断裂
   E. 尿道狭窄

8. 为确诊，首选的检查是
   A. B超检查
   B. X线片检查
   C. 膀胱造影检查
   D. MRI检查
   E. DSA检查

9. 正确的处理是
   A. 从尿道插入导尿管持续导尿
   B. 耻骨上膀胱造瘘
   C. 修补破口＋耻骨上膀胱造瘘
   D. 尿道会师术
   E. 手术切除

（10～12题共用题干）

地震现场，某工人左腰及下肢被倒塌的砖墙压住，震后6小时被救出，4小时后送抵医院。诉口渴，尿少，尿呈暗红色。查体：脉搏120次/分，血压95/70 mmHg，左下肢明显肿胀，皮肤有散在淤血斑及水疱，足背动脉搏动较健侧弱，趾端凉，无骨折征。

10. 诊断首先考虑
    A. 感染性休克
    B. 肾挫伤
    C. 左下肢挫伤
    D. 左下肢血栓形成
    E. 挤压伤综合征

11. 静脉输液宜首选
    A. 全血
    B. 血浆
    C. 右旋糖酐

D. 等渗盐水加入1.25%碳酸氢钠溶液

E. 5%葡萄糖溶液

12. 首先应采取的处理措施是

    A. 止痛

    B. 左下肢固定

    C. 镇静

    D. 胸腔闭式引流

    E. 吸氧

(13~15题共用题干)

男,38岁。右膝关节内侧疼痛、肿胀半年,曾在外院摄X线片,见右胫骨上端内侧有一5 cm×4 cm大小透光区,中间有肥皂泡样阴影,骨端膨大。近1个月来肿胀明显加重,夜间疼痛难忍,右膝关节活动受限。入院后X线片示胫骨上端病变扩大,肥皂泡样阴影消失,呈云雾状阴影,病变侵入软组织。

13. 该患者最可能诊断为

    A. 骨囊肿

    B. 骨纤维肉瘤

    C. 骨软骨瘤恶变

    D. 骨肉瘤

    E. 骨巨细胞瘤恶变

14. 下列治疗措施,最合适的是

    A. 病灶刮除+植骨

    B. 病灶刮除+骨水泥填充

    C. 广泛切除+大块骨或假体植入

    D. 截肢

    E. 放射治疗或化疗

15. 复查时,最重要的检查项目是

    A. 血尿常规

    B. 胸部X线检查

    C. 局部检查

    D. 血碱性磷酸酶测定

    E. 尿本-周蛋白测定

二、单选题:每道考题下面有A、B、C、D、E五个备选答案,请从中选择一个最佳答案。

16. 恶性肿瘤种植性转移到盆腔,最多见的是

    A. 胃癌

    B. 肝癌

    C. 胰腺癌

    D. 胆管癌

    E. 胆囊癌

17. 下列不属于痔形成因素的是

    A. 无静脉瓣

    B. 直肠上、下静脉丛畸形

    C. 静脉壁薄弱,结缔组织萎缩缺乏支持

    D. 腹压增高

    E. 直肠肛管慢性感染

18. 下列不属于开放伤的是

    A. 擦伤

    B. 刺伤

    C. 扭伤

    D. 割伤

    E. 撕裂伤

19. 下列不属于病例对照研究特点的是

    A. 对暴露因素的估计可能存在偏倚

    B. 相对经济

    C. 可计算发病率

    D. 根据所得结果可以估计相对危险度

    E. 选择无病者作对照

20. 下列不属于骨折不愈合表现的是

    A. 骨折端明显分离移位

    B. X线显示骨折端已被浓密的骨质所封闭

    C. 骨折端有反常活动

    D. 局部压痛及纵向叩击痛

    E. 拆除外固定后骨折处变形

21. 造成下肢深静脉血栓形成的相关因素不包括

    A. 静脉损伤

    B. 长期服用避孕药

    C. 脾功能亢进

    D. 妊娠

    E. 久坐不动

22. 医学道德评价的首要标准是,是否有利于

    A. 医疗机构的发展

    B. 患者疾病的缓解和康复

    C. 人类生存和环境保护及改善

    D. 医务人员社会地位的提升

    E. 医学科学发展和社会进步

23. 最易并发休克的骨折是

    A. 骨盆骨折

    B. 桡骨骨折

    C. 锁骨骨折

    D. 跖骨骨折

    E. 股骨颈骨折

24. 下列体征属于骨折特有体征的是

    A. 肿胀与瘀斑

    B. 疼痛

C. 功能障碍
D. 异常活动
E. 明显压痛

25. 桡骨远端青枝骨折,有背侧成角,正确的处理是
    A. 卧床2周
    B. 药物治疗
    C. 手术复位内固定
    D. 手法复位,石膏托外固定
    E. 无需处理

26. 肺癌预后主要取决于
    A. 肿瘤大小
    B. 肿瘤生长部位
    C. 病程长短
    D. 分期及组织学类型
    E. 咯血量及阻塞支气管程度

27. 术后MODS患者较容易和较早受到损害的器官是
    A. 肝脏
    B. 肾脏
    C. 脑
    D. 肺
    E. 胃肠道

28. 相对于一般契约关系而言,医生在医患关系中负有的义务不包括
    A. 监督义务
    B. 保密义务
    C. 披露义务
    D. 注意义务
    E. 忠实义务

29. 右图所示为常用于缝合松弛皮肤的哪种缝合法 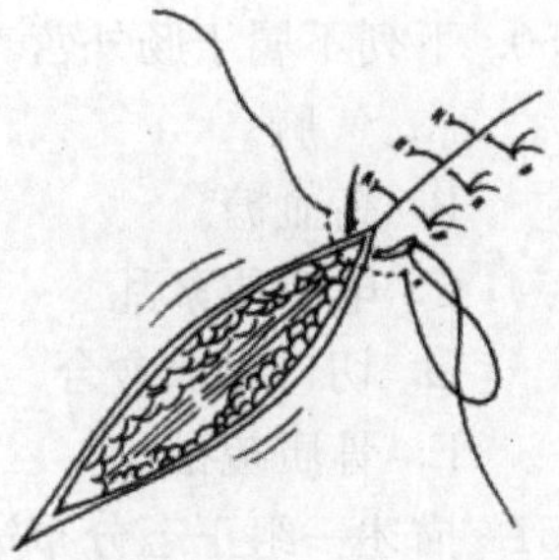
    A. 单纯连续缝合法
    B. 浆肌层间断内翻缝
    C. 间断垂直褥式外翻缝合法
    D. 间断水平褥式外翻缝合法
    E. 荷包缝合

30. 下列局麻药毒性最大的是
    A. 利多卡因
    B. 普鲁卡因
    C. 依替卡因
    D. 丁卡因
    E. 布比卡因

31. 继发性腹膜炎最常见的病原菌是
    A. 大肠埃希菌
    B. 粪链球菌

C. 金黄色葡萄球菌
D. 肠球菌
E. 厌氧脆弱类杆菌

32. 肾癌的血尿特点是
    A. 镜下血尿
    B. 肉眼血尿
    C. 持续性全程血尿
    D. 腰痛伴血尿
    E. 间歇无痛肉眼血尿

33. 最易引起股骨头缺血坏死的动脉损伤是
    A. 旋股内侧动脉
    B. 旋股外侧动脉
    C. 股骨干滋养动脉升支
    D. 股骨头圆韧带内的小凹动脉
    E. 腹壁下动脉

34. 乳房脓肿切开引流最常用的切口是
    A. "＋"字形切口
    B. "＋＋"字切口
    C. 放射状切口
    D. 乳房下弧形切口
    E. 平行肋骨斜切口

35. 有关直肠癌扩散转移的叙述,错误的是
    A. 淋巴转移是直肠癌最主要的扩散途径
    B. 淋巴转移只有当肿瘤侵犯到黏膜下层时才可能发生
    C. 向上转移是淋巴转移的主要方向
    D. 癌栓通过肠系膜下静脉、门静脉转移到肝及肺
    E. 手术挤压易造成血行转移

36. 预后最好的乳腺癌病理类型是
    A. 硬癌
    B. 单纯癌
    C. 导管内癌
    D. 黏液腺癌
    E. 髓样癌

37. 颈椎病最常见的类型为
    A. 神经根型
    B. 脊髓型
    C. 交感型
    D. 椎动脉型
    E. 混合型

38. 脑对冲伤最容易发生的部位是
    A. 额叶
    B. 顶叶

C. 脑干
D. 小脑
E. 枕叶

39. 结肠癌术后监测最有意义的肿瘤标志物是
   A. AFP
   B. CEA
   C. CA15-3
   D. CA125
   E. PSA

40. 腰椎间盘突出症 L_5 受累的临床表现不包括
   A. 小腿外侧感觉减退
   B. 外踝感觉减退
   C. 棘突间有压痛
   D. 踇趾背伸无力
   E. 足背痛觉减退

41. 患者在诊疗活动中受到损害,医疗机构及其医务人员有过错的,承担赔偿责任的主体是
   A. 医疗机构
   B. 医务人员
   C. 医疗机构及医务人员
   D. 保险公司
   E. 卫生行政主管部门

42. 老年男性泌尿系统梗阻最常见的原因是
   A. 结石、损伤、肿瘤或结核
   B. 盆腔内疾病
   C. 先天性畸形
   D. 良性前列腺增生
   E. 包皮过长

43. 下述不属于原发骨肿瘤的是
   A. 癌
   B. 血管瘤
   C. 巨细胞瘤
   D. 纤维瘤
   E. 肉瘤

44. 急性阑尾炎的手术治疗适应证不包括
   A. 妊娠期急性阑尾炎
   B. 阑尾穿孔并发弥漫性腹膜炎
   C. 化脓性或坏疽性阑尾炎
   D. 慢性阑尾炎急性发作
   E. 阑尾炎性包块局限

45. 儿童化脓性骨髓炎的脓肿不易进入关节腔的原因是
   A. 关节囊对关节腔具有保护作用
   B. 儿童关节对细菌的抵抗力强
   C. 骨骺板起屏障作用
   D. 脓液容易被局限和吸收
   E. 脓肿容易经由软组织溃破

46. 关于血胸的治疗,下列不恰当的是
   A. 合并肺挫伤,应做病肺切除
   B. 进行性血胸,应剖胸探查
   C. 开放性血胸,首先应封堵伤口
   D. 胸腔中量以上积血,应早期胸穿或闭式引流
   E. 凝固性血胸,应在出血停止数日内剖胸清除血块

47. 下列关节脱位,复位及保持较为困难的是
   A. 肩关节脱位
   B. 肘关节脱位
   C. 腕关节脱位
   D. 掌指关节脱位
   E. 指间关节脱位

48. 关于胰腺癌的叙述,不正确的是
   A. 好发年龄在 20～30 岁
   B. 多为胰头癌
   C. 按组织类型,以导管细胞癌最多
   D. 广泛浸润周围组织、器官,并较早经淋巴转移
   E. 早期诊断困难,手术切除率低,预后差

49. 大隐静脉汇入深静脉前的属支不包括
   A. 旋髂浅静脉
   B. 腹壁浅静脉
   C. 阴部外静脉
   D. 腹壁下静脉
   E. 股内侧静脉

50. 下列不属于肠外营养并发症的是
   A. 气胸
   B. 高血糖
   C. 电解质紊乱
   D. 切口难以愈合
   E. 骨质疏松

51. 描述一组正态分布资料离散程度大小的最佳指标是
   A. 四分位数间距
   B. 标准差
   C. 极差
   D. 离均差平方和
   E. 百分位数

52. 骨盆骨折易伤及
   A. 尿道球部
   B. 尿道悬垂部

C. 膀胱颈部
D. 尿道膜部
E. 尿道前列腺部

53. 精索静脉曲张无症状者,首选的治疗措施是
    A. 阴囊托带
    B. 手术
    C. 观察
    D. 硬化剂注射
    E. 热敷

54. 下列最符合急性肾盂肾炎的叙述是
    A. 发热、水肿、尿频、尿痛及尿沉渣白细胞增多
    B. 高血压、水肿、尿频、尿痛及尿沉渣检查白细胞成堆
    C. 高热、尿频、尿急、尿痛,肾区叩痛及尿中白细胞增多
    D. 发热、水肿、尿频、尿急、尿痛及蛋白尿
    E. 发热、尿频、尿急、尿痛及蛋白尿

55. 阑尾最常发生的肿瘤是
    A. 淋巴瘤
    B. 平滑肌瘤
    C. 类癌
    D. 腺癌
    E. 纤维肉瘤

56. 关于绞窄性肠梗阻的临床表现,错误的是
    A. 有腹膜刺激征
    B. 腹痛持续、严重,无缓解
    C. 呕吐血性或棕褐色的液体
    D. 肠鸣音极微弱或消失
    E. X线检查见膨胀凸出的孤立性肠襻,随时间而改变位置

57. 下腹部手术的拆线时间一般为术后
    A. 7~9 天
    B. 4~5 天
    C. 13~14 天
    D. 6~7 天
    E. 10~12 天

58. 术前血压 150/96 mmHg,下列正确的处理是
    A. 术前用降压药
    B. 术前不用降压药
    C. 术前、术后均用降压药
    D. 术中用降压药
    E. 血压正常后手术

59. 肾结石行体外冲击波碎石的主要禁忌证是
    A. 高血压
    B. 糖尿病

C. 前列腺增生
D. 结石急性发作
E. 输尿管狭窄

60. 下列术前胃肠道准备,不正确的是
    A. 术前 8~12 小时开始禁食
    B. 术前 4 小时开始禁饮
    C. 幽门梗阻患者需在术前进行洗胃
    D. 给予广谱抗生素
    E. 必要时可行胃肠减压

61. 下列关于清创的叙述,错误的是
    A. 清除伤口内异物
    B. 切除失去活力的组织
    C. 彻底止血
    D. 根据情况缝合伤口
    E. 必须放置引流

62. 对于感染性休克,大剂量应用糖皮质激素的时间不宜超过
    A. 1 天
    B. 5 天
    C. 3 天
    D. 7 天
    E. 2 天

63. 腰椎穿刺的禁忌证是
    A. 高热
    B. Kernig 征阳性
    C. Babinski 征阳性
    D. 癫痫发作后
    E. 休克

64. 术后尿路感染的基本病因是
    A. 尿潴留
    B. 急性膀胱炎
    C. 急性肾盂肾炎
    D. 前列腺肥大
    E. 留置导尿管

65. 急性肠系膜上动脉出口处栓塞,坏死的肠段包括
    A. 远端小肠及右半结肠
    B. 全部小肠
    C. 屈氏韧带以上的小肠
    D. 左半结肠
    E. 屈氏韧带以下的小肠及右半结肠

66. 膀胱癌的恶性程度取决于
    A. 浸润膀胱的深度及组织学分级
    B. 肿瘤的大小和数目

C. 治疗方法
D. 血尿的程度
E. 患者年龄

67. 下列气性坏疽的综合治疗措施，错误的是
    A. 彻底清创引流，最大限度地切除坏死组织和切开筋膜减压，用氧化剂冲洗、湿敷
    B. 大剂量青霉素和甲硝唑治疗
    C. 高压氧治疗
    D. 定期活动肢体，预防下肢静脉血栓形成
    E. 全身营养支持治疗

68. 失血性休克的治疗主要是
    A. 密切监测血压
    B. 保暖
    C. 留置导尿管
    D. 补充血容量，积极处理原发病
    E. 快速输全血

69. "癌前病变"最确切的概念是
    A. 癌的早期阶段
    B. 良性肿瘤发生了癌变
    C. 一种恶性病变，不可逆转
    D. 有癌变潜在可能的良性病变，有可能逆转
    E. 有癌变潜在可能的良性病变，但必然会发展为癌肿

70. 心室骤停后开始出现不可逆性脑损害的时间是
    A. 30秒内
    B. 1～2分钟内
    C. 3～4分钟内
    D. 4～6分钟内
    E. 7～9分钟内

71. 口底急性蜂窝织炎最严重的并发症是
    A. 化脓性心包炎
    B. 化脓性扁桃体炎
    C. 颅内化脓性海绵状静脉窦炎
    D. 喉头水肿
    E. 肺部化脓性感染

72. 狭窄性腱鞘炎最常发生的部位是
    A. 手与腕部
    B. 肘部
    C. 肩部
    D. 踝部
    E. 足趾部

73. 急性颅内压增高的患者过快地释放颅内压力，将导致
    A. 呼吸骤停
    B. 心搏骤停

C. 血压升高
D. 生命体征无变化
E. 血压骤降

74. 肾母细胞瘤最常见的临床表现是
    A. 血尿
    B. 腹痛
    C. 腹部肿块
    D. 贫血
    E. 高血压

75. 哈佛大学医学院提出的脑死亡标准不包括
    A. 对外部的刺激无反应性
    B. 自主的肌肉运动和自主呼吸消失
    C. 心跳停止
    D. 诱导反射消失
    E. 脑电波平直

76. 休克缺血性缺氧期微循环灌流的特点是
    A. 多灌少流，灌多于流
    B. 少灌多流，灌少于流
    C. 多灌多流，灌多于流
    D. 少灌少流，灌少于流
    E. 少灌少流，灌少于流

77. 心肺复苏首选的药物是
    A. 肾上腺素
    B. 去甲肾上腺素
    C. 异丙肾上腺素
    D. 阿托品
    E. 利多卡因

78. 消毒是指
    A. 杀灭一切活的微生物
    B. 杀灭芽孢
    C. 杀灭细菌
    D. 杀灭病原体和其他有害微生物
    E. 杀灭病毒

79. 原发性肝癌的早期转移途径为
    A. 淋巴转移
    B. 肺内转移
    C. 直接浸润转移
    D. 肝内血行转移
    E. 骨转移

80. 下列与继发性脑干损伤无关的是
    A. 癫痫
    B. 额颞部脑挫伤

C. 脑水肿
D. 颞叶血肿
E. 小脑血肿

81. 区别癌与肉瘤的主要依据是
    A. 浸润性生长,无包膜
    B. 异型性明显,有核分裂象
    C. 通过血道转移
    D. 组织来源
    E. 肿瘤体积巨大

82. 食管癌手术后早期最严重的并发症是
    A. 胸腔积液
    B. 吻合口瘘
    C. 吻合口狭窄
    D. 肺部感染
    E. 反流性食管炎

83. 有效心肺复苏(CPR)的标准不包括
    A. 摸到大动脉搏动
    B. 皮肤颜色红润
    C. 瞳孔变小
    D. 收缩压回升至120 mmHg 以上
    E. 心跳恢复

84. 关于成分输血的描述,错误的是
    A. 减少输血传播疾病的发生
    B. 治疗效果不如全血好
    C. 输血的不良反应少
    D. 节约血液资源
    E. 便于保存和使用

85. 某医疗机构1周内收治多名患手足口病的小学生,未按规定履行报告职责,也未及时采取控制措施,致使疫情扩散。县卫生行政主管部门得知此情况后立即启动应急预案,及时控制了疫情,同时对事件进行调查,认为该医疗机构的行为违法且情节严重,依法做出处理。该处理是
    A. 责令改正
    B. 通报批评
    C. 吊销《医疗机构执业许可证》
    D. 给予警告
    E. 暂停执业活动

86. 下列不属于低钾血症临床表现的是
    A. 肌肉软弱无力,甚至四肢软瘫
    B. 腹胀,肠麻痹
    C. 心慌,心率快,甚至心律失常
    D. 尿量明显减少,出现大量蛋白尿及管型尿
    E. 嗜睡,昏迷

87. 男,25 岁。车祸伤1小时。查体:脉搏130次/分,血压86/60 mmHg;烦躁不安,发绀,严重呼吸困难,皮肤湿冷,左颈胸部皮下捻发感,气管右移,左胸饱满,左肺呼吸音消失。胸片示左肺完全萎陷。最可能的诊断为
    A. 左侧进行性血胸
    B. 左侧闭合性气胸
    C. 左侧开放性气胸
    D. 左侧张力性气胸
    E. 左侧反常性呼吸运动

88. 女,48 岁。发现右乳内上象限肿物1周。查体:局部可扪及2 cm大小肿物,表面皮肤凹陷,肿物质硬,表面不光滑,活动。右腋下可触及1 cm大小淋巴结,质较硬。既往有肺结核病史。最可能的诊断是
    A. 乳腺癌
    B. 乳房纤维腺瘤
    C. 乳房结核
    D. 乳腺囊性增生病
    E. 乳管内乳头状瘤

89. 男,50 岁。患右腹股沟斜疝。在病史采集中必须询问的内容不包括
    A. 慢性腹痛史
    B. 尿频、尿急史
    C. 慢性便秘史
    D. 慢性咳嗽史
    E. 工作种类

90. 男,35 岁。车祸致腰背部受伤,腰部活动明显受限,双下肢出现弛缓性瘫痪,大小便失禁。伤后1小时双下肢感觉、运动功能好转。最可能的诊断是
    A. 马尾神经损伤
    B. 脊髓挫伤
    C. 脊髓受压
    D. 脊髓震荡
    E. 脊髓出血

91. 男,32 岁。腹部闭合性外伤2小时,腹痛(向左肩放射)显著,血压60/40 mmHg,心率140次/分。全腹轻压痛,肠鸣音减弱。应考虑
    A. 肝破裂
    B. 脾破裂
    C. 胰腺损伤
    D. 胆囊破裂
    E. 胃破裂

92. 女,60 岁。不慎跌倒,右臀部着地,扶起不能行走。右股部明显压痛。X线平片诊断为右股骨颈骨折。其右下肢畸形表现为
    A. 屈曲内旋
    B. 屈曲外旋
    C. 屈曲内收
    D. 延长内旋
    E. 缩短外旋

93. 男,40岁。诉头痛头晕,颈侧弯后伸后头晕加重并摔倒。肱二头肌腱反射亢进。颈椎斜位片显示钩椎关节增生。最可能的诊断是
   A. 梅尼埃病
   B. 体位性眩晕
   C. 脊髓肿瘤
   D. 椎动脉型颈椎病
   E. 粘连性蛛网膜炎

94. 男,60岁。阵发性腹痛、腹胀、肛门停止排便排气已3天。现腹胀明显,无呕吐。既往有手术史。腹部检查:腹部膨隆,见多个肠型,腹软无压痛,肠鸣音亢进。腹部X线片见中下腹部小肠有数个气液平面。应考虑的诊断是
   A. 肠系膜血管栓塞
   B. 高位肠梗阻
   C. 结肠癌
   D. 低位肠梗阻
   E. 肠穿孔

95. 女,30岁。便秘2年,近半月来排便时出现肛门疼痛,粪便表面及便纸上附有鲜血,其诊断最可能的是
   A. 内痔
   B. 外痔
   C. 直肠癌
   D. 肛瘘
   E. 肛裂

96. 男,52岁。胸部外伤后出现越来越重的皮下气肿,呼吸困难,咳泡沫样血痰。查体:脉搏细弱,血压降低,一侧呼吸音消失。诊断应首先考虑
   A. 急性肺水肿
   B. 支气管肺炎
   C. 闭合性气胸
   D. 张力性气胸和血胸
   E. 脓胸

97. 男,60岁。黄疸、尿色变深、皮肤瘙痒2周。查体:T 36.5℃,皮肤巩膜黄染;右上腹扪及无痛性圆形肿块,随呼吸上下活动。其肿块最可能的是
   A. 肝脏下缘
   B. 胆囊
   C. 胰头部肿瘤
   D. 胆总管囊肿
   E. 结肠肿块

98. 男,25岁。因倒开水时不慎摔倒致双上肢被烧伤,创面渗出明显,红白相间,痛觉较迟钝。该患者的烧伤面积和分度是
   A. 9%,Ⅰ度烧伤
   B. 10%,深Ⅱ度烧伤
   C. 10%,浅Ⅱ度烧伤
   D. 18%,浅Ⅱ度烧伤
   E. 18%,深Ⅱ度烧伤

99. 男,68岁。突发剧烈腹部绞痛3小时,伴频繁呕吐。查体:腹平坦,腹软,压痛不明显,肠鸣音活跃。既往有房颤病史5年。最可能的诊断为
   A. 肿瘤引起的肠梗阻
   B. 上消化道穿孔
   C. 肠系膜上动脉栓塞
   D. 肠扭转
   E. 输尿管结石

100. 男,68岁。间歇性上腹部隐痛伴反酸、嗳气15年,进食后恶心、频繁呕吐3天,呼吸困难1天就诊。实验室检查:血pH 7.55,PaCO$_2$ 57mmHg,PaO$_2$ 63.9mmHg,HCO$_3^-$ 52.6mmol/L。Na$^+$ 141mmol/L,K$^+$ 2.5mmol/L,Cl$^-$ 72mmol/L。临床首先要考虑的电解质、酸碱代谢失调是
   A. 低钾、低氯血症,呼吸性酸中毒
   B. 低钾、低氯血症,代谢性酸中毒
   C. 低钾、低氯血症,呼吸性碱中毒
   D. 低钾、低氯血症,代谢性碱中毒
   E. 低钾、低氯血症,混合型酸碱失衡

101. 男孩,1岁半。阵发性哭闹1天。腹部检查因小儿不合作而不满意,肠鸣音亢进。立位腹部平片见多个小肠气液平面。X线检查后解果酱样大便1次。大便镜检蛔虫卵(一)。首先考虑的诊断是
   A. 肠重复畸形
   B. Meckel憩室炎
   C. 蛔虫性肠梗阻
   D. 肠套叠
   E. 肠粘连

102. 男,52岁。左下腹挫伤28小时。查体:全腹压痛、反跳痛、肌紧张。急诊行剖腹探查术,发现腹腔大量游离气体及带粪臭味脓液,乙状结肠系膜有一破裂口,直径2.5cm,肠壁呈暗红色,有明显挫伤痕迹,但系膜血管搏动好。最恰当的处理方法是
   A. 穿孔修补
   B. 穿孔修补加腹腔引流
   C. 切除穿孔肠段加腹腔引流
   D. 横结肠造瘘加腹腔引流
   E. 破裂肠段外置加腹腔引流

103. 女,30岁。肛门周围胀痛,伴畏寒、发热3天。查体:肛门周围皮肤发红,压痛明显。最可能的诊断是
   A. 肛周皮下间隙脓肿
   B. 肛瘘炎
   C. 混合痔
   D. 内痔
   E. 肛瘘

104. 女,68岁。右膝关节疼痛8年,加重伴活动受限1年。查体:右膝关节内翻屈曲挛缩畸形。X线检查示右膝内侧关节间隙狭窄,髌骨关节面不平整。首选治疗方法是
   A. 关节镜下清理术

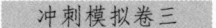

B. 膝关节融合术
C. 胫骨高位截骨术
D. 口服非甾体抗炎药
E. 人工膝关节置换术

105. 男,64岁。上腹隐痛不适1年,无规律,服抗酸药无效,3天前黑便1次。半年来体重下降6kg。为确诊,首选的检查方法是
    A. 上消化道造影
    B. 胃镜
    C. CT
    D. B超
    E. 粪潜血试验

106. 男,30岁。颅脑外伤,来院已昏迷,一侧瞳孔散大。首选的紧急处理是
    A. CT
    B. 脑血管造影
    C. 给予甘露醇
    D. 脑室穿刺外引流
    E. 钻孔探查

107. 男,26岁。体重80kg,慢性阑尾炎急性发作3天,血压120/70 mmHg,心率70次/分,拟行阑尾切除术。麻醉方法首选
    A. 局麻
    B. 腰骶丛阻滞
    C. 气管不插管全麻
    D. 气管插管全麻
    E. 椎管内麻醉

108. 男,25岁。突发神志不清10分钟入院。检查发现患者心跳呼吸已停止,予复苏10分钟后患者恢复自主心律,血压120/86 mmHg,自主呼吸存在,但昏迷。此时最主要的脑复苏措施是
    A. 维持有效的循环,保证MAP达标
    B. 确保呼吸道通畅,维持氧分压
    C. 药物治疗
    D. 低温和脱水疗法
    E. 治疗原发疾病

109. 女,70岁。行走时不慎滑倒,即感右髋部疼痛,2小时后来院。查体:右髋部有皮下淤血,局部有压痛,右下肢较左下肢短缩3cm,右下肢外旋80°畸形。最可能的诊断是
    A. 髋关节脱位
    B. 股骨转子间骨折
    C. 髋臼骨折
    D. 股骨大转子骨折
    E. 骨盆骨折

110. 男,43岁。2个月前发生上消化道出血,经胃镜检查证实为食管静脉曲张。既往有乙型肝炎病史,目前肝功能有轻度损害。下列既能预防食管曲张静脉再出血,又对肝功能影响最小的术式是
    A. 脾肾静脉分流术
    B. 肠系膜上静脉-下腔静脉分流术
    C. 门腔静脉分流术
    D. 脾切除术
    E. 脾切除、贲门周围血管离断术

111. 男孩,10岁。右胫骨上端疼痛、肿胀、压痛,关节活动受限。X线检查:右胫骨上端骨密度增高,边界不清,有骨膜反应。应选择的治疗方案是
    A. 大量抗生素
    B. 非甾体抗炎药
    C. 病理检查确诊后行截肢术
    D. 理疗
    E. 牵引制动

112. 男,40岁。寒战、弛张型高热半个月,伴有肝区痛,肝左叶肿大,压痛明显。患者有明显的黄疸,白细胞$18×10^9$/L,AFP阴性。超声检查:左肝区4cm液性暗区,腹腔内有少量的腹腔积液。胆囊内有1cm×2cm结石,胆囊大,壁厚。最可能的诊断是
    A. 细菌性肝脓肿
    B. 阿米巴性肝脓肿
    C. 肝癌液化坏死
    D. 肝血管瘤
    E. 肝囊肿继发感染

113. 女,47岁,因子宫肌瘤、阴道出血先后在某医院输注ABO同型全血两次,共800mL。两次输血后均出现全身荨麻疹,且有广泛性皮肤瘙痒。此次入院准备行子宫切除术,需要输血,下列血制品最恰当的选择是
    A. 新鲜全血
    B. 红细胞悬液(添加红细胞)
    C. 浓缩红细胞
    D. 洗涤红细胞
    E. 冰冻血浆

114. 女,38岁。因右上腹疼痛1天来诊。查体:巩膜黄染,体温39.5℃,右上腹压痛,轻度肌紧张。B超见胆管轻度扩张,胆管内有结石。如果不及时治疗,最容易出现
    A. 胆管炎性狭窄
    B. 胆囊穿孔
    C. 胆源性肝脓肿
    D. 胆道出血
    E. 休克

115. 女,25岁。产后3周,左乳房胀痛,伴发热。查体:左乳房内上象限压痛,有波动感。乳腺脓肿确诊后,最重要的治疗是
    A. 全身应用抗生素
    B. 局部温热敷
    C. 切开引流
    D. 吸尽乳汁,停止哺乳
    E. 局部应用抗生素

116. 男,20岁。羽毛球运动员。近半年来右肘部外侧疼痛,运动后加剧。查体:右肘外侧压

痛,肘关节功能正常。最可能的诊断为
   A. 桡神经损伤
   B. 肱骨髁上陈旧性骨折
   C. 肘关节陈旧性脱位
   D. 肱骨慢性化脓性骨髓炎
   E. 肱骨外上髁炎

117. 女孩,6岁。腹痛4天,脐周疼痛,逐渐加重。伴呕吐6次,为胃内容物,中量。初起低热,后为高热达39℃。腹泻,每日4~5次,为黄色黏液便。查体:腹胀,双下腹肌紧张(+),压痛(+),肠鸣音活跃。B超检查示右下腹有低回声至无回声区域,范围6cm×8cm×8cm大小。最可能的诊断是
   A. 阑尾脓肿
   B. 卵巢肿瘤
   C. 克罗恩病
   D. 结肠癌
   E. 肠套叠

118. 男,37岁。2天前突发腰部疼痛入院。查体:左腰部轻度压痛和叩击痛,无肌紧张。实验室检查提示镜下血尿。应考虑的诊断是
   A. 肾肿瘤
   B. 肾结核
   C. 肾积水
   D. 肾输尿管结石
   E. 急性肾盂肾炎

119. 男,60岁。咳嗽、痰中带血伴左胸部不适2个月。胸片及CT检查示左上肺结节影,肺门淋巴结不大,左锁骨上淋巴结肿大。既往无结核病史。首先应采取的处理措施是
   A. 化学治疗
   B. 免疫治疗
   C. 左锁骨上淋巴结活检
   D. 观察2个月后胸片检查,视肺结节影有无变化再做进一步处理
   E. 放射治疗

120. 女,42岁。3年来经常夜间上腹部不适,2日前进油腻食物,突发右上腹部阵发性绞痛伴恶心。入院时体温38℃,巩膜轻度黄染,右上腹肌紧张,压痛明显,肠鸣音减弱。WBC 16×10⁹/L,血清淀粉酶128U/L。首先考虑的诊断为
   A. 高位急性阑尾炎
   B. 急性胰腺炎
   C. 溃疡病穿孔
   D. 急性化脓性胆囊炎
   E. 胆道蛔虫病

121. 女,35岁。活动后胸闷、气促4年,曾2次发生脑栓塞。查体:心尖区第一心音亢进,舒张期隆隆样杂音。超声心动图示风湿性心脏病,二尖瓣狭窄,未见明显左房血栓。最适宜的治疗方案是
   A. 气囊二尖瓣扩张术
   B. 抗凝治疗后闭式二尖瓣分离术
   C. 直视二尖瓣分离术
   D. 左心耳结扎后闭式二尖瓣分离术
   E. 二尖瓣人工瓣替换术

122. 男,42岁。右腰痛5年。B超:右肾积水中度;腹部平片:右中段输尿管结石1.2cm;肾盂静脉造影:左肾显示正常,右肾盏显示扩张,肾盂未显示;右肾穿刺造影:右肾中度积水,输尿管上段扩张2cm,结石下输尿管有狭窄。对该患者最好的治疗方法是
   A. 右肾盂造瘘
   B. 经输尿管镜取石
   C. 右输尿管切开取石,输尿管成形
   D. 右肾切除术
   E. 继续中西药排石

123. 女,44岁。突发右下腹疼痛伴呕吐、停止排气排便6小时。查体:P 110次/分,BP 120/80 mmHg,右侧腹股沟韧带下方卵圆窝处可扪及半球形包块,压痛明显,不能完全还纳。下一步处理正确的是
   A. 立即扩容补液
   B. 手法还纳包块
   C. 立即手术治疗
   D. 密切观察病情变化
   E. 胃肠减压

124. 男,22岁。外伤导致胫腓骨上1/3处开放性粉碎性骨折。行彻底清创,术中摘除游离骨块后对伤肢行长期牵引及固定,但6个月后骨折仍然不愈合。最可能的原因是
   A. 骨折处血液循环差
   B. 伤肢固定不牢固
   C. 彻底清创时摘除过多碎骨块
   D. 功能锻炼不够
   E. 未及时行切开复位及内固定

125. 男,26岁。因肠系膜血管缺血性疾病行小肠近全切除术。术后第2天开始接受全胃肠外营养支持治疗。2个月后患者出现皮肤干燥、鳞状脱屑、脱发及伤口愈合延迟。最可能的原因是营养液中缺乏
   A. 维生素A
   B. 电解质
   C. 微量元素
   D. 必需脂肪酸
   E. 氨基酸

126. 女,18岁。甲状腺弥漫性肿大,无突眼。甲状腺摄碘试验:2小时25%,24小时50%。清晨空腹测定脉搏70次/分,血压120/80 mmHg。SPECT检查示甲状腺无结节。最可能的诊断是
   A. 甲状腺功能减退症
   B. 甲状腺功能亢进症
   C. 甲状腺炎
   D. 单纯性甲状腺肿
   E. 结节性甲状腺肿

127. 男,56岁。右上腹疼痛伴消瘦2个月。增强CT如下图,最可能的诊断为

A. 原发性肝癌
B. 转移性肝癌
C. 肝血管瘤
D. 肝囊肿
E. 肝硬化

128. 男,30岁。因车祸被抬入急诊室。CT检查显示颅内有血肿,量约30mL,合并下颌骨开放性骨折。有舌后坠。首先的抢救措施是
A. 降低颅内压
B. 下颌骨结扎固定
C. 积极扩容
D. 保持呼吸道通畅
E. 开颅手术

129. 女婴,6个月。右侧腹股沟区出现可复性肿块2个月,1周前肿块不能纳回6小时,医生予以手法复位。目前应采用的治疗方案是
A. 继续观察
B. 疝囊高位结扎术
C. McVay术
D. Ferguson疝修补术
E. Bassini疝修补术

130. 男孩,1岁。诊断为右侧睾丸鞘膜积液,下列最佳处理方案是
A. 观察到2岁
B. 立即引流
C. 药物治疗
D. 鞘膜翻转术
E. 穿刺抽吸

131. 女,68岁。因子宫内膜癌行盆腔廓清术后3天,诉左小腿轻度疼痛。查体:左足轻度凹陷性水肿,左腓肠肌压痛且足背伸时疼痛加剧,足背动脉搏动好。最简捷的诊断方法是
A. 血生化检查
B. 下肢动脉造影
C. 下肢静脉造影
D. 下肢血管超声多普勒检查
E. 血清肿瘤标志物检查

132. 男,20岁。半年前曾患左股骨急性化脓性骨髓炎,经治疗后好转,但局部有窦道形成,常有少许稀黄色脓液流出。近4日窦道口闭合,但出现高热,局部压痛明显,并有红肿。X线片示有死骨存留,而且包壳形成充分。应立即
A. 瘘道切除,一期缝合
B. 骨钻孔手术
C. 死骨摘除,植骨术
D. 切开引流
E. 窦道搔刮术

133. 男,14岁。平素喜踢足球,近一周右小腿上端前侧疼痛。查体:右小腿上端前侧隆起,皮肤无红肿、发热及静脉怒张,压痛明显。X线片示胫骨结节骨骺增大、致密。应首先考虑的诊断是胫骨结节
A. 撕脱骨折
B. 骨髓炎
C. 骨结核
D. 骨软骨瘤
E. 骨软骨病

134. 男,52岁。食管癌弓上吻合术后第6天,体温突然上升至39℃,应首先考虑
A. 泌尿系感染
B. 吻合口瘘
C. 急性胆囊炎
D. 肺炎
E. 败血症

135. 女,45岁。1年前起乳头瘙痒,乳晕皮肤发红、脱屑,久治不愈,乳头变平,未触及肿块及腋窝淋巴结。如需确诊,应做的检查是
A. 针刺细胞学检查
B. CT
C. 乳头活检
D. B超
E. 分泌物涂片细胞学检查

136. 男,20岁。踢球时左膝损伤,关节内侧疼痛、肿胀,活动受限。保守治疗1个月后症状减轻,但时有关节交锁及打软现象。股四头肌内侧头明显萎缩,内侧关节间隙压痛,McMurray征(+)、抽屉试验(-)、侧方应力试验(-)。最有可能的诊断是
A. 前十字韧带断裂
B. 内侧半月板损伤
C. 内侧副韧带断裂
D. 关节内游离体

E. 骨软化症

137. 男,50岁。猛抬重物后腰剧痛并向右下肢放射,咳嗽时加重,下列最可能的诊断是
   A. 腰椎骨折
   B. 腰椎滑脱
   C. 腰部肌筋膜炎
   D. 腰椎间盘突出症
   E. 腰扭伤

138. 男,20岁。高空坠落伤。查体:BP 70/50 mmHg,HR 100次/分,躁动,双侧瞳孔等大,对光反应阳性。腹腔穿刺抽出未凝血液。头部CT检查示左额硬脑膜下血肿,血肿量约25 mL,中线无明显移位。该病例最佳的处理方案是
   A. 立即开颅清除血肿
   B. 抗休克治疗的同时行开颅血肿清除术
   C. 抗休克治疗的同时先行开腹探查
   D. 抗休克治疗至血压正常后再行手术
   E. 开颅及开腹探查同时进行

139. 男,48岁。半年来时有腹泻与便秘,明显消瘦,3个月来腹部有隐痛,近2天大量便鲜血。直肠指检和腹部查体没有发现肿物,X线钡剂灌肠示降结肠壁僵直,可见环形狭窄。最可能的诊断是
   A. 溃疡性结肠炎
   B. 克罗恩病
   C. 肠结核
   D. 降结肠息肉
   E. 降结肠癌

140. 女,50岁。车祸伤及头部,伤后出现左侧鼻唇沟变浅、鼻出血、左耳听力下降、左外耳道流出淡血性液体等症状。诊断首先考虑
   A. 颅前窝骨折
   B. 颅中窝骨折
   C. 颅后窝骨折
   D. 左颞骨骨折
   E. 颅盖骨折

141. 医生在诊疗过程中经常对患者使用医学专业术语,使患者难以理解,容易造成误解。这种医患交流的问题属于
   A. 回忆不良
   B. 沟通障碍
   C. 信息缺乏
   D. 同情不够
   E. 依从性差

142. 男,29岁。跌倒致左上腹疼痛1小时,CT扫描如右图,应诊断为
   A. 肋骨骨折
   B. 肾结石
   C. 脾破裂
   D. 肝破裂
   E. 肝囊肿

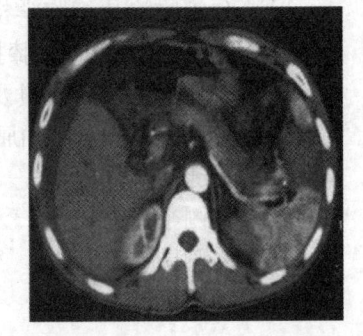

143. 女,47岁。无明显诱因下突发胸闷、胸痛,胸片见左肺被压缩60%,患者出现广泛进行性皮下气肿及明显呼吸困难。紧急处理首选
   A. 输血
   B. 剖胸探查
   C. 气管插管
   D. 胸腔穿刺排气
   E. 吸氧

144. 男,38岁。4年前反复输血多次,近半年主诉乏力、低热、口腔及黏膜皮肤溃疡、平时易感冒。考虑为输血传播的疾病,最可能为
   A. 艾滋病
   B. 肝炎
   C. 疟疾
   D. 梅毒
   E. 巨细胞病毒感染

145. 女,55岁。垂体腺瘤切除术后1小时。查体:P 96次/分,R 30次/分,BP 110/55 mmHg,神志清楚。可采取的体位是
   A. 15°~30°头高脚低斜坡卧位
   B. 下肢抬高
   C. 侧卧位
   D. 平卧位
   E. 半高坐位

146. 男,47岁。右上腹疼痛不适,无畏寒、发热、黄疸。B超检查示右肝有一直径3.5 cm占位性病变,AFP 1 000 μg/L。下列治疗方法最有效的是
   A. 手术切除
   B. 化疗
   C. 放疗
   D. 免疫治疗
   E. 射频消融

147. 男,54岁。慢性肝炎病史23年,近期肝区持续胀痛,经B超、CT检查,证实肝右前叶3 cm×3 cm占位性病变。下列检查结果有助于明确诊断的是
   A. HBsAg(+)
   B. WBC $7×10^9$/L
   C. ESR 12 mm/h
   D. AFP 2 000 μg/L
   E. BUN 8 mmol/L

148. 女,45岁。颈部不适,左肩及上肢放射痛伴感觉障碍,考虑为神经根型颈椎病,以下治疗措施不宜采用的是
   A. 颈椎牵引
   B. 局部理疗
   C. 颈肩部痛点局部封闭

D. 反复发作考虑手术
E. 手法推拿

149. 男,54岁。体检时发现"浮髌征"阳性,多提示膝关节
   A. 少量积液
   B. 中等量积液
   C. 大量积液
   D. 滑膜增生
   E. 关节内粘连

150. 女,30岁。外伤后腰痛并向右下肢放射1周,二便正常。查体:腰椎左凸畸形,腰4、5椎旁右侧压痛并放射至右小腿,右下肢直腿抬高试验阳性,右小腿外侧皮肤感觉迟钝,第一足趾背伸力弱。腰椎平片示腰椎左凸畸形,余无异常。CT扫描示腰4、5椎间隙、椎体右后软组织阴影1.0 cm×0.7 cm大小,右侧神经根受压。目前最佳的治疗方案是
   A. 积极手术治疗
   B. 平卧硬板床,理疗,药物治疗
   C. 应用抗生素
   D. 加强腰椎被动活动锻炼
   E. 应用抗结核药物

151. 女,40岁。左乳房周期性胀痛8个月,月经前加重,月经后缓解。左侧乳房可扪及一边界不清肿块,质韧。关于该病特点的叙述,不正确的是
   A. 可见于双侧乳房
   B. 多见于中年妇女
   C. 可能恶变
   D. 与内分泌功能失调有关
   E. 手术治疗为主

152. 男,25岁。被汽车压伤后立即送来急诊。查体:神志清楚,面色苍白,右上、下肢不能活动,明显肿胀及压痛。X线片示右肱骨、右股骨、右胫腓骨骨折。对此患者应密切注意可能产生的并发症是
   A. 休克
   B. 重要动脉损伤
   C. 缺血性骨坏死
   D. 骨折部位感染
   E. 泌尿系统感染

153. 男,17岁。被自行车撞伤左上腹5小时,伤后逐渐出现全腹疼痛。查体:血压95/60 mmHg,神志清楚,左上腹压痛、反跳痛,移动性浊音(±),腹穿(一)。以下处理最不恰当的是
   A. 给予哌替啶止痛
   B. 继续观察
   C. 静脉输液
   D. 再次腹腔穿刺
   E. B超

154. 男,30岁。由5 m高处跌下2小时。腹痛,腹肌紧张,有压痛和反跳痛,肠鸣音弱。血压104/70 mmHg,脉率120次/分。血红蛋白80 g/L。X线检查:右侧第9、10肋骨骨折,右侧膈肌升高。最可能的诊断是

A. 肝破裂
B. 胃破裂
C. 脾破裂
D. 胰腺断裂
E. 大肠破裂

155. 男,70岁。进行性排尿困难5年,尿潴留留置导尿4次,1年前曾测残余尿量100 mL。查体:下腹膨胀,浊音界在脐下2指,右侧腹股沟区有一包块,肿块突入阴囊可以还纳。该患者的主要诊断是
   A. 尿道狭窄
   B. 腹股沟直疝
   C. 膀胱结石
   D. 前列腺增生
   E. 神经源性膀胱功能障碍

156. 男,40岁。诊断为肾癌,下述症状中,不属于肾癌的肾外表现的是
   A. 低热
   B. 血沉快、高血压
   C. 红细胞增多症、高血钙
   D. 精索静脉曲张
   E. 头痛

157. 男,38岁。间歇性无痛性全程肉眼血尿1天。血尿呈洗肉水样,无血块。无尿频、尿急和尿痛,无排尿费力,无腰痛。平素健康。查体:双肾区无叩击痛,双侧输尿管行程区域无压痛,耻骨上区无膨隆和压痛。最可能的诊断是
   A. 尿路感染
   B. 膀胱结石
   C. 膀胱癌
   D. 输尿管癌
   E. 肾盂癌

158. 男孩,6岁。因右肩部摔伤2小时就诊,哭闹,查体不配合,肩部无畸形,患儿不愿活动上肢。最可能的诊断是
   A. 臂丛损伤
   B. 桡骨小头半脱位
   C. 肱骨干骨折
   D. 肱骨髁上骨折
   E. 锁骨骨折

159. 男,18岁。间断性右下腹痛8小时。有发热,体温38.5℃,脉搏90次/分,右下腹压痛、反跳痛,并向会阴部放射,右肾区叩击痛可疑。如需鉴别诊断,意义不大的检查是
   A. 尿常规检查
   B. 肝肾功能检测
   C. 肾脏及膀胱造影检查
   D. B超检查
   E. 肾、输尿管和膀胱X线检查

160. 女,60岁。食欲不振伴恶心、呕吐3个月。既往有多次骨折病史。实验室检查:血 Ca^{2+}

3.3mmol/L,血清甲状旁腺激素高于正常值。骨密度检查示重度骨质疏松。为明确诊断，首选的检查是
A. 颈部B超
B. 胃镜
C. 上消化道钡餐透视
D. 头颅CT
E. 骨髓象

161. 男,36岁。不慎自3m高处坠落,昏迷15分钟后清醒,诉头痛,恶心、呕吐2次,非喷射性。神经系统检查尚无阳性体征发现。在随后的治疗观察过程中出现下列情况,与颅内血肿无关的是
A. 呕吐次数增多
B. 瞳孔不等大
C. 异常剧烈的头痛
D. 尿量增多
E. 脉搏变慢、血压升高、呼吸变慢

162. 男,42岁。排便次数增多3个月余,大便不成形,间有脓血便,并伴有明显的里急后重。经内科药物治疗1个月,上述症状无好转,体重减轻3kg。最可能的诊断是
A. 急性细菌性痢疾
B. 过敏性结肠炎
C. 乙状结肠癌
D. 结肠息肉
E. 肠结核

163. 女,32岁。因支气管扩张行左下肺叶切除术,术后半年再次出现反复咯血。其可能的原因不包括
A. 病灶切除不足够或定位不准确,残留部分支气管扩张的病肺
B. 肺切除时支气管残端保留过长或残端缝线周围有慢性肉芽肿
C. 左上肺叶支气管发生移位或扭曲致引流不畅
D. 患者凝血功能障碍
E. 术后的并发症如脓胸、支气管胸膜瘘等未能被及时治愈

164. 女,30岁。双侧乳房胀痛3年,并触及不规则乳房肿块,伴有触痛,月经前出现乳房胀痛,经后自行消退。应考虑为
A. 乳房肉瘤
B. 乳房纤维腺瘤
C. 乳腺癌
D. 乳腺囊性增生病
E. 乳管内乳头状瘤

165. 男,67岁。刺激性咳嗽,痰中带血丝1个月。吸烟史35年。X线胸片:右肺门处分叶状肿块,边缘不整齐,有偏心厚壁空洞。最可能的诊断是
A. 肺鳞癌
B. 肺腺癌
C. 肺脓肿
D. 肺小细胞癌
E. 纵隔淋巴肉瘤

166. 女,35岁。胸部外伤,下列不属于剖胸探查适应证的是
A. 胸膜腔进行性出血
B. 胸腹联合伤
C. 单根多处肋骨骨折
D. 胸内异物存留
E. 心脏损伤

167. 女,40岁。食管中段癌患者,进行性吞咽困难6个月,完全不能进食2个月。明显消瘦、脱水,左锁骨上触及直径2cm坚硬淋巴结,不能活动。治疗应采取
A. 放射治疗
B. 手术切除
C. 化学治疗
D. 输血、输液、保守治疗
E. 胃造口术或食管、胃转流术

168. 某县医院妇产科医师欲开展结扎手术业务,按照规定参加了相关培训。培训结束后,有关单位负责对其进行考核并颁发相应的合格证书。该有关单位是指
A. 地方医师协会
B. 地方卫生行政部门
C. 卫生部
D. 地方医学会
E. 所在医疗保健机构

169. 男,56岁。因腿部不适就诊,经检查确诊为血栓闭塞性脉管炎。其病变主要位于
A. 大中动脉
B. 中小静脉
C. 中小动静脉,以动脉为主
D. 中小动静脉,以静脉为主
E. 小动脉,不发生于静脉

170. 男,50岁。饱食2小时后上腹持续性胀痛,并渐加重,患者辗转不安,伴恶心,无呕吐,肌注阿托品未缓解,6小时后来院急诊。查体:急性病容,脉搏124次/分,血压90/68mmHg,腹胀,全腹压痛,上腹尤著,有反跳痛并肌紧张,肝浊音界存在,未扪及肿块,肠鸣音消失。血白细胞15×10^9/L,中性粒细胞83%。临床上首先应考虑的诊断为
A. 溃疡病穿孔
B. 急性胃炎
C. 急性胆囊炎伴穿孔
D. 急性胰腺炎
E. 急性绞窄性肠梗阻

171. 女,40岁。反复发作性上腹疼痛4年,多次于夜间痛醒,进食后疼痛可暂时缓解。突发上腹剧痛2小时。入院查体:体温37.9℃,全腹压痛,腹肌紧张,移动性浊音(±),肠鸣音消失。实验室检查:WBC 11×10^9/L,血清淀粉酶160U/L。该患者最可能的诊断是
A. 高位急性阑尾炎
B. 溃疡病穿孔
C. 急性胰腺炎

D. 急性胆囊炎

E. 绞窄性肠梗阻

172. 女,56岁。1年前洗澡时无意中扪及右侧乳房一肿块,无痛。查体:在右乳外上象限见局限性皮肤凹陷,该部位能扪及3 cm×2 cm大小肿块。此处皮肤凹陷最可能的原因是

A. 癌肿浸润乳腺管

B. 癌细胞填塞皮内、皮下淋巴管

C. 癌肿侵犯Cooper韧带

D. 乳房充血水肿

E. 癌肿浸润乳腺小叶腺泡

173. 男,25岁。外伤后右上臂明显肿胀畸形,肢体短缩,右腕不能背伸,伸指无力。最适合的治疗方案是

A. 手法复位+小夹板固定

B. 手法复位+外展架固定

C. 手法复位+悬垂石膏固定

D. 尺骨鹰嘴牵引,观察手部功能恢复情况

E. 切开复位+内固定,同时探查桡神经

174. 男,25岁。心悸、气短6年。近2周症状加重,伴下肢水肿。查体:心界向两侧扩大,心尖部有隆隆样舒张中晚期杂音及收缩期3/6级吹风样杂音。胸骨左缘第3肋间有哈气样舒张期杂音。血压145/50 mmHg。最可能的诊断是

A. 二尖瓣狭窄合并主动脉瓣关闭不全

B. 二尖瓣狭窄合并肺动脉瓣关闭不全

C. 二尖瓣狭窄合并二尖瓣关闭不全

D. 二尖瓣关闭不全合并主动脉瓣关闭不全

E. 二尖瓣狭窄合并二尖瓣关闭不全且主动脉瓣关闭不全

175. 男,30岁。自发性血气胸,胸腔闭式引流后有大量气体溢出,引流量>200 mL/h,持续3小时以上。此时应采取的处理措施为

A. 密切观察病情

B. 应用止血药物

C. 输血、输液

D. 胸腔镜探查

E. 纵隔镜探查

176. 男,32岁。胸部被汽车撞伤后30分钟,自觉右胸疼痛。查体:脉搏80次/分,血压120/80 mmHg,呼吸16次/分,气管居中,左右胸均有压痛,两肺呼吸音存在。其诊断最可能为

A. 气胸

B. 血胸

C. 血气胸

D. 多根多处肋骨折

E. 单纯性肋骨骨折

177. 男孩,5岁。出生后数月逐渐出现皮肤青紫,活动后发绀加剧。胸骨左缘第3肋间闻及Ⅲ级喷射性收缩期杂音。X线检查:心脏稍增大,心尖圆钝上翘,肺动脉段凹陷,上纵隔增宽,肺门血管影缩小,肺野透亮度增加。最可能的诊断是

A. 完全性大动脉错位

B. 房间隔缺损

C. 室间隔缺损

D. 动脉导管未闭

E. 法洛四联症

178. 男,50岁。右腹股沟疝修补术后第5天,卧床。既往有脑血栓病史。体温38℃,右下肢皮温升高,自股部以下较左下肢明显增粗肿胀,无明显触痛。最可能的诊断是

A. 切口感染

B. 右下肢深静脉血栓形成

C. 右下肢蜂窝织炎

D. 右下肢丹毒

E. 右股动脉栓塞

179. 女孩,11岁。右肘关节外伤,当地做X线检查诊断为肱骨髁上骨折,经两次手法复位未成功,来院时为伤后48小时。查体:右肘关节半屈位,肿胀较重,压痛明显,手指活动障碍,桡动脉搏动弱手指凉,麻木。应诊断为肱骨髁上骨折合并

A. 肱动脉损伤

B. 肌肉断裂伤

C. 主要静脉损伤

D. 广泛软组织挫伤

E. 正中、尺、桡神经损伤

180. 男,65岁。无痛性进行性黄疸1个月,体重减轻。查体:巩膜黄染,Courvoisier征阳性。血清总胆红素70 μmol/L。对此患者首先考虑诊断为

A. 下段胆管癌

B. 胆囊癌

C. 肝门部胆管癌

D. 胆囊结石

E. 胆总管结石

181. 男,46岁。入院前2小时突然呕血约800 mL,嗜酒已10余年,量较大。查体:脉率110次/分,血压90/60 mmHg,肝未触及。Hb 70 g/L,WBC $3.1×10^9$/L,Plt $56×10^9$/L。首先考虑为

A. 出血性胃炎

B. 肝硬化门静脉高压

C. 溃疡病

D. 胃癌

E. 胆道出血

182. 男,36岁。肛门右侧胀痛,排便时疼痛加剧伴发热4天。查体:肛门右侧红肿,指压痕(+)。应采取的处理方法是

A. 静脉滴注抗生素

B. 减少活动,卧床休息

C. 坐浴热敷

D. 镇痛

E. 穿刺有脓后切开引流

183. 女,26岁。上腹部反复疼痛半年。钡餐造影发现胃、十二指肠球部多发溃疡,基础排酸量25 mmol/L。该病诊断为

A. 复合溃疡
B. 多发溃疡
C. 胰岛素瘤
D. 胃泌素瘤
E. 复合性溃疡恶变

184. 女,49岁。有十二指肠球部溃疡病史5年,近半个月来上腹胀痛,间断呕吐。检查发现上腹部膨隆,有振水音。宜选择的治疗是
A. 补液,洗胃
B. 补液,胃肠减压,留观
C. 急诊胃大部切除
D. 胃肠减压,补液,洗胃,择期行胃大部切除术
E. 胃肠减压,补液,洗胃,择期胃空肠吻合术

185. 男,52岁。胆囊结石,拟行胆囊切除术,以往有慢性乙肝病史。如果选择全身麻醉,错误的是
A. 术前用药可选用阿托品
B. 吸入麻醉剂可选用氟烷
C. 术中防止低血压发生
D. 插管动作轻,防止损伤出血
E. 肌松剂最好选用阿曲库铵

186. 男,50岁。高空坠落伤。查体:呼吸困难,颈部压痛,双肺闻及痰鸣音,四肢瘫痪。X线片显示$C_{4\sim5}$骨折脱位。首先采取的处理措施是
A. 应用呼吸兴奋剂
B. 气管切开
C. 颌枕带牵引
D. 手术复位固定
E. 颈托制动

187. 男,40岁。大量饮酒,4小时未排尿,回家途中向前摔倒,立即出现下腹部剧痛,无法自解小便,急诊入院。查体:BP 110/75 mmHg,P 85次/分,腹肌紧张,有压痛,下腹部较重,移动性浊音阳性。导尿管可顺利插入,引流少量血性液,注入100 mL无菌生理盐水,可回抽出40 mL。腹腔穿刺抽出血性液。该患者考虑为
A. 膀胱损伤
B. 输尿管损伤
C. 脾损伤并肾损伤
D. 后尿道断裂
E. 肾挫伤

188. 男,26岁。突然上腹剧痛,不能直腰,于发病30分钟后来诊。查体:BP 110/80 mmHg,脉搏110次/分,痛苦面容,全腹压痛、反跳痛和肌紧张,以剑突下为著,肝浊音界位于右锁骨中线第6肋间,肠鸣音消失。血 Hb 121g/L,WBC 7.0×10^9/L,尿淀粉酶128U/L。为进一步确诊,首选的检查方法是
A. 腹部CT
B. 腹部立位平片
C. 腹部B超
D. 腹腔灌洗

E. 生化检查

189. 男,50岁。右侧下肢静脉曲张已10年,劳累后肢体肿胀、皮炎及溃疡经久不愈,应行
A. 局部药物治疗
B. 抗感染治疗
C. 手术治疗
D. 弹性绷带包扎治疗
E. 物理治疗

190. 女,48岁。半年以来自觉乏力,上腹不适、隐痛,食欲减退,间断出现黑便,无呕血,体重下降约8kg。既往无胃病史。查体:上腹部轻压痛,肝脾未触及,移动性浊音(一),大便潜血(+)。首先考虑的诊断是
A. 慢性萎缩性胃炎
B. 食管静脉曲张破裂出血
C. 胃癌伴出血
D. 应激性溃疡出血
E. 消化性溃疡出血

191. 男,45岁。上腹痛伴恶心呕吐12小时,吐后疼痛不减轻。查体:体温38℃,上腹部压痛。白细胞15×10^9/L,血淀粉酶560U/L,尿淀粉酶256U/L。考虑很可能为
A. 急性胰腺炎
B. 急性胆囊炎
C. 急性胃炎
D. 急性肠系膜淋巴结炎
E. 溃疡穿孔

192. 男,45岁。右脚心被铁钉刺伤24小时,伤处红肿、剧痛,周围边界不清,创口中心皮肤坏死。最可能感染的致病菌是
A. 表皮葡萄球菌
B. 铜绿假单胞菌
C. 大肠埃希菌
D. 金黄色葡萄球菌
E. 梭状芽胞杆菌

193. 男,55岁。有胃溃疡病史10余年。因上腹饱胀,呕吐宿食1个月入院。查体:左上腹可见胃型及胃蠕动波,振水音阳性。最可能的诊断是
A. 急性胃扩张
B. 十二指肠肿瘤
C. 肠梗阻
D. 幽门梗阻
E. 食管狭窄

三、案例分析题:以下提供若干个案例,每个案例下设若干道考题。每道考题有多个备选答案,其中正确答案有1个或多个。选对一个答案给1个得分点,选错一个扣1个得分点,直至本题扣至0分。

(194~196题共用题干)

男,76岁。右腹股沟可复性肿物7年,肿物已入阴囊。3小时来肿物不能回纳,伴有下腹部

疼痛,有恶心,未吐,腹微胀,无发热,急诊就诊。确诊右腹股沟嵌顿疝。

194. 需紧急采取的措施是
    A. 急诊手术
    B. 手法疝复位
    C. 注射哌替啶
    D. 头低脚高位
    E. 检查有无腹膜刺激征
    F. 髋关节屈曲

195. 手法复位成功,下一步处理措施是
    A. 即刻回家
    B. 留观
    C. 观察有无腹膜刺激征
    D. 观察有无肠梗阻
    E. 观察粪便是否带血
    F. 观察是否有肠管未回纳

196. 嵌顿疝回纳成功,最恰当的治疗方案为
    A. 疝带治疗
    B. 通便药治疗
    C. 观察
    D. 中药治疗
    E. 加强腹肌锻炼
    F. 局部热敷
    G. 择期手术

(197~199题共用题干)

女,25岁。产后20天,左乳房胀痛伴发热。查体:T 38.5℃,左乳房肿胀,皮肤潮红,有触痛。

197. 最可能的诊断是
    A. 炎性乳腺癌
    B. 乳腺脓肿
    C. 急性乳腺炎
    D. 积乳症
    E. 乳房脂肪液化
    F. 乳腺结核

198. 该病形成的主要原因为
    A. 乳汁淤积
    B. 细菌主要沿淋巴管入侵
    C. 乳汁分泌过多
    D. 乳汁分泌过少
    E. 哺乳期过久
    F. 哺乳期过短

199. 可以选用的药物有
    A. 青霉素
    B. 红霉素
    C. 甲硝唑
    D. 头孢菌素
    E. 庆大霉素
    F. 异烟肼

(200~202题共用题干)

男,59岁。半年来便鲜血伴肛门坠胀,曾接受注射疗法未愈,近1个月来排脓血样便,经抗"痢疾"治疗2周稍好转。

200. 首选的检查是
    A. 肛镜检查
    B. 直肠指检
    C. 乙状结肠镜检
    D. X线钡剂造影
    E. 腹部B超
    F. 腹部CT
    G. 腹部X线平片

201. 提示:纤维结肠镜进镜7cm见肠前壁3cm×4cm菜花状肿物,表面有破溃。最可能诊断为
    A. 直肠息肉
    B. 内痔
    C. 直肠癌
    D. 乙状结肠癌
    E. 肛瘘
    F. 肛周脓肿

202. 手术方式应选择
    A. 局部切除术
    B. Miles术
    C. Dixon术
    D. Hartmann术
    E. 全盆腔清扫
    F. 乙状结肠造瘘术

(203~205题共用题干)

女,26岁。2小时前被锐器刺伤左上腹,即感腹痛,伤口有活动性出血,伴恶心、呕吐、心慌。查体:T 36.9℃,P 120次/分,R 48次/分,BP 70/40mmHg;急性失血貌,唇苍白,四肢稍发冷,心肺未见异常,左腹部可见刀刺伤伤口,有活动性出血,肌紧张,肠鸣音消失。血红细胞$1.0×10^9$/L,Hb 50g/L。

203. 该患者的初步诊断是
    A. 结肠破裂
    B. 脾破裂
    C. 小肠破裂
    D. 肝破裂
    E. 膈肌破裂
    F. 胰腺断裂

204. 应紧急采取的治疗措施包括
    A. 积极补液抗休克治疗
    B. 急诊行剖腹探查手术
    C. 应用广谱抗生素
    D. 应用升压药物
    E. 补充营养
    F. 应用止血药物

205. 下列手术治疗原则,错误的是
    A. 吸净积血,找到脾动脉
    B. 急诊行剖腹探查手术
    C. 首先找到脾蒂,控制出血
    D. 对于延迟性脾破裂,先行保守治疗
    E. 损伤严重,需切除脾脏
    F. 损伤轻时可保留脾脏

(206～209题共用题干)

男,30岁。搬家公司工人,工作时不慎被家具砸伤右前臂,18小时后急诊来院。诉右前臂疼痛剧烈,右手主动活动障碍。查体见右前臂明显肿胀、压痛。

206. 可能的诊断有
    A. 右前臂桡动脉损伤
    B. 右侧孟氏骨折
    C. 右侧盖氏骨折
    D. 右侧尺骨骨折
    E. 右前臂双骨折
    F. 骨筋膜室综合征

207. 该患者确诊为骨筋膜室综合征,下列体征对于早期诊断非常重要的有
    A. 右前臂皮肤明显肿胀
    B. 被动伸直手指时疼痛加重
    C. 桡动脉脉搏减弱
    D. 右前臂肌腹处压痛
    E. 右手主动活动受限
    F. 前臂旋转功能障碍

208. 该患者目前可以选择的处理方式有
    A. 立即手术减压
    B. 前臂X线检查明确诊断
    C. 石膏固定
    D. 制动,抬高右臂,严密观察
    E. 静滴甘露醇消肿
    F. 利尿,碱化尿液

209. 如治疗不及时,晚期可遗留的体征有
    A. 右侧屈腕屈指畸形
    B. 少尿
    C. 右手手内肌麻痹
    D. 右前臂旋转功能障碍
    E. 右侧伸腕伸指畸形
    F. 右手出现雷诺现象

(210～213题共用题干)

男,55岁。上腹部持续性疼痛3天,加重1天就诊。患者3天前饱餐后出现上腹持续绞痛,向腰背部放射,伴频繁恶心、呕吐,呕吐物为胃内容物。在社区诊所经输液、抗炎、抑酸等治疗,症状稍有缓解。1天前上腹部疼痛加剧,并向全腹蔓延,伴恶心呕吐,腹胀明显。无畏寒、高热、黄疸及腹泻。肛门无排气、排便,小便较少。既往否认有"肝炎、慢性上腹痛及反酸、嗳气、胆石症"病史。查体:T 38.7℃,P 108次/分,R 20次/分,BP 100/70 mmHg。急性病容,皮肤巩膜无黄染。全腹饱满,腹部压痛、轻度反跳痛及肌紧张,肝、脾肋缘下未及,移动性浊音阳性,肠鸣音减弱。

210. 根据患者病史、体征,应考虑的诊断是
    A. 急性胃肠炎
    B. 急性肠梗阻
    C. 十二指肠溃疡急性穿孔
    D. 急性胰腺炎
    E. 急性胆囊炎
    F. 急性梗阻性化脓性胆管炎

211. 为明确诊断,应立即进行的检查是
    A. 纤维胃镜
    B. 腹部B超
    C. 血常规,血生化
    D. 腹部X线片
    E. 腹部增强CT
    F. 血、尿淀粉酶测定

212. 提示:检查结果:RBC 4.23×10^{12}/L,Hb 125 g/L,WBC 14.6×10^9/L,中性粒细胞89%;血淀粉酶1 500 U/L,尿淀粉酶800 U/L;血糖8.9mmol/L,血钙1.75 mmol/L;肝功能:Alb 35.5 g/L,ALT 64 U/L,AST 35 U/L,TBil 20.1 μmol/L。B超检查:肝内外胆管不扩张,胆管及胆囊无结石影;CT检查:胰腺肿大,周围大量渗出;腹部X线平片:肠管充气明显,膈下未见游离气体。最后诊断是
    A. 急性胃肠炎
    B. 急性梗阻性化脓性胆管炎
    C. 十二指肠溃疡急性穿孔
    D. 急性胰腺炎
    E. 急性胆囊炎
    F. 麻痹性肠梗阻

213. 治疗方案应采取
    A. 禁食,胃肠减压
    B. 补液,抗休克治疗
    C. 使用生长抑素抑制胰腺分泌
    D. 静脉使用广谱抗生素
    E. 镇痛
    F. 营养支持

冲刺模拟卷四

一、共用题干单选题：每道考题以一个小案例的形式出现，其下面都有 A、B、C、D、E 五个备选答案。请从中选择一个最佳答案。

（1~2题共用题干）

男，50岁。糖尿病史10年。颈后肿痛5天，疼痛逐渐加重，伴畏寒、发热。查体：颈后红肿，范围约5cm，边界不清，中央有多个脓点。

1. 该患者最可能的诊断是
   A. 皮脂腺囊肿感染
   B. 颈部丹毒
   C. 颈部痈
   D. 颈部疖
   E. 蜂窝织炎

2. 若行切开引流术，下列错误的处理措施是
   A. 未化脓但颜色已暗紫的组织也要被清除
   B. 可行"＋＋"形切口切开引流
   C. 切口线不宜超过病变边缘
   D. 切口线要深达筋膜
   E. 创面内填塞敷料压迫止血

（3~4题共用题干）

男，32岁。反复右上腹疼痛10年，腹痛伴寒战、高热、黄疸7天。查体：体温40.2℃，脉搏120次/分，血压70/50 mmHg，神情淡漠，右上腹压痛，无反跳痛、肌紧张。

3. 最可能的诊断是
   A. 急性梗阻性化脓性胆管炎
   B. 急性胆囊炎
   C. 肝脓肿
   D. 胆道蛔虫病
   E. 急性胰腺炎

4. 最适合的处理是
   A. PTC
   B. 保守1天无效再手术
   C. 急诊手术
   D. 病情稳定后行ERCP
   E. 内科综合治疗

（5~7题共用题干）

男，16岁。左上腹被自行车碰伤后2小时，腹痛、呕吐1次，为胃内容物，自觉头晕、乏力、口渴、心慌。查体：脉搏110次/分，血压85/60 mmHg，面色苍白，四肢湿冷，左上腹见一4cm×4cm皮下淤血斑，全腹压痛、轻度肌紧张和反跳痛，以左上腹为主，叩诊有移动性浊音，听诊肠鸣音较弱。

5. 根据患者的症状和体征，最可能的诊断是
   A. 肝破裂
   B. 脾破裂
   C. 空、回肠破裂
   D. 结肠破裂
   E. 胰腺损伤

6. 为明确诊断，最简便而最重要的检查方法是
   A. 腹部X线透视
   B. 消化道钡剂造影
   C. 腹部CT检查
   D. 血常规＋血细胞比容
   E. 左下腹腹腔穿刺

7. 考虑为腹部实质脏器损伤伴内出血，下列检查结果最重要的是
   A. 季肋部外伤史
   B. 腹部压痛、反跳痛及肌紧张
   C. 血压低于70/50 mmHg
   D. 血红蛋白逐渐减少
   E. 腹腔穿刺抽出不凝固血液

（8~10题共用题干）

男，30岁。30分钟前被刀刺右前胸部，咳血痰，呼吸困难。查体：血压107/78 mmHg，脉搏96次/分，右前胸有轻度皮下气肿，右锁骨中线第4肋间可见3cm长创口，随呼吸有气体进出伤口的响声。

8. 该患者纵隔的位置是
   A. 右偏
   B. 左偏
   C. 正中位
   D. 在右侧与正中间摆动
   E. 在左侧与正中间摆动

9. 此时首先采取的急救措施是
   A. 吸氧
   B. 静脉穿刺输液
   C. 摄胸部X线片
   D. 立即闭合胸部创口
   E. 立即剖胸探查

10. 进一步的处理不包括
    A. 给氧
    B. 补充血容量
    C. 固定胸廓
    D. 给予抗生素
    E. 伤口清创并行闭式胸腔引流

（11~13题共用题干）

女孩，7岁。不慎向前跌倒，手掌撑地，即感左肘部疼痛、肿胀。查体：左肘部肿胀伴压痛，

肘后三角关系正常,手指感觉、运动及血供无异常。

11. 最可能的诊断是
    A. 肱骨干骨折
    B. Monteggia 骨折
    C. 肘关节脱位
    D. 肱骨髁上骨折
    E. Galeazzi 骨折

12. 应首选的措施是
    A. 闭合复位,石膏固定
    B. 切开复位内固定
    C. 颈腕吊带制动
    D. 住院择期手术
    E. 三角巾悬吊

13. 在观察恢复期间,易造成肢体严重残疾,应及时手术处理的情况是
    A. 骨折端再移位
    B. 桡动脉搏动弱
    C. 手指主动活动差
    D. 骨筋膜室综合征
    E. 前臂肿胀

(14～15题共用题干)

男,47岁。交通事故导致右肘关节上方被车轮压伤2小时。剧痛,出血较多。查体:P 96次/分,BP 88/60 mmHg,神志清楚,已加压包扎右肘窝伤口,敷料被鲜血渗透,桡动脉搏动消失。

14. 患者送院前首先应进行的处理是
    A. 指压法压迫患肢肱动脉止血
    B. 用止血带绕扎上臂止血
    C. 用细绳锁捆扎上臂止血
    D. 静脉输入止血药
    E. 再加压包扎伤口

15. 若伤口出血不能立即停止,则止血带的间隔放松时间是
    A. 1.5 小时
    B. 2.5 小时
    C. 2 小时
    D. 0.5 小时
    E. 1 小时

二、单选题:每道考题下面有 A、B、C、D、E 五个备选答案,请从中选择一个最佳答案。

16. 手术区皮肤消毒范围要包括手术切口周围
    A. 10 cm 的区域
    B. 15 cm 的区域
    C. 20 cm 的区域
    D. 30 cm 的区域
    E. 5 cm 的区域

17. 仅用等渗盐水纠正等渗性脱水时,可导致
    A. 高钠血症
    B. 高氯血症
    C. 水中毒
    D. 代谢性碱中毒
    E. 低钙血症

18. 尿路上皮肿瘤最多见于
    A. 膀胱
    B. 输尿管
    C. 尿道膜部
    D. 尿道外口
    E. 肾盂

19. 不宜行直肠指检的疾病是
    A. 内痔
    B. 外痔
    C. 肛裂
    D. 前哨痔
    E. 肛周脓肿

20. 均数与标准差的关系是
    A. 均数越大,标准差越小
    B. 标准差越小,均数对各变量值的代表性越好
    C. 标准差越小,均数对总体均数的距离越小
    D. 标准差越大,均数对各变量值的代表性越好
    E. 均数越大,标准差越大

21. 在医疗实践中,能体现不伤害原则的措施是
    A. 一视同仁地对待所有患者
    B. 尊重患者的隐私权
    C. 同情所有患者
    D. 伤害无法避免时"两害相权取其重"
    E. 在诊疗活动中杜绝有意伤害和责任伤害

22. 关于肝穿刺活检的叙述,错误的是
    A. 常规取右腋中线第9～10肋间肝实音处穿刺
    B. 嘱患者深吸气,于深吸气末屏气后迅速穿刺
    C. 拔针后穿刺部位无菌按压5～10分钟
    D. 将抽吸出的肝组织标本固定后送检
    E. 肝包虫病患者禁做肝穿刺活检

23. 良性骨肿瘤的常见X线表现为
    A. 骨膜反应明显
    B. 空腔形成
    C. 出现葱皮现象
    D. 边缘清楚

E. 多处呈虫蛀状破坏

24. 测定下肢动脉有无供血不全的方法是
    A. Rovsing 征
    B. Murphy 征
    C. Buerger 试验
    D. Perthes 试验
    E. Trendelenburg 试验

25. 腹部手术后能进食的主要依据为
    A. 胃管抽出澄清胃液
    B. 患者已下床活动
    C. 患者有明显饥饿感
    D. 肠鸣音增强
    E. 肛门排气后

26. 伸直型肱骨髁上骨折多见于
    A. 老年女性
    B. 老年男性
    C. 儿童
    D. 中年女性
    E. 中年男性

27. 下列可导致方肩畸形的损伤是
    A. 锁骨骨折
    B. 肩关节脱位
    C. 肱骨外科颈骨折
    D. 肩关节周围炎
    E. 肩袖撕裂伤

28. 预后最差的肺癌是
    A. 鳞癌
    B. 小细胞癌
    C. 腺癌
    D. 大细胞癌
    E. 细支气管肺泡癌

29. 医务人员在医疗活动中发生医疗事故争议,应当立即报告的对象是
    A. 所在科室负责人
    B. 所在医院医务部门
    C. 所在医疗机构医疗服务质量监控部门
    D. 所在医疗机构的主管负责人
    E. 当地卫生行政部门

30. 下列方法不属于局部麻醉的是
    A. 表面麻醉
    B. 局部浸润麻醉
    C. 区域阻滞
    D. 骶管阻滞
    E. 神经阻滞

31. 腹腔炎症引起肩部疼痛的原因是
    A. 炎症刺激后腹膜
    B. 炎症刺激引起肺及胸膜炎症
    C. 炎症引起纵隔炎
    D. 炎症刺激膈肌
    E. 炎症引起肩周炎

32. 肉眼血尿伴有凝血块常见于
    A. 急性肾盂肾炎
    B. 急性膀胱炎
    C. 前列腺癌
    D. 膀胱癌
    E. 尿道炎

33. 正常成年人的股骨颈前倾角为
    A. 5°～10°
    B. 10°～12°
    C. 12°～15°
    D. 15°～18°
    E. 20°～25°

34. 当乳腺皮下淋巴管被癌细胞阻塞时,临床表现为
    A. 乳头凹陷
    B. 乳腺皮肤凹陷
    C. 乳腺皮肤呈"橘皮"样变
    D. 乳腺皮肤红肿
    E. 乳头呈湿疹样变

35. 关于机体处于应激状态时代谢变化的叙述,错误的是
    A. 静息能量消耗增加
    B. 脂肪分解增强
    C. 蛋白质分解增加
    D. 糖异生增加
    E. 出现低血糖

36. 关于外伤性脑脊液漏的叙述,错误的是
    A. 脑脊液漏多可自行停止
    B. 岩骨骨折可出现脑脊液耳漏
    C. 脑脊液鼻漏见于颅前窝骨折
    D. 对于大量、持续的脑脊液漏应考虑手术修补漏口
    E. 脑脊液漏可延迟发生

37. 肛管括约功能的完成主要依靠
    A. 腹直肌
    B. 臀大肌
    C. 肛管直肠环
    D. 腰大肌

E. 外括约肌的皮下部

38. 麻醉前常规应用抗胆碱药的主要目的是
    A. 防止呼吸抑制
    B. 镇静、催眠
    C. 镇痛
    D. 抗焦虑
    E. 抑制腺体分泌

39. 绞窄性肠梗阻是指肠梗阻并伴有
    A. 肠襻两端均完全阻塞
    B. 肠壁血运障碍
    C. 肠壁穿孔、坏死
    D. 肠系膜扭转
    E. 肠腔高度扩张

40. 在医疗实践活动中,患者应履行的道德义务不包括
    A. 配合医者诊疗
    B. 给付医疗费用
    C. 保持和恢复健康
    D. 遵守医院规章制度
    E. 接受健康教育

41. 对考核不合格的医师,卫生健康主管部门可以责令其暂停执业活动,并接受相关专业培训。暂停期限是
    A. 1～5个月
    B. 3～6个月
    C. 5～10个月
    D. 6～12个月
    E. 1～12个月

42. 前列腺增生引起的膀胱出口梗阻症状不包括
    A. 排尿迟缓
    B. 尿急
    C. 尿后滴沥
    D. 射程变短
    E. 尿线细而无力

43. 骨软骨瘤多见于
    A. 长骨骨端
    B. 长骨骨骺
    C. 长骨骨干
    D. 长骨干骺端
    E. 扁骨骨端

44. 软组织挫伤早期正确的处理是
    A. 加压包扎
    B. 应用镇痛药
    C. 冷敷
    D. 热敷
    E. 局部使用抗生素

45. 有关蔓状血管瘤的叙述,错误的是
    A. 由较粗的血管构成
    B. 范围较大
    C. 不会侵犯骨组织
    D. 有的可以听到血管杂音
    E. 动脉也可参与其构成

46. 诊断张力性气胸的确切依据是
    A. 患者明显呼吸困难、烦躁不安、不能平卧
    B. 伴有广泛皮下气肿
    C. 查体发现患侧胸廓较饱满,气管向健侧偏移
    D. 胸膜腔穿刺测压为较高正压,且抽气后胸膜腔内压迅速复升
    E. X线检查提示纵隔及心脏向健侧偏移

47. 发育性髋关节脱位的病理改变主要发生在
    A. 髋部的肌肉、韧带
    B. 髋臼、股骨头、股骨颈和关节囊
    C. 髋部的神经、血管
    D. 骨盆
    E. 脊柱

48. 提示重症胰腺炎的体征是
    A. Courvoisier 征阳性
    B. 肝浊音界消失
    C. Grey-Turner 征阳性
    D. Murphy 征阳性
    E. 黄疸

49. 胆总管较大裂伤后放置支撑管的时间是
    A. 无时间限制
    B. 至少2周
    C. 至少2个月
    D. 至少6个月
    E. 至少1个月

50. 甲亢患者经术前准备,可以手术的基础代谢率为
    A. <+15%
    B. <+20%
    C. <+25%
    D. <+30%
    E. <+10%

51. 高钾血症是指血清钾浓度大于
    A. 3.5 mmol/L
    B. 4.0 mmol/L
    C. 4.5 mmol/L

D. 5.0 mmol/L
E. 5.5 mmol/L

52. Perthes 试验主要用于检测下肢
    A. 交通静脉瓣膜功能
    B. 深静脉瓣膜功能
    C. 浅静脉瓣膜功能
    D. 深静脉是否通畅
    E. 浅静脉是否通畅

53. 降结肠癌最早出现的临床表现是
    A. 贫血、黏液血便
    B. 恶心、呕吐
    C. 大量频繁腹泻
    D. 排便习惯改变
    E. 左腹部触及肿块

54. 腹股沟深环的体表投影位于
    A. 腹股沟中点上方 1 cm
    B. 腹股沟中点上方 2 cm
    C. 腹股沟中点
    D. 腹股沟中点下方 1 cm
    E. 腹股沟中点下方 2 cm

55. 无并发症的急性膀胱炎最常见的致病菌是
    A. 铜绿假单胞菌
    B. 大肠埃希菌
    C. 溶血性链球菌
    D. 葡萄球菌
    E. 炭疽杆菌

56. 下列项目对阑尾炎诊断最有意义的是
    A. 血白细胞计数超过 $10.0×10^9$/L
    B. 右下腹局限性压痛
    C. 腹部 B 超
    D. 转移性右下腹痛
    E. 腰大肌试验阳性

57. 外科预防性使用抗生素的适应证不包括
    A. 使用人工材料或人工装置的手术
    B. 癌肿手术
    C. 所有Ⅲ类切口
    D. 所有Ⅱ类切口
    E. 所有Ⅰ类切口

58. 关于术前准备,下列措施不正确的是
    A. 治疗呼吸道感染
    B. 控制血压
    C. 纠正心律失常
    D. 纠正水、电解质、酸碱失衡
    E. 口服阿司匹林

59. 腹部手术后多采取
    A. 平卧位
    B. 高坡卧位
    C. 俯卧位
    D. 侧卧位
    E. 低半坐位

60. 导致手术后腹胀的原因主要是
    A. 咽下的空气在肠腔内积存
    B. 食物残渣在肠腔内发酵产气
    C. 低钾血症
    D. 肠粘连
    E. 术后缺少活动

61. 面颊部开放性损伤后 7 小时,局部处理宜
    A. 按感染伤口对待,只换药不清创
    B. 清创后延期缝合
    C. 清创后不缝合
    D. 清创后一期缝合
    E. 换药观察,延期缝合

62. 最常见的多系统或(和)器官功能衰竭包括
    A. 胃肠、心、肺
    B. 脑、肺、血液
    C. 心、肺、肾
    D. 肝、肾、胃肠
    E. 血液、心、胃肠

63. 一般头皮裂伤清创的时限不应超过
    A. 24 小时
    B. 72 小时
    C. 8 小时
    D. 48 小时
    E. 12 小时

64. 颅内压增高症状明显,下列最不宜采用的措施是
    A. 冬眠低温和巴比妥疗法
    B. 闭式持续性控制性脑室外引流
    C. 腰穿放出血性脑脊液减压
    D. 气管内插管过度换气呼吸
    E. 脱水和激素治疗

65. 手术后出血常见的原因不包括
    A. 术后腹腔内未置引流管
    B. 术中止血不彻底
    C. 原痉挛的小动脉断端舒张

D. 创面渗血未能完全控制
E. 凝血功能障碍

66. 急性股动脉栓塞病程4小时,应采用
    A. 肌筋膜间隔切开术
    B. 内膜剥脱术
    C. 旁路转流术
    D. 取栓术
    E. 截肢术

67. 坏死组织经腐败菌作用后常可发生
    A. 脓肿
    B. 空洞
    C. 梗死
    D. 坏疽
    E. 栓塞

68. 输血的适应证不包括
    A. 抵抗力低,补充营养
    B. 凝血异常
    C. 严重贫血或低蛋白症
    D. 急性大量失血
    E. 重症感染

69. 关于恶性肿瘤的叙述,不正确的是
    A. 疼痛为初发症状
    B. 常因坏死出血而形成溃疡
    C. 局部不一定扪及肿块
    D. 可出现淋巴和血行转移
    E. 消瘦、乏力、发热常为晚期表现

70. 成人胸外心脏按压与人工呼吸的比例是
    A. 15:2
    B. 30:2
    C. 10:2
    D. 15:4
    E. 30:4

71. 下列符合"Ⅲ/乙"切口愈合情况的是
    A. 甲状腺大部切除术切口红肿
    B. 胆囊切除术切口化脓
    C. 胃大部切除术切口血肿
    D. 阑尾穿孔的阑尾切除术切口积液
    E. 肠切除术切口裂开

72. 脊柱外伤造成脊髓休克是因为
    A. 脊髓神经细胞遭受震荡,产生暂时性功能抑制,发生传导障碍
    B. 骨折碎片刺入脊髓
    C. 脊髓受血肿等压迫
    D. 外伤后脊髓神经细胞遭破坏
    E. 脊髓上、下行神经传导束断裂

73. 颅内压增高时形成脑疝的主要原因是
    A. 脑脊液循环通路受阻
    B. 颅腔内压力梯度明显改变
    C. 脑水肿
    D. 脑组织体积增大
    E. 脑干受压

74. 机械通气治疗的适应证不包括
    A. 心肺复苏后期治疗
    B. 通气功能不全或衰竭
    C. 换气功能衰竭
    D. 呼吸肌功能失调或丧失
    E. 术后恢复期患者

75. 医学道德评价的方式是依靠
    A. 社会舆论、内心信念、传统习俗
    B. 社会舆论、内心信念、媒体介入
    C. 内心信念、传统习俗、自我认识
    D. 社会舆论、媒体介入、传统习俗
    E. 自我认识、媒体介入、传统习俗

76. 下列疾病预后较好的是
    A. 急性硬脑膜下血肿
    B. 重型脑挫裂伤
    C. 急性硬脑膜外血肿
    D. 原发脑干损伤
    E. 弥漫性轴索损伤

77. 成年人胸外双相波电除颤最常用的电能是
    A. 100 J
    B. 200 J
    C. 300 J
    D. 400 J
    E. 500 J

78. 下肢静脉曲张能否手术的关键是
    A. 曲张静脉病变程度
    B. 交通静脉瓣膜功能是否健全
    C. 深静脉是否通畅
    D. 小隐静脉是否受累
    E. 是否伴随静脉炎

79. 除小肠外,最常见的疝内容物是
    A. 大网膜
    B. 盲肠
    C. 乙状结肠

D. 阑尾
E. 膀胱

80. 休克难治期形成 DIC 的直接因素不包括
   A. 血中儿茶酚胺浓度过高
   B. 血液黏滞浓缩
   C. 血液高凝
   D. 严重的酸中毒
   E. 内皮细胞受损,凝血系统激活

81. 胃大部切除术后早期并发症是
   A. 吻合口溃疡
   B. 胃排空障碍
   C. 贫血
   D. 碱性反流性胃炎
   E. 倾倒综合征

82. 有关肿瘤的概念与描述,下列错误的是
   A. 肿瘤是机体中正常细胞在不同的始动与促进因素长期作用下,所产生的异常增生与分化所形成的新生物
   B. 肿瘤一旦形成后,不因病因消除而停止增生
   C. 肿瘤不受机体生理调节正常生长
   D. 肿瘤在生长过程中可采用生物学手段有效控制生长
   E. 肿瘤可分为良性与恶性

83. 下列符合处方书写规则的是
   A. 西药和中成药可以开具一张处方
   B. 中药饮片处方的书写,一般应当按照"君、臣、使、佐"的顺序排列
   C. 处方不得有任何涂改
   D. 患者年龄填写虚岁
   E. 西药和中药饮片可以开具一张处方

84. 医疗卫生机构发现重大食物中毒事件后,应当在规定的时限内向所在地县级卫生行政主管部门报告。该时限是
   A. 2 小时
   B. 3 小时
   C. 4 小时
   D. 6 小时
   E. 1 小时

85. 对病因不明的急性腹膜炎行剖腹探查时,手术切口一般多选择
   A. 右旁正中切口
   B. 右肋缘下切口
   C. 左旁正中切口
   D. 正中切口
   E. 左肋缘下切口

86. 利多卡因用于局部浸润麻醉或神经阻滞时,成人的一次限量为
   A. 100 mg
   B. 200 mg
   C. 300 mg
   D. 400 mg
   E. 500 mg

87. 女,48 岁。胸部外伤后 1 小时,诉胸痛、呼吸困难。查体:左肺呼吸音减弱,胸腔穿刺抽出不凝血液。胸片:左第 7~9 肋骨骨折,左肺压缩 70%,见液平面。该患者出现呼吸困难的主要原因是
   A. 心脏排血阻力增加
   B. 肺表面活性物质减少
   C. 回心血量减少
   D. 气体交换容量减少
   E. 肺弥散功能障碍

88. 女,40 岁。无意中发现右乳外上象限肿物,约 4 cm×5 cm 大小,外上象限皮肤稍凹陷,右腋窝可触及直径 1 cm 淋巴结,质硬,活动度可。首先考虑的诊断为
   A. 叶状囊肉瘤
   B. 乳腺癌
   C. 浆细胞性乳腺炎
   D. 乳腺囊性增生病
   E. 纤维腺瘤

89. 女,52 岁。摔倒时左手撑地,腕部疼痛、肿胀。X 线片如图,诊断为 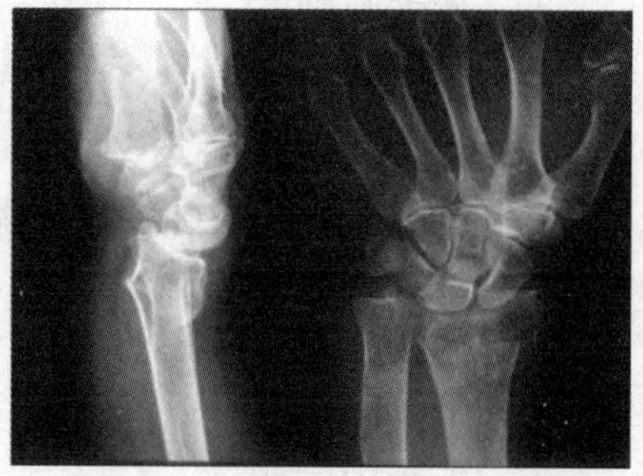
   A. Colles 骨折
   B. Smith 骨折
   C. Jefferson 骨折
   D. Galeazzi 骨折
   E. Chance 骨折

90. 男,62 岁。皮肤黄染进行性加重 1 个月,伴上腹胀、隐痛、食欲差、乏力。10 天前感皮肤瘙痒,大便呈白陶土样。查体:消瘦,巩膜黄染,腹部稍胀,无明显压痛,未触及包块,胆囊无肿大。血 AFP 5 μg/L。最可能的诊断是
   A. 肝门部胆管癌
   B. 胆囊癌
   C. 胆总管下段癌
   D. 胰头癌
   E. 肝癌

91. 男孩,5 岁。摔伤致右股骨干中段横行骨折,骨折端重叠移位。首选的治疗方法是
   A. 垂直悬吊皮肤牵引
   B. 手法复位后小夹板固定
   C. 手法复位后小夹板固定加皮肤牵引
   D. 手术内固定
   E. 手法复位后骨牵引

92. 男,16 岁。左胫腓骨闭合性骨折,予以管形石膏外固定,3 小时后左小腿出现胀痛,并持续加重,足趾麻木,被动牵引疼痛。对其首要的处理是

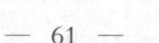

A. 给予止痛药物,继续观察
B. 立即拆除石膏
C. 给予脱水药,继续观察
D. 给予抗生素治疗
E. 不需处理,继续观察

93. 男,32岁。因车祸致右侧胫腓骨骨折,入院行闭合复位石膏外固定,3个月后去除外固定。复查X线片见骨折已经愈合。但经4周功能锻炼,膝关节功能恢复不佳。可能的原因是
A. 关节僵硬
B. 创伤性关节炎
C. 损伤性骨化
D. 缺血性骨坏死
E. 缺血性肌痉挛

94. 男,50岁。四肢麻胀、乏力逐渐加重近2年,1个月前不慎滑倒,当即出现四肢活动障碍。查体:神志清楚,头部活动无明显受限,第2肋以下皮肤痛觉减退,四肢不能主动活动,肌张力增高,病理征(+)。X线片示颈4～胸1椎体后缘骨质增生,椎间隙变窄。考虑诊断为
A. 外伤性颈髓损伤
B. 颈椎脱位
C. 脊髓型颈椎病
D. 颈椎肿瘤
E. 颈椎管内肿瘤

95. 女,65岁。上腹不适2个月,伴大便次数增多和排浆红色便。查体:腹平软,中上腹可触及一直径3.5cm的肿物。化验:血红蛋白60g/L,大便潜血试验(+)。最可能的诊断是
A. 胃癌
B. 横结肠癌
C. 胆囊癌
D. 壶腹周围癌
E. 肝癌

96. 女,76岁。近1年来便频伴下坠感,排少量黏液血便,近3个月来消瘦,排便困难,腹胀。肛诊:距肛门5cm处可扪及一环形菜花样肿物,与盆腔固定,指尖难以通过肠腔。B超示肝内有占位性病变。最恰当的处理是
A. 盲肠造口术
B. Miles手术
C. 乙状结肠造口术+直肠癌联合放化疗
D. Bacon手术
E. Dixon手术

97. 男,28岁。自发性气胸后留置胸腔闭式引流,引流瓶与引流管口的垂直距离至少为
A. 60 cm
B. 30 cm
C. 120 cm
D. 100 cm
E. 80 cm

98. 男孩,6岁。右侧阴囊发育较左侧为小。查体:右侧阴囊空虚,增加腹压时腹股沟上方出现

枣大包块,轻推后即消失,消失时可闻及"咕噜"声。最可能的诊断为
A. 精索囊肿
B. 精索静脉曲张
C. 隐睾
D. 腹股沟脂肪瘤
E. 腹股沟淋巴结炎

99. 女,65岁。间歇性无痛血尿1年。B超:双肾未见异常,膀胱右侧壁有一3cm×4cm占位。进一步询问病史和体格检查,下列最重要的是
A. 有无吸烟史
B. 有无长期接触致癌物史
C. 血尿是否伴血块
D. 有无尿路刺激症状
E. 膀胱双合诊

100. 男,69岁。右侧睾丸痛伴畏寒、发热1天。查体:右侧附睾肿大,质硬,压痛明显。血常规:WBC12×10⁹/L,N87%。B超:右侧附睾增大,血流信号增加。诊断首先应考虑
A. 右侧睾丸鞘膜积液
B. 右侧急性附睾炎
C. 右侧附睾肿瘤
D. 右侧附睾结核
E. 右侧睾丸扭转

101. 女,49岁。反复发作右上腹疼痛半年,多为餐后发生,并向右肩部放射。检查:肥胖,血压110/80 mmHg,心率90次/分,右上腹轻度压痛,无腹肌紧张。最可能的诊断是
A. 高位急性阑尾炎
B. 胆囊息肉
C. 十二指肠溃疡
D. 急性胃炎
E. 慢性胆囊炎,胆石症

102. 男,80岁。1天前右腹股沟疝嵌顿手法回纳后,即感腹痛,现因腹痛加剧,腹胀、气促、呕吐而来就诊。查体:脉搏140次/分,血压60/40 mmHg,神志淡漠,四肢厥冷,腹胀,全腹压痛、反跳痛、肌紧张,以脐右为最明显。诊断为肠坏死穿孔、弥漫性腹膜炎、中毒性休克。应选择的处理方案为
A. 立即手术
B. 非手术治疗
C. 先观察发展再决定治疗方案
D. 积极抗休克治疗,并进行手术治疗
E. 手法复位

103. 男,35岁。突发上腹持续性疼痛5小时,结合腹部X线片,考虑为 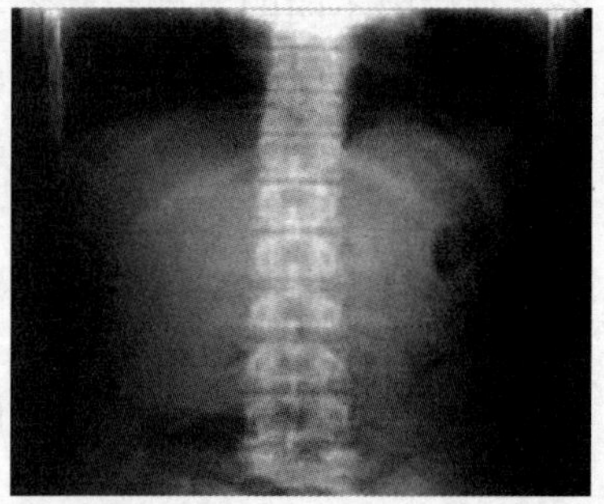
A. 肠梗阻
B. 克罗恩病
C. 正常腹平片
D. 消化道穿孔

E. 泌尿系阳性结石

104. 男,32岁。右上腹被撞致剧烈腹痛半小时。查体:血压82/45 mmHg,脉率130次/分,呼吸25次/分。神志清,面色苍白,胸廓无畸形,呼吸音清,心律齐,无病理性杂音,腹膨隆,腹式呼吸减弱,全腹压痛,以右上腹为甚,伴肌紧张、反跳痛,肝区叩痛(+),肝浊音界无缩小,肠鸣音减弱。腹腔穿刺见不凝固血。Hb 81 g/L,WBC 15×10^9/L,中性粒细胞0.81。最可能的诊断是
    A. 肾破裂
    B. 胃十二指肠穿孔
    C. 肝破裂
    D. 脾破裂
    E. 小肠破裂

105. 女,35岁。便血伴排不尽感半个月就诊,既往有内痔病史。首选的检查方法是
    A. 粪便潜血试验
    B. 直肠指检
    C. 直肠镜检
    D. 结肠镜检
    E. 钡剂灌肠检查

106. 女,20岁。尿频、尿急、尿痛3天,无发热及腰痛,既往无类似发作。查体:双肾区无叩击痛。血WBC 4.9×10^9/L,尿白细胞30~40个/HP,红细胞10~15个/HP,最可能的诊断为
    A. 尿道炎
    B. 急性肾盂肾炎
    C. 急性膀胱炎
    D. 前列腺炎
    E. 肾结石

107. 男,45岁。突起寒战、高热、右上腹痛。体温39~40℃,为弛张热,肝大,右上腹触痛伴肌紧张;白细胞增高,核左移;胸腹部透视见右膈升高,运动受限;超声示液平;放射性核素扫描见肝占位病变;穿刺见黄白色样脓液。首先应考虑
    A. 肝癌
    B. 急性肝炎
    C. 阿米巴性肝脓肿
    D. 细菌性肝脓肿
    E. 胆道感染

108. 男,20岁。脑外伤后,双眼睑皮下和球结膜下出血,鼻腔流出血性脑脊液。最可能的诊断是
    A. 颅顶骨凹陷性骨折
    B. 颅前窝骨折
    C. 颅中窝骨折
    D. 颅后窝骨折
    E. 颅盖骨骨折

109. 男孩,2岁。诊断为右侧隐睾,经绒毛膜促性腺激素治疗后仍未下降,应采取的治疗是
    A. 右睾丸牵引固定

    B. 右睾丸切除
    C. 等到6岁仍不下降,行右睾丸牵引固定术
    D. 睾酮治疗
    E. 继续绒毛膜促性腺激素治疗

110. 男,62岁。胆囊切除术后,术中输血200 mL,术后第11天无明显诱因下体温升高至38.6℃。查体:血压95/55 mmHg,皮肤、巩膜黄染。化验检查发现贫血和血红蛋白尿。下列治疗原则,错误的是
    A. 抗休克治疗
    B. 静脉滴注碳酸氢钠碱化尿液
    C. 不得再进行输血治疗
    D. 防治DIC
    E. 必要时采用血浆置换治疗

111. 男,70岁。肝炎病史16年,近2个月来纳差、消瘦,肝区疼痛。查体:轻度黄疸,面部有蜘蛛痣,腹膨隆,肝肋下4 cm,质硬、压痛。脾肋下3 cm,移动性浊音阳性。临床上应首先考虑的是
    A. 肝硬化
    B. 慢性肝炎
    C. 原发性肝癌
    D. 继发性肝癌
    E. 结核性腹膜炎

112. 女,35岁。右股骨上端疼痛20天。查体:右股骨上端肿胀压痛,右髋活动受限。X线检查示右股骨颈及转子下溶骨性破坏。3年前曾行乳腺癌根治术。最可能的诊断是
    A. 骨肉瘤
    B. 软骨肉瘤
    C. 纤维肉瘤
    D. 骨巨细胞瘤
    E. 乳腺癌骨转移

113. 男,28岁。急性颜面、下肢感染伴发热。病变呈鲜红色,边缘稍隆起,与正常皮肤界限清楚,指压可使红色消退,压力除去后红色很快恢复。最可能的诊断是
    A. 急性淋巴管炎
    B. 气性坏疽
    C. 深部脓肿
    D. 丹毒
    E. 浅静脉炎

114. 男,21岁。车祸致左髋关节受伤,出现左髋部疼痛、外展、外旋、屈曲畸形,弹性固定。正确的诊断是
    A. 股骨颈骨折
    B. 髋关节后脱位
    C. 骨盆骨折
    D. 髋关节中心性脱位
    E. 髋关节前脱位

115. 男,18岁。创伤25分钟来院。神志清楚,面色苍白,右大腿外侧可见3 cm长创口,无出

血,肢体无反常活动,血压 90/60 mmHg,脉搏 120 次/分,呼吸 28 次/分。患者自觉腹胀,排气一次。不恰当的急诊处置是
  A. 腹腔穿刺
  B. 右大腿 X 线检查
  C. 腹部超声检查
  D. 建立静脉输液通道
  E. 立位胸腹部透视检查

116. 女,74 岁。胃癌根治术后 7 天,咳嗽后腹正中伤口内有多量淡红色液体流出。最可能出现的情况是
  A. 切口内血肿
  B. 切口皮下积液
  C. 切口裂开
  D. 切口感染
  E. 切口内积血

117. 男,35 岁。车祸伤 2 小时。查体:左侧第 5 肋骨折,左侧胸腔积液。为其行胸腔闭式引流,正确的部位是
  A. 锁骨中线第 2 肋
  B. 腋前线第 8 肋间
  C. 腋后线第 10 肋间
  D. 腋中线与腋后线之间第 6~8 肋间
  E. 切口沿肋骨下缘

118. 女,45 岁。脐周痛 12 小时伴恶心、呕吐,呕吐物为胃内容物,量少,2 小时前扩散至全腹痛,右下腹部有压痛、反跳痛、腹肌紧张,以右下腹为著,结肠充气试验(+)。白细胞数 $26×10^9/L$。最可能的诊断是
  A. 十二指肠溃疡穿孔
  B. 急性输卵管炎
  C. 右输尿管结石
  D. 肠梗阻
  E. 急性阑尾炎穿孔

119. 男,72 岁。排尿困难 2 年,腹部平片提示膀胱区有 2.0 cm 椭圆形致密影。典型的临床症状包括
  A. 膀胱刺激症状
  B. 进行性排尿困难
  C. 血尿
  D. 腰痛,血尿,脓尿
  E. 尿流中断,改变体位后好转

120. 女,25 岁。甲状腺右叶发现 0.8 cm 结节,右颈部可及多个肿大淋巴结,质稍硬,活动。经冷冻活检证实为甲状腺乳头状腺癌,手术方案应是
  A. 右侧甲状腺全切
  B. 右侧甲状腺全切,对侧甲状腺大部切除
  C. 右侧甲状腺全切,峡部全切,对侧甲状腺大部切除及右侧颈淋巴结清扫术
  D. 双侧甲状腺全切
  E. 局部切除加放射治疗

121. 男,55 岁。肥胖。餐后发作右上腹部阵发性绞痛,每次发作持续 1~2 小时,疼痛向右肩背部放射,伴有饱胀感。首选的检查方法是
  A. B 超
  B. CT
  C. MRI
  D. 上消化道钡餐
  E. 口服胆囊造影

122. 男,18 岁。劳累后心悸、气短。查体:胸骨左缘第 2、3 肋间可闻及 3/6 级收缩期喷射样杂音,伴震颤,肺动脉瓣第二心音减弱。ECG 提示电轴右偏,右心室肥厚。X 线胸片:肺血减少,右心增大。可初步诊断为
  A. 房间隔缺损
  B. 二尖瓣狭窄
  C. 动脉导管未闭
  D. 二尖瓣关闭不全
  E. 肺动脉瓣狭窄

123. 女,45 岁。前额部疖肿 10 天。多次挤压排脓,今突发寒战、高热,伴头晕,无抽搐。查体:T 40℃,P 90 次/分,R 26 次/分,BP 100/70 mmHg;神志清楚,前额红肿,伴脓头,胸壁及肢体皮下可见瘀斑。血 WBC $20.2×10^9/L$,核左移。血培养(−)。该患者目前的主要诊断是
  A. 脓毒症
  B. 额部蜂窝织炎
  C. 菌血症
  D. 颅内感染
  E. 感染性休克

124. 男,30 岁。交通事故中被压伤,伤后 2 小时被抬入院。诊断为严重下肢挤压伤合并骨折和严重低血压。此时首要处理应该是
  A. 注射止痛剂
  B. 输血和补液
  C. 骨折固定
  D. 应用血管收缩药,以提高血压
  E. 吸氧

125. 女,20 岁。甲状腺肿大 5 年,右侧叶明显,无不适,近来出现 Horner 综合征。其诊断最可能的是
  A. 甲状腺腺瘤
  B. 桥本甲状腺炎
  C. 单纯性甲状腺肿
  D. Graves 病
  E. 甲状腺癌

126. 女,25 岁。妊娠 7 个月,发热、腰痛伴恶心、呕吐,尿频、尿急、尿痛 1 天。查体:T 38.5℃,左肾区叩击痛。血常规:WBC $11.9×10^9/L$,N 0.82。尿常规:RBC 5~8 个/HP,WBC 30~35 个/HP,尿蛋白(±)。最可能的诊断是

A. 急性胰腺炎
B. 急性前列腺炎
C. 急性膀胱炎
D. 急性肾盂肾炎
E. 急性胃肠炎

127. 男,55岁。右侧腹股沟斜疝病史3年,今晨便后疝突出,不能回纳,局部疼痛伴恶心,无呕吐6小时就诊。最可能的诊断是
A. 右侧睾丸鞘膜积液并感染
B. 右侧阴囊急性蜂窝织炎
C. 睾丸恶性肿瘤并内出血
D. 肠扭转
E. 右腹股沟斜疝嵌顿

128. 男,65岁。右侧阴囊逐渐增大5年,无疼痛。查体:右侧阴囊肿大,大小约15 cm×10 cm,呈囊性,未触及睾丸。阴囊透光试验阳性。首先应该考虑的诊断是
A. 睾丸炎
B. 精索静脉曲张
C. 腹股沟斜疝
D. 睾丸肿瘤
E. 睾丸鞘膜积液

129. 男,60岁。直肠癌切除术后4天,晨起时突发左下肢肿胀,左腿皮温增高,股三角有深压痛。最可能的诊断是左下肢
A. 动脉栓塞
B. 淋巴水肿
C. 大隐静脉曲张
D. 深静脉血栓形成
E. 血管损伤

130. 女,28岁。平素有背痛、乏力、低热,分娩后出现下肢瘫痪。查体:胸椎9、10压痛,脐水平以下痛觉减退,下肢痉挛性瘫痪,血沉加快。首先考虑的诊断是
A. 脊髓蛛网膜炎
B. 脊髓肿瘤
C. 硬膜外腔脓肿
D. 胸椎结核
E. 横断性脊髓炎

131. 男,14岁。左胫骨近端疼痛2个月,呈进行性加重。X线检查发现左胫骨干骺端骨膜反应呈"日光反射"形态。最可能的诊断是
A. 骨肉瘤
B. 骨巨细胞瘤
C. 骨软骨瘤
D. 骨结核
E. 骨囊肿

132. 男,55岁。自觉进食哽噎感4个月,其后症状加重,近3周只能进全流质,体重减轻,体力下降。查体:脉搏80次/分,血压130/90 mmHg,体温36.6℃,消瘦,锁骨上淋巴结未触

及。食管钡餐检查示食管中段长8 cm狭窄,黏膜破坏。最可能的诊断是
A. 贲门失弛缓症
B. 食管腐蚀性狭窄
C. 食管癌
D. 食管炎
E. 食管痉挛

133. 女,32岁。诊断为急性乳腺炎,此病最常见的致病菌是
A. 溶血性链球菌
B. 肺炎链球菌
C. 白色葡萄球菌
D. 厌氧菌
E. 金黄色葡萄球菌

134. 女孩,4岁。因肘部外伤并肿胀、活动障碍而急诊入院。查体:肘部肿胀明显,可见皮下瘀斑。X线检查诊断为肱骨髁上骨折。患者手部尺侧皮肤感觉消失,拇指不能内收,余4指并指无力。考虑诊断为
A. 正中神经损伤
B. 尺神经损伤
C. 桡神经损伤
D. 正中神经返支损伤
E. 桡神经浅支损伤

135. 男,23岁。被汽车撞伤,左大腿下段肿胀、疼痛、功能障碍。X线片示左股骨干下1/3骨折,远骨折端明显向后倾倒。造成此种骨折移位的因素主要是
A. 暴力作用的时间
B. 暴力的性质
C. 肌肉牵拉力
D. 肢体所处的位置
E. 搬运不当

136. 男,15岁,学生。上学途中被自行车撞倒,右颞部着地,当时昏迷达20分钟,醒后轻微头痛,四肢活动自如。次日感头痛加重,呕吐数次,伴嗜睡,来院就诊。首选的检查是
A. 头颅CT
B. 头颅MRI
C. 脑血管造影
D. 脑池造影
E. 腰穿检查

137. 男,42岁。半年来反复出现脓血便伴里急后重,抗感染治疗无效。结肠镜检查可见直肠黏膜弥漫性充血水肿,血管纹理不清,黏膜粗糙质脆,病变间无正常黏膜。最可能的诊断是
A. 结肠癌
B. 溃疡性结肠炎
C. 细菌性痢疾
D. 克罗恩病
E. 肠结核

138. 王某患病后始终不愿就诊,而在家中烧香拜佛祈求病愈。王某的儿子见母亲病情加重,便

请社区医师到家里为其母诊治,但遭到王某拒绝。医师符合伦理的做法是
A. 鉴于患者拒绝,社区医师应放弃诊治
B. 对患者信佛不信医的行为进行批评
C. 向患者进行耐心解析,规劝其接受相应诊治
D. 在家属协助下,对患者实施强制诊治
E. 患者行为影响健康,应及时报告派出所处置

139. 男,35岁。被车撞伤1天。CT检查结果如图,应诊断为

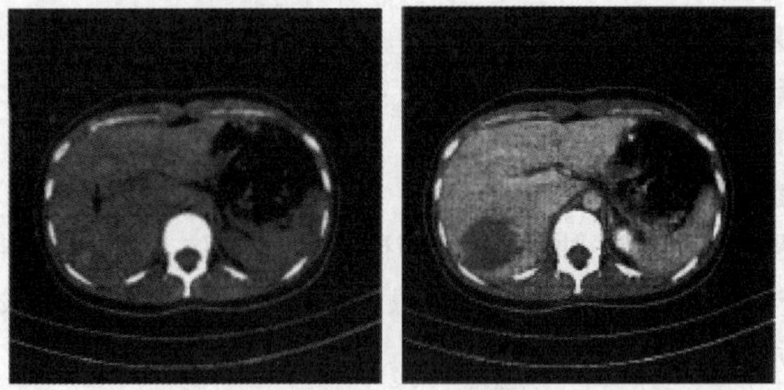

A. 原发性肝癌
B. 肾损伤
C. 脾破裂
D. 急性胰腺炎
E. 肝挫裂伤,肝内血肿

140. 女,32岁。不慎跌倒后诉左侧胸痛,咳嗽时加剧。查体:无反常呼吸,左肺呼吸音减弱,无啰音。左侧胸廓前后挤压试验阳性。下列说法正确的是
A. 诊断以左侧肋骨骨折可能性大,好于第9~12肋
B. 诊断以左侧肋骨骨折可能性大,好于第4~7肋
C. 诊断以左侧肋骨骨折可能性大,好于第1~3肋
D. 若为多根单处肋骨骨折,因肋间肌的牵拉,易发生上下移位
E. 若为第12肋骨折,性质尤为严重

141. 男,40岁。发现心脏杂音40年。查体:胸骨左缘第3肋间闻及舒张期叹气样杂音,向心尖部传导,周围血管征阳性。其胸部X线检查最可能出现的心脏外形是
A. 梨形
B. 普大型
C. 靴形
D. 烧瓶形
E. 球形

142. 男,25岁。诊断为左肾结核,右输尿管结石,直径0.8cm。静脉肾盂造影:左肾未显示,右肾轻度积水,结石下输尿管显示正常。肾功能检查正常。最恰当的治疗是
A. 切除左肾
B. 引流右肾积水
C. 急行右输尿管切开取石
D. 抗结核,等待结石自然排出
E. 抗结核,输尿管结石体外冲击波碎石治疗

143. 男,50岁。15年前曾患乙型肝炎。B超发现右肝有直径2cm实性占位病变,甲胎蛋白1000μg/L,肝功能基本正常,无腹水。最佳处理是
A. 化学药物治疗
B. 放射治疗
C. 肝动脉栓塞及介入治疗
D. 手术切除
E. 中医中药治疗

144. 男,30岁。从3m处跌落,昏迷20分钟后清醒,头痛、恶心呕吐3小时后再次昏迷,怀疑为
A. 脑挫伤
B. 硬脑膜外血肿
C. 硬脑膜下血肿
D. 蛛网膜下腔血肿
E. 脑疝

145. 男,45岁。患肝硬化、腹水,用呋塞米后尿量每日3 000 mL,近日出现四肢肌肉软弱无力,伴恶心呕吐。心电图出现传导和节律异常。最可能的原因是
A. 低钾血症
B. 高钾血症
C. 低钠血症
D. 高钠血症
E. 低镁血症

146. 男,15岁。阴囊内肿块,每日起床或站立后肿块缓慢增大,平卧位缩小。阴囊透光试验阳性。最可能的诊断为
A. 交通性鞘膜积液
B. 睾丸鞘膜积液
C. 隐睾
D. 精索鞘膜积液
E. 急性肠梗阻

147. 女,36岁。发现左乳肿物3个月,近期增大明显。查体:左乳外上象限可扪及3 cm×3 cm肿块,质硬,活动差,左腋下未触及肿大淋巴结。行乳腺细针穿刺活检为坏死组织。进一步处理为
A. 密切观察一段时间
B. 换用粗针再穿刺活检
C. 切取部分肿块组织做活检
D. 完整切除肿物及其周围组织活检
E. 乳腺钼靶X线检查

148. 女,38岁。腰椎骨折后走路正常,大小便失禁,应考虑
A. 肛门括约肌同时受损
B. 尿道括约肌同时受损
C. 直肠有炎症
D. 脊髓或马尾神经损伤
E. 尿道有炎症

149. 男,32岁。腹部钝伤伴休克,经抗休克治疗好转。24小时后再次发生休克,最可能的原

因是
- A. 肝破裂
- B. 气胸
- C. 脾破裂
- D. 感染性休克
- E. 消化道出血

150. 男,38岁。肛门持续性剧烈疼痛3天,局部有肿物突出,无便血。查体:体温36.5℃,肛门齿状线旁有直径0.7 cm的肿物,稍硬,呈暗紫色,触痛。最可能的诊断是
- A. 肛门周围脓肿
- B. 肛裂
- C. 直肠息肉
- D. 内痔脱出
- E. 血栓性外痔

151. 男,70岁。间断性排尿困难1个月入院。B超检查见前列腺增大,血清总PSA 24 ng/mL。为明确诊断,最可靠的检查方法是
- A. 经直肠腔内超声
- B. 前列腺MRI
- C. 前列腺CT
- D. 前列腺穿刺活检
- E. 直肠指检

152. 男,58岁。间断性肉眼血尿半年,尿中偶有血块,其间曾有2次左肾区绞痛史。静脉肾盂造影显示左肾上盏拉长并向内侧移位。B超提示左肾上极3 cm低回声实性占位。最可能的诊断是
- A. 左肾细胞癌
- B. 左肾盂癌
- C. 左肾错构瘤
- D. 左肾上腺肿瘤
- E. 左肾囊肿

153. 男孩,8岁。足部刺伤1小时,已接受计划性混合疫苗注射。为预防破伤风,最重要的正确处置是
- A. 刺伤部位切开,不予缝合
- B. 注射TAT 1500 U
- C. 注射TAT 3000 U
- D. 注射破伤风类毒素0.5 mL
- E. 注射青霉素

154. 男,32岁。急性阑尾炎患者,入院后腹痛加重,伴有寒战。查体:体温40℃,巩膜轻度黄染,剑突下压痛,右下腹肌紧张,有明显压痛、反跳痛。最可能的诊断是
- A. 急性阑尾炎穿孔
- B. 腹膜炎引起溶血性黄疸
- C. 阑尾炎合并胃穿孔
- D. 门静脉炎
- E. 阑尾与结肠形成内瘘

155. 男,50岁,因房屋倒塌,上半身被压伤2小时后入院。神志清,呼吸困难,无腹痛及呕吐等。查体:体温36.5℃,脉搏100次/分,血压110/60 mmHg,呼吸30次/分,瞳孔反射正常,睑结膜出血,颈部四肢正常。化验:Hb 100 g/L,WBC 12×10⁹/L。胸透示双侧少量胸腔积液。最可能的诊断是
- A. 急性肾功能衰竭
- B. 广泛软组织挫伤
- C. 创伤性休克
- D. 创伤性窒息
- E. 颅脑损伤

156. 女,33岁。头外伤2小时。CT示右额颞部硬脑膜下血肿,左颞骨骨折。行开颅血肿清除术,清除血肿后脑组织明显塌陷,10分钟后又出现脑组织膨出。最可能的原因是
- A. 脑水肿
- B. 麻醉不平稳
- C. 对侧血肿
- D. 急性脑积水
- E. 脑疝

157. 男孩,2岁。因突发阵发性腹痛、哭闹,伴呕吐和果酱样血便6小时来诊。查体:腹肌软,脐右上方触及肿块,有压痛,右下腹触诊有空虚感。首选的检查方法是
- A. 腹部B超
- B. 空气或钡剂灌肠
- C. 腹部CT
- D. 腹腔穿刺
- E. 结肠镜检查

158. 男,60岁。2天前上腹持续性胀痛,12小时后右下腹痛,阵发性加剧并出现腹胀。近4年来常有饭前上腹灼痛,常在冬春季发作。查体:T 38℃,脉搏120次/分,血压150/90 mmHg。腹稍胀,满腹有压痛,但右下腹更明显,有肌紧张及反跳痛,肝浊音界存在,肠鸣音未听到。白细胞13×10⁹/L,中性粒细胞88%。右下腹穿刺抽得黄色混浊液2 mL,镜检:脓细胞(++)/HP。最可能的诊断是
- A. 胃十二指肠溃疡穿孔
- B. 阑尾炎穿孔并发弥漫性腹膜炎
- C. 急性胰腺炎
- D. 绞窄性肠梗阻
- E. 伤寒肠穿孔

159. 女,59岁。间歇性无痛肉眼血尿2月余,查体未发现异常。肾脏B超提示右肾中下极5 cm低回声肿物,向肾外侧凸出。行静脉尿路造影,最具有诊断意义的异常现象是
- A. 右肾不显影
- B. 右肾积水
- C. 右肾下盏拉长、移位
- D. 右肾下盏边缘不整,呈虫蚀样改变
- E. 右肾显影延迟

160. 男,20岁。上腹痛20天,加剧2小时,急诊入院。既往有胃病史。查体:全腹压痛、反跳痛,呈板状腹,肝浊音界缩小,肠鸣音消失。腹腔穿刺抽出黄绿液10 mL,WBC 18×10⁹/L,

N 0.85。诊断为腹膜炎,最可能的原因是
   A. 阑尾炎
   B. 肝脓肿穿破
   C. 胃、十二指肠溃疡穿孔
   D. 肠穿孔
   E. 腹腔淋巴结穿破

161. 女,32岁。发现右乳房肿物3个月,偶有胀痛。查体:右乳内上象限可扪及3 cm×2 cm肿物,呈伞状,有结节,周围边界不清,质中等,活动可,同侧腋下未触及肿大淋巴结。最可能的诊断为
   A. 乳房纤维腺瘤
   B. 乳腺囊性增生病
   C. 乳腺癌
   D. 乳管内乳头状瘤
   E. 乳房肉瘤

162. 男,52岁。上腹痛伴进行性黄疸1个月,感觉乏力、食欲不振,症状逐渐加重。查体:腹部膨隆,腹软未触及包块,肠鸣音弱。CA19-9和CEA增高。为确定诊断和设计手术方案,最有意义的检查方法是
   A. ERCP
   B. MRI
   C. 上消化道钡餐造影
   D. 增强CT
   E. 腹部B超

163. 男,55岁。右上腹胀痛、低热、贫血半年,6小时前起床突感头晕,右上腹剧痛。查体:血压70/50 mmHg,心率110次/分,体温37.7℃,面色苍白,全腹压痛、反跳痛、肌紧张。化验:Hb 50 g/L,WBC 13×10⁹/L。最可能的诊断是
   A. 胃、十二指肠溃疡穿孔
   B. 胆囊炎坏疽穿孔
   C. 肝癌破裂出血
   D. 伤寒肠穿孔
   E. 胆道蛔虫病

164. 女,35岁。行锁骨下静脉穿刺置管后2小时,无明显诱因下突然出现呼吸困难,血压85/70 mmHg,心率124次/分,脉搏细弱,听诊心音遥远。检查有口唇发绀、颈静脉怒张。该患者最可能的诊断是
   A. 穿刺时造成空气栓塞
   B. 急性心力衰竭
   C. 张力性气胸
   D. 心脏压塞
   E. 误穿刺动脉,造成血肿压迫

165. 业务员纪某因身体不适去医院就诊,被初步诊断为疑似传染性非典型肺炎,并被实施单独隔离治疗。2天后,纪某厌倦了被隔离治疗的状态,要求出院。医院反复劝说,不予批准。纪某于当晚溜出医院并回家。医院发现纪某失踪后立即向有关部门报告。家人得知纪某情况后动员其尽快返回医院接受隔离治疗,被纪某拒绝。根据《传染病防治法》,有权协助医疗机构对纪某采取强制隔离治疗措施的机构是
   A. 卫生监督机构
   B. 卫生行政部门
   C. 街道办事处
   D. 疾病预防控制机构
   E. 公安机关

166. 男,68岁。因心肌梗死在内科住院治疗。早餐后突感脐周和上腹部绞痛,当时患者脸色苍白,大汗淋漓。1小时后疼痛减轻,右下腹有压痛,不久出现全腹膨隆,肠鸣音消失,存在明显休克征。最可能的诊断是
   A. 急性盲肠憩室炎
   B. 横结肠癌
   C. 急性胆囊炎
   D. 肠系膜上动脉栓塞
   E. 急性阑尾炎并穿孔

167. 女,42岁。肛门处潮湿、瘙痒,有黏液流出3个月。查体:截石位8点处肛缘旁可见一小孔,挤压时有脓液排出。最可能的诊断是
   A. 内痔脱出
   B. 肛瘘
   C. 混合痔
   D. 外痔
   E. 肛裂

168. 女,68岁。右乳头瘙痒1年,逐渐加重为刺痛、烧灼感,乳头有碎屑脱皮,轻度糜烂。首先应考虑的诊断为
   A. Paget病
   B. 乳腺囊性增生病
   C. 乳管内乳头状瘤
   D. 乳腺炎
   E. 乳头皮肤鳞癌

169. 男,19岁。大腿中下1/3处被砸伤,局部肿胀、疼痛。按顺序进行检查,首先应该检查
   A. 有无畸形
   B. 是否扪及足背动脉搏动
   C. 有无环形的压痛
   D. 有无骨摩擦音
   E. 有无异常活动

170. 男,50岁。活动后心悸、气短5年,加重伴少尿1周。查体:双肺底可闻及细湿啰音,心尖搏动位于左第5肋间锁骨中线外2 cm,范围较弥散,心率106次/分,律不齐,双下肢凹陷性水肿。最有助于确诊的检查是
   A. 超声心动图
   B. 血常规
   C. 胸部X线片
   D. 心电图
   E. 尿常规

171. 男,35岁。胸外伤已达5小时,心率130次/分,血压90/60 mmHg,伤侧胸膜腔穿刺抽出血液,静止后凝固,血红蛋白及红细胞逐渐下降。此时应采取的主要治疗方法是
    A. 开胸探查术
    B. 输血观察病情
    C. 胸腔闭式引流
    D. 胸腔穿刺
    E. 应用止血药物治疗

172. 男,41岁。刀刺伤右上腹1小时来诊,腹腔穿刺抽出不凝血,急诊手术探查。首先探查的部位是
    A. 胃、十二指肠
    B. 膈肌
    C. 胃后壁及胰腺
    D. 肝脏
    E. 大肠及肠系膜

173. 女,65岁。洗澡时发现右乳外上近乳头处有一肿物。既往体健。查体:右乳外上近乳头处2 cm×1.5 cm质硬肿物,肿物局部皮肤稍凹陷,无压痛,边界尚清,腋窝未触及明显肿大淋巴结。针吸细胞学病理检查证实为浸润性导管癌。目前最恰当的术式是
    A. 乳房单纯切除术
    B. 肿块局部切除术
    C. 乳腺癌根治术
    D. 乳腺区段切除+腋窝淋巴结清扫术
    E. 乳腺癌改良根治术

174. 男,41岁。胸背部多处被刀刺伤。查体:左前胸见一3 cm×1.5 cm伤口,可听见气体进出声;背后右侧肩胛骨处有两处2 cm长的伤口,可探及骨质。首要的处理措施是
    A. 迅速封闭前胸伤口
    B. 清创术
    C. 胸腔穿刺排气
    D. 剖胸探查
    E. 吸氧,X线检查

175. 女,35岁。腹胀、腹部隐痛伴低热3个月,突发脐周绞痛6小时,呕吐数次,无排便排气。首选的检查是
    A. 结肠镜检查
    B. 立位腹部X线平片
    C. 腹部B超
    D. 腹部CT
    E. 腹部MRI

176. 男,52岁。因患十二指肠球部溃疡合并幽门不全梗阻入院,施行胃大部切除术。术中出血约600 mL。心率92次/分,呼吸21次/分,血压98/60 mmHg;血红蛋白105 g/L。在输血问题上,正确的做法是
    A. 输注晶体液补充血容量,原则上不输血
    B. 输全血600 mL补充丢失的失血量
    C. 输血浆和红细胞各300 mL代替丢失的全血
    D. 输血浆600 mL补充血容量,不必输注红细胞
    E. 输全血和浓缩红细胞各300 mL代替丢失的全血

177. 男,29岁。因结婚4年不育来就诊。查体:左侧阴囊下垂,左侧睾丸较右侧小,左侧精索扪及团状肿块。最可能的诊断是
    A. 左侧精索静脉曲张
    B. 左睾丸炎
    C. 左睾丸萎缩
    D. 左侧斜疝
    E. 左侧精索静脉炎

178. 男,33岁。B超可见肾上盏结石0.6 cm,经解痉、中西药治疗和大量饮水,现出现尿频、尿急、尿痛,提示结石的位置最可能在
    A. 肾盂
    B. 输尿管中段
    C. 膀胱
    D. 输尿管膀胱壁段
    E. 尿道

179. 女,38岁。右肩部外伤后疼痛、活动受限2小时。查体:右侧肩胛盂处有空虚感,Dugas征阳性。X线检查未见骨折。首选的治疗方法是
    A. 外展支具固定
    B. 肩部绷带固定
    C. 三角巾悬吊固定
    D. 切开复位
    E. 麻醉下Hippocrates法复位

180. 男,35岁。右桡侧逐渐隆起,活动受限。查体:右桡骨远端膨隆,有压痛,皮温正常。X线片显示右桡骨远端膨胀,呈偏心性,局部骨密度减低,呈肥皂泡样改变。其诊断考虑为
    A. 骨肉瘤
    B. 骨髓炎
    C. 骨软骨瘤
    D. 软骨肉瘤
    E. 骨巨细胞瘤

181. 男,51岁。右肩部疼痛,活动受限1个月,无外伤史。体格检查发现右肱二头肌腱、三角肌及冈下肌处压痛明显,右肩关节外展及后伸受限。X线片未见异常。首先考虑的诊断是
    A. 肩周炎
    B. 颈椎病
    C. 胸廓出口综合征
    D. 肱骨外上髁炎
    E. 肩关节脱位

182. 女,40岁。右下肢静脉曲张15年,长时间站立有酸胀感,近2年右小腿胫前皮肤颜色加深,有凹陷性水肿,Trendelenburg试验(+),Perthes试验(−)。最可能的诊断是
    A. 单纯性下肢静脉曲张
    B. 原发性下肢深静脉瓣膜功能不全
    C. 下肢深静脉血栓形成

D. 动静脉瘘
E. 血栓性浅静脉炎

183. 女,25岁。暴饮暴食后心窝部突然疼痛,伴恶心、呕吐2天,无黄染。体温37.8℃,脉搏90次/分,血压110/70 mmHg,左上腹压痛,有轻度肌紧张,白细胞15×10⁹/L,血淀粉酶、尿淀粉酶均升高。下列处置正确的是
    A. 半流食,针刺疗法
    B. 半流食,解痉,助消化药
    C. 禁食补液,抗生素注射,解痉,止痛,抑肽酶
    D. 禁食,解痉止痛,糖皮质激素
    E. 手术疗法

184. 男,40岁。呕血2小时急诊。面色苍白,口渴,脉搏快但有力。既往有胃十二指肠溃疡病史10年。在急诊室经胃镜止血未成功,24小时输血量达到1 600 mL仍未改善症状。应采取的进一步措施是
    A. 静脉应用止血药
    B. 双静脉通道晶体、胶体溶液同时输入
    C. 加用成分输血
    D. 急诊剖腹探查
    E. 冰盐水加去甲肾上腺素洗胃

185. 女,38岁。胃溃疡、胆囊炎病史6年,晚饭后突发上腹绞痛,并迅速蔓延至全腹。查体:强迫半坐位,全腹压痛、反跳痛,板状腹。最可能的诊断是
    A. 急性化脓性胆囊炎
    B. 胆囊穿孔
    C. 急性胆管炎
    D. 胃溃疡穿孔
    E. 急性重症胰腺炎

186. 男,37岁。右腹股沟区可回复性肿块2年,渐增大,诊断为右腹股沟斜疝,决定手术治疗。行疝囊高位结扎,术中必须解剖出
    A. 疝囊颈
    B. 全部疝囊
    C. 疝囊体
    D. 疝囊底
    E. 腹膜

187. 男,32岁。10天前行胃大部切除术,近2天右上腹持续钝痛、呃逆、高热。查体:腹胀,无明显压痛,右季肋有叩击痛,肝浊音界扩大,无黄疸。首先考虑为
    A. 十二指肠残端破裂
    B. 胃肠吻合口破裂
    C. 肝脓肿
    D. 膈下脓肿
    E. 肠间脓肿

188. 男,73岁。慢性冠状动脉供血不足30余年,伴心房纤颤10年。2小时前突然出现左下肢剧烈疼痛,开始时为大腿上部急袭性痛,触痛明显,足背动脉搏动消失。检查发现在大腿上部可触及一较明显变温带,足趾活动困难。最可能的病变部位在
    A. 股总动脉
    B. 腹主动脉
    C. 髂总动脉
    D. 髂股静脉
    E. 股深静脉

189. 女,80岁。摔伤致右肱骨外科颈骨折,无移位,伴有高血压、肺源性心脏病。其最佳治疗方法是
    A. 三角巾悬吊
    B. 切开复位髓内针固定术
    C. 切开复位钢板内固定术
    D. 肩关节融合手术
    E. 手法复位外固定术

190. 男,65岁。5年前诊断为肝硬化。因腹水服用利尿剂2周。3天来出现少语寡言及随地便溺。目前行为异常的原因首先考虑为
    A. 神经症
    B. 脑血管意外
    C. 肝性脑病
    D. 电解质紊乱
    E. 代谢性酸中毒

191. 男,45岁。呕血、便血2天。突然恶心并呕出大量鲜血,头晕、四肢无力。乙肝病史24年。查体:腹部膨隆,肝肋下2 cm,脾肋下4 cm,移动性浊音(+)。最可能的出血原因是
    A. 胆石症
    B. 门静脉高压症
    C. 胃癌
    D. 胃溃疡
    E. 十二指肠溃疡

192. 女,52岁,肥胖。右腹股沟韧带下方卵圆窝处可见3 cm×3 cm半球状突起,局部有胀痛感。平卧时凸起可变小、变软,但有时不完全消失。查体:卵圆窝处咳嗽冲击感不明显。最常用的手术方式是
    A. Shouldice法
    B. Halsted法
    C. Bassini法
    D. Ferguson法
    E. McVay法

193. 男,37岁。疲乏、心悸、记忆力差2年。其间曾3次出现癫痫样发作,半月前清晨起床后又晕倒在地,神志不清,经静脉注入葡萄糖后恢复。既往无外伤史。查体:血压100/70 mmHg,无其他阳性体征。应考虑的诊断是
    A. 胃泌素瘤
    B. 胰岛素瘤
    C. 脑血管疾病
    D. 癫痫发作
    E. 心血管疾病

三、案例分析题：以下提供若干个案例，每个案例下设若干道考题。每道考题有多个备选答案，其中正确答案有1个或多个。选对一个答案给1个得分点，选错一个扣1个得分点，直至本题扣至0分。

（194～197题共用题干）

男，53岁。肝炎后肝硬化10年。呕血、便血6小时，量约3000mL，伴轻度意识障碍。入院体检：血压90/60 mmHg，心率120次/分，巩膜轻度黄染，腹平、软，肝肋下未及，脾肋下7 cm，移动性浊音阳性，肠鸣音稍亢进。

194. 应给予患者的首要处理措施是
　A. 配血，等待输血
　B. 行胃镜检查，明确出血部位
　C. 迅速建立静脉通路，以平衡液快速扩容，纠正休克
　D. 准备三腔二囊管压迫止血
　E. 查血常规、肝功能
　F. 应用抗生素

195. 下列处理正确的是
　A. 应用三腔二囊管压迫止血
　B. 以冰盐水和去甲肾上腺素洗胃
　C. 给予止血药物
　D. 给予抑酸药物
　E. 给予特利加压素或生长抑素静脉滴注
　F. 应用抗生素

196. 患者拟行三腔二囊管压迫止血，注意事项包括
　A. 应用前应检查三腔二囊管是否漏气
　B. 每12小时将气囊排空5～10分钟
　C. 排空气囊时应首先排空食管气囊，再排空胃气囊
　D. 气囊排空后，观察24小时，如不出血，可考虑拔除
　E. 密切观察患者呼吸，防止三腔二囊管压迫气道，导致窒息
　F. 三腔二囊管安放时间一般不宜超过48小时

197. 提示：患者经抗休克、输血、三腔二囊管压迫止血等治疗后，生命体征逐渐平稳，但三腔二囊管放气后，再次发生出血，量约2 000 mL。腹水中等量。肝功能检查：血清胆红素70 μmol/L，白蛋白25 g/L。下一步治疗应考虑
　A. 内镜硬化剂注射治疗
　B. 必要时急诊作TIPS
　C. 急诊行非选择性门体分流术
　D. 急诊行断流术
　E. 三腔二囊管继续压迫止血
　F. 急诊行选择性门体分流术

（198～202题共用题干）

女，50岁。发现颈前正中区右侧肿块1年余，近2个月增大较快。查体：肿块质硬，表面不光滑，无压痛，随吞咽活动。甲状腺核素扫描为冷结节，边缘较模糊；B超检查为实性包块。

198. 该患者的初步诊断为
　A. 亚急性甲状腺炎
　B. 甲状腺癌
　C. 甲状腺腺瘤
　D. 结节性甲状腺肿
　E. 慢性淋巴细胞性甲状腺炎
　F. 甲状舌管囊肿

199. 应与下列哪些疾病相鉴别
　A. 结节性甲状腺肿
　B. 亚急性甲状腺炎
　C. 甲状腺癌
　D. 甲状腺腺瘤
　E. 慢性淋巴细胞性甲状腺炎
　F. 甲状舌管囊肿

200. 术前最有助于明确诊断的检查是
　A. 颈部B超
　B. 喉镜
　C. 穿刺细胞学检查
　D. 颈部CT
　E. ECT
　F. 颈部X线片

201. 术中最有助于明确诊断的检查是
　A. 颈部B超
　B. 冷冻病理检查
　C. 穿刺细胞学检查
　D. 颈部CT
　E. ECT
　F. 心电图检查

202. 该病的综合治疗方法有
　A. TSH抑制治疗
　B. 外照射治疗
　C. 放射性核素治疗
　D. 手术治疗
　E. 糖皮质激素治疗
　F. 碘剂治疗

（203～205题共用题干）

男，78岁。排尿困难12年，夜尿每晚3～4次。近一年常出现排尿中断现象，伴疼痛放射至阴茎头部，平卧后疼痛减轻，并能够恢复排尿。

203. 可能的诊断有
　A. 前列腺增生
　B. 膀胱结石
　C. 输尿管结石
　D. 慢性前列腺炎
　E. 慢性尿道炎

F. 尿道狭窄

204. 提示：入院后患者的血常规、肝肾功能检查、心电图及胸部X线检查正常。既往无特殊病史。为明确诊断，应进行的检查有
   A. 膀胱双合诊
   B. 尿常规
   C. 泌尿系统B超
   D. KUB+IVU
   E. 泌尿系统MRI
   F. 膀胱镜
   G. 胸部X线片

205. 提示：尿常规：RBC 7～10个/HP，WBC 5～9个/HP。最大尿流率5.6 mL/s。血PSA 2.1 ng/mL。泌尿系统B超：双肾输尿管未见异常，膀胱内可见直径2.0 cm强回声，后伴声影，随体位移动；前列腺6.2 cm×5.6 cm×4.6 cm；残余尿156 mL。治疗应选择
   A. 输尿管镜取石术
   B. 膀胱镜取石术
   C. 尿道内切开术
   D. 前列腺电切术
   E. 腹股沟斜疝修补术
   F. 经皮肾镜取石术
   G. 膀胱肿瘤电切术

(206～208题共用题干)

男，44岁。患乙型病毒性肝炎10年。2个月前偶然发现左上腹有包块而就诊。

206. 为进一步诊断，最有意义的检查是
   A. 胸部X线片
   B. 腹部B超
   C. 血常规、血小板
   D. 肝功能
   E. 癌胚抗原
   F. 腹部穿刺

207. 提示：初诊为乙型肝炎后肝硬化，收入内科住院以进一步诊治。住院后3天，因吃鱼引发大量呕血。经内科积极保守治疗后止血，因患者希望手术治疗而转入外科。手术治疗前，必须检查的项目是
   A. 腹部CT
   B. 食管钡剂造影
   C. 腹腔动脉造影
   D. 凝血功能
   E. 血糖
   F. 血脂
   G. 便常规

208. 下列检查结果，不能手术的是
   A. 白细胞<3.0×10⁹/L
   B. 血小板<70×10⁹/L

   C. 凝血酶原时间延长，为正常的60%
   D. 碱性磷酸酶和γ-谷氨酸转肽酶显著增高
   E. Child C级
   F. 血红蛋白110 g/L

(209～211题共用题干)

女，55岁。4天前突发剑突下顶胀样痛，巩膜黄染，伴恶心、呕吐，精神差。查体：体温40℃，脉搏135次/分，血压85/50 mmHg。肝区叩痛，可触及肿大胆囊，Murphy征(＋)。血常规：WBC 23×10⁹/L，N 0.94。

209. 在时间和病情许可的前提下，应进行的利于诊断的检查有
   A. 肝胆B超
   B. 血生化及电解质检测
   C. 血AFP测定
   D. 血CA19-9测定
   E. 食管钡餐检查
   F. 腹部X线平片

210. 下列情况不可能发生的是
   A. 脱水
   B. 凝血酶原时间缩短
   C. 代谢性酸中毒
   D. 昏迷
   E. 休克
   F. 低钠血症
   G. PaO_2<60 mmHg

211. 对该患者应做的处理有
   A. 联合使用足量有效的广谱抗生素
   B. 保守观察治疗
   C. 应用升压药物
   D. 完善术前准备，急诊行胆道减压引流术
   E. 补充血容量
   F. ERCP检查，明确诊断

(212～215题共用题干)

女，27岁。上午8点被运渣车撞倒后碾压致伤。伤后在当地镇医院进行抗休克处理后转往县医院继续抗休克，血压稳定后于下午17:37转送我院，其间除补晶体液外，未做任何检查及处理。入院检查：T 38.1℃，P 160次/分，R 24次/分，BP 60/20 mmHg。被动体位，痛苦面容，面色苍白，表情淡漠，烦躁，四肢冷。全腹轻压痛，无肌紧张及反跳痛。会阴部有一16 cm×7 cm不规则撕裂伤口，深达肌层，出血不止，浸湿填塞纱布。RBC 2.5×10¹²/L，Hb 77 g/L，HCT 0.23 L/L，WBC 27.0×10⁹/L，N 68%，CO_2CP 19.6 mmol/L。腹腔诊断性穿刺(－)。CT检查：腹腔内有散在低密度影，骨盆粉碎性骨折。

212. 目前对患者的初步诊断中，最应重视的是
   A. 骨盆粉碎性骨折
   B. 会阴部撕裂伤
   C. 重度失血性休克

D. 代谢性酸中毒
E. 闭合性腹部伤（腹内脏器损伤）
F. 贫血

213. 应首先采取的救治措施是
    A. 输血纠正休克
    B. 静脉滴注止血药
    C. 优先处理骨盆骨折
    D. 抗休克同时在全身麻醉下施行会阴部清创和剖腹探查术
    E. 在硬膜外麻醉下施行会阴清创术
    F. 静脉滴注抗生素

214. 该患者需要剖腹探查的最重要手术指征是
    A. 腹痛，休克
    B. CT检查提示腹腔内有散在低密度影
    C. 腹腔诊断性穿刺虽为阴性，但不排除腹内脏器损伤
    D. 骨盆骨折可并发盆腔内脏器损伤
    E. 会阴部撕裂伤出血不好解释重度失血性休克
    F. 腹膜后血肿

215. 提示：患者剖腹探查发现回盲部肠系膜广泛性不规则撕裂，腹腔内血凝块重2315g。距回盲部40cm处有一系膜动脉完全断裂，断端被血凝块封闭已无出血，其所支配的一段20cm长回肠已发黑坏死。手术切除坏死肠管，进行端端吻合及肠系膜修补。下列手术后的治疗措施，不必要的是
    A. 全身支持治疗，纠正贫血、低蛋白血症
    B. 应用抗生素防治感染，防治水、电解质及酸碱代谢失调
    C. 持续高浓度给氧
    D. 维护心、肺、肾脏功能
    E. 骨盆骨折外固定
    F. 长期完全胃肠外营养

冲刺模拟卷五

一、**共用题干单选题**：每道考题以一个小案例的形式出现，其下面都有 **A、B、C、D、E** 五个备选答案。请从中选择一个最佳答案。

（1～3题共用题干）

女，28岁。右腋下肿物切除术后，病理报告为乳腺转移癌，受体ER（－）、PR（－）。查体：双乳腺光滑，未扪及明确肿物，左腋窝未触及肿大淋巴结；乳腺B超、钼钯检查、胸片和腹部B超均未见异常。

1. 患者的分期为
   A. $T_0N_1M_0$
   B. $T_1N_1M_0$
   C. $T_2N_1M_0$
   D. $T_3N_1M_0$
   E. $T_4N_1M_0$

2. 手术宜选择
   A. 腋窝淋巴结清扫术
   B. 乳腺癌改良根治术
   C. 乳腺癌根治术
   D. 乳腺单纯切除术
   E. 腋窝肿物区域扩大切除术

3. 术后治疗应选择
   A. 放疗
   B. 化疗
   C. 内分泌治疗
   D. 放疗＋化疗
   E. 放疗＋化疗＋内分泌治疗

（4～6题共用题干）

男，52岁。肝区持续性钝痛2个月就诊。疼痛可牵涉至右肩部，伴乏力，消瘦明显，食欲减退，有恶心、低热症状。查体发现右肋下可扪及肿大肝脏，质地坚硬。

4. 根据病史及初步体检结果，最可能的诊断为
   A. 原发性肝癌
   B. 肝包虫病
   C. 肝炎后肝硬化
   D. 病毒性肝炎
   E. 慢性胆囊炎，胆石症

5. 下列哪种实验室检查最有诊断价值
   A. 测定血清γ-谷氨酰转肽酶
   B. 测定血清碱性磷酸酶
   C. 甲胎蛋白测定
   D. 测定AST和ALT
   E. 乳酸脱氢酶和同工酶测定

6. 下列哪项检查阳性有确定诊断意义
   A. B超
   B. 放射性核素肝扫描
   C. CT检查
   D. X线上消化道造影检查
   E. 肝穿刺针吸细胞学检查

（7～10题共用题干）

男孩，5岁。跌倒时左手掌着地，查体示肘关节呈半屈状，肘部明显肿胀及压痛，皮下有瘀斑，向外凸出畸形，肘后三角存在。

7. 该患儿最有可能的诊断是
   A. 伸直型肱骨髁上骨折
   B. 屈曲型肱骨髁上骨折
   C. 肘关节脱位
   D. 桡骨小头半脱位
   E. 尺骨鹰嘴骨折

8. 以下哪项检查能够简单、准确地了解该患儿的病情
   A. 肱骨下1/3为中心，包括肘关节的X线正、侧位片
   B. 肱骨全长的X线正、侧位片
   C. 肱骨下1/3为中心MRI
   D. 肱骨下1/3部位CT
   E. 肱骨下1/3X线正、侧及斜位片

9. 若上述诊断成立，患儿X线片提示完全骨折、断端有旋转移位，以下治疗恰当的是
   A. 小儿骨折可塑性强，单纯石膏固定即可
   B. 手法复位＋石膏固定
   C. 切开复位＋内固定
   D. 骨牵引治疗
   E. 弹性绷带8字固定

10. 肱骨髁上骨折尺侧侧方移位未得到矫正时，最常见下列哪项晚期后遗症
    A. 肘关节后脱位
    B. 尺神经损伤
    C. 肘内翻畸形
    D. 肘关节前脱位
    E. 前臂缺血性肌挛缩

（11～13题共用题干）

男，30岁。从3楼跌下致左腹部跌伤入院急诊。查体：T 38.5℃，P 110次/分，BP 85/60mmHg，精神紧张，面色苍白，肢端冰冷，脉搏细数，尿量减少。诊断为左第6、7、8肋骨骨折，脾破裂，肠破裂。

11. 该患者的休克状态应属于
    A. 轻度休克
    B. 中度休克

C. 重度休克

D. 冷休克

E. 无休克

12. 目前不宜马上进行的检查是

   A. 血常规

   B. 腹腔穿刺

   C. 静脉肾盂造影

   D. 中心静脉压测定

   E. 动脉血气分析测定

13. 首先考虑的治疗措施为

   A. 使用缩血管药

   B. 立即剖腹探查

   C. 迅速补充血容量

   D. 大剂量应用抗生素

   E. 应用利尿药

(14～15题共用题干)

女，50岁。上腹逐渐饱满、腹胀1个月，2个月前曾患"急性胰腺炎"。查体：体温37.0℃，呼吸22次/分，心率90次/分，血压110/80 mmHg，上腹膨隆，可扪及半球形、光滑的肿物，无明显压痛。

14. 最可能的诊断是

   A. 胰腺体尾部肿瘤

   B. 胃平滑肌瘤

   C. 胰腺假性囊肿

   D. 右肝巨大血管瘤

   E. 先天性胰腺囊肿

15. 下列哪项检查最有助于诊断及下一步治疗

   A. CT

   B. MRCP

   C. ERCP

   D. 纤维胃镜

   E. B超

二、单选题：每道考题下面有 A、B、C、D、E 五个备选答案，请从中选择一个最佳答案。

16. 机体发生创伤后，营养状况的评估指标不包括

   A. 淋巴细胞测定

   B. 体重

   C. 白蛋白测定

   D. 皮褶厚度

   E. 血小板测定

17. 有关齿状线解剖意义的描述，错误的是

   A. 齿状线以上是黏膜，以下是皮肤

   B. 齿状线以上发生的痔是内痔，以下的痔是外痔

   C. 齿状线以上由直肠上、下动脉供血，以下由肛管动脉供血

   D. 齿状线以上的淋巴引流入髂外淋巴结，以下的入腹股沟淋巴结

   E. 齿状线以上受自主神经支配，以下属阴部内神经支配

18. 在我国，供精进行辅助生殖而获得的后代，不具有的权利和义务是

   A. 继承权

   B. 受教育权

   C. 赡养进行辅助生殖父母的义务

   D. 知悉遗传父母姓名的权利

   E. 在父母离异时孩子的被抚养权

19. 下图所示为常用腹部减张缝合的哪种缝合法

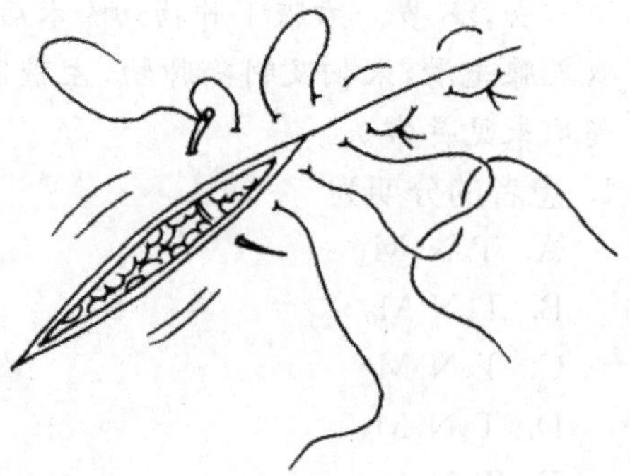

   A. 单纯连续缝合法

   B. 浆肌层间断内翻缝合

   C. 间断垂直褥式外翻缝合法

   D. 间断水平褥式外翻缝合法

   E. 荷包缝合

20. 骨巨细胞瘤的X线表现特征包括

   A. 外生性，可见明显破坏

   B. 偏心性膨胀性溶骨破坏，多位于长骨干骺端，呈肥皂泡样改变

   C. 位于干骺端，可见有分格

   D. 骨破坏，可见 Codman 三角

   E. 骨性破坏，可见片状钙化

21. 有关血栓闭塞性脉管炎的说法，下列错误的是

   A. 患者多数为青壮年男性

   B. 主要侵袭四肢，尤其是下肢的中、小动、静脉，以动脉为主

   C. 是一种累及血管的炎症和慢性闭塞性疾病

   D. 又称 Buerger 病

   E. 与吸烟无关

22. 有助于患者记忆的信息沟通方式不包括

   A. 规范使用医学缩略术语

   B. 指导问题力求具体

   C. 重要医嘱首先提出

   D. 语言表达通俗易懂

   E. 归纳总结医嘱内容

23. 下列关于股骨干骨折的描述，恰当的是

   A. 产伤引起的新生儿股骨干骨折均需手术治疗

   B. 超过3岁的儿童，均可采用垂直悬吊牵引

   C. 不超过3岁的儿童，均可采用垂直悬吊牵引

   D. 查体时需测出骨擦音才能确定有骨折

   E. 股骨干病理性骨折不须手术治疗

24. 右股骨干上1/3骨折患者，其牵引治疗时的最佳体位是

   A. 内收位牵引

   B. 外展位牵引

C. 髋关节前屈位牵引
D. 水平牵引
E. 大腿外旋外展,髋屈曲位牵引

25. 关于脾破裂的叙述,不恰当的是
    A. 可合并肋骨骨折
    B. 可有左肩部疼痛
    C. 可出现休克
    D. 并非所有破裂均应行脾切除
    E. 慢性粒细胞白血病不是脾切除的适应证

26. CT 示右上肺块状阴影中有 1~1.5 cm 不规则的偏心空洞,内壁凹凸不平,壁厚。首先应考虑
    A. 肺脓肿
    B. 支气管肺癌
    C. 肺结核
    D. 肺囊肿
    E. 肺炎

27. 有关医疗事故的说法,错误的是
    A. 医疗事故和医疗纠纷是两个不同的概念
    B. 医疗事故的责任双方往往是患者和医生
    C. 医疗事故如果情况严重,会追究医生个人的刑事责任
    D. 根据对患者人身造成的直接损害程度,医疗事故分为四级
    E. 医疗事故是因医护人员的过失而造成患者的人身损害

28. 关于成人用局麻药的一次限量,以下正确的是
    A. 普鲁卡因 1000 mg
    B. 利多卡因 500 mg
    C. 布比卡因 100 mg
    D. 罗哌卡因 200 mg
    E. 丁卡因 60 mg

29. 关于急性弥漫性腹膜炎的感染途径,错误的是
    A. 病原菌由外界直接进入腹腔
    B. 空腔脏器穿孔
    C. 腹腔器官炎症蔓延扩散
    D. 腹壁血栓性静脉炎
    E. 经血运感染

30. 在同一总体中随机抽样,样本含量越大,则理论上下列哪项越小
    A. 样本标准差
    B. 中位数
    C. 标准误
    D. 第 95 百分位数
    E. 均数

31. Dugas 征表现阳性的疾病是
    A. 肩关节脱位

B. 桡骨头半脱位
C. 肱骨外科颈骨折
D. 肘关节脱位
E. 锁骨骨折

32. 有关乳腺囊性增生病,下列错误的是
    A. 与内分泌功能失调有关
    B. 中年妇女多见
    C. 常见于两侧乳房
    D. 乳房疼痛多在月经前和月经期加重
    E. 可见腺体组织的增生、萎缩、化生等病变

33. 属于神经根型颈椎病的主要体征为
    A. "4"字试验阳性
    B. 伸肌腱牵拉试验(Mills 征)阳性
    C. 杜加(Dugas)征阳性
    D. 直腿抬高试验(Lasegue)阳性
    E. 压头试验阳性

34. 开放性颅脑损伤特有的表现是
    A. 头皮裂伤伴颅骨骨折
    B. 脑脊液漏
    C. 颅骨骨折
    D. 头皮血肿
    E. 头皮裂伤

35. 直肠指检不易发现的病变是
    A. 肛裂
    B. 内痔
    C. 直肠息肉
    D. 盆腔脓肿
    E. 肛管直肠癌

36. 下列不属于腋淋巴结的是
    A. 肩胛下淋巴结
    B. 胸肌淋巴结
    C. 中央淋巴结
    D. 锁骨下淋巴结
    E. 尖淋巴结

37. 急性弥漫性腹膜炎病情恶化的重要标志是
    A. 腹痛加重
    B. 腹部压痛加重
    C. 腹胀加重
    D. 肠鸣音消失
    E. 腹肌紧张

38. 符合《医疗机构管理条例》规定的医疗机构执业规则是
    A. 符合医疗机构的基本标准

B. 可进行执业登记
C. 符合区域医疗机构设置规划
D. 能够独立承担民事责任
E. 按照核准登记的诊疗科目开展诊疗活动

39. 医师在执业活动中违反法律、法规、规章或执业规范,情节严重造成严重后果的,卫生健康主管部门可以责令其暂停一定期限的执业活动,该期限是
    A. 6个月以上,1年以下
    B. 1年以上,1年半以下
    C. 1年以上,2年以下
    D. 1个月以上,3个月以下
    E. 3个月以上,6个月以下

40. 下列哪项是判断前列腺大小较准确的检查方法
    A. 直肠指检
    B. 超声
    C. 血PSA测定
    D. 膀胱造影
    E. 残余尿测定

41. 下列哪项不是恶性肿瘤所特有的X线表现
    A. Codman三角
    B. 葱皮现象
    C. 日光射线状态
    D. 肿瘤骨
    E. 界限清楚、密度均匀

42. 阑尾切除术最常见的并发症是
    A. 出血
    B. 粪瘘
    C. 腹腔脓肿
    D. 切口感染
    E. 粘连性肠梗阻

43. 肩前方疼痛,肩关节活动受限,X线检查阴性。下列最重要的治疗措施是
    A. 针灸按摩
    B. 理疗、热疗
    C. 肩关节主动功能锻炼
    D. 局部注射醋酸氢化可的松
    E. 肩关节被动活动

44. 下列哪种情况不属于狭窄性腱鞘炎的体征
    A. 弹响指
    B. 弹响拇
    C. 扳机指
    D. 杵状指
    E. 握拳尺偏试验阳性

45. 膝关节三联征是指

A. 内侧副韧带、外侧半月板及前交叉韧带损伤
B. 外侧副韧带、内侧半月板及后交叉韧带损伤
C. 内侧副韧带、内侧半月板及前交叉韧带损伤
D. 内侧副韧带、内侧半月板及后交叉韧带损伤
E. 外侧副韧带、外侧半月板及前交叉韧带损伤

46. 急性胰腺炎当炎症波及整个胰腺时,主要表现为
    A. 腹部压痛
    B. 呕吐
    C. 一般情况差
    D. 剧烈全上腹痛并呈束带状向两侧腰背部放射
    E. 腹胀和肠鸣音稍减弱

47. 胃溃疡的好发部位是
    A. 胃底部
    B. 胃小弯
    C. 胃大弯
    D. 胃后壁
    E. 贲门部

48. 关于急性失血患者的输血,正确的做法是
    A. 用等量的全血补充所估计的失血量
    B. 在晶体液、胶体液扩容的基础上,适当输注全血
    C. 在晶体液、胶体液扩容的基础上,合理输血(主要是输红细胞)
    D. 先输注血浆补充血容量,再输注红细胞纠正贫血
    E. 红细胞、新鲜冰冻血浆及血小板三者合理搭配输注

49. 剧烈呕吐导致代谢性碱中毒,与下列哪项因素无关
    A. H^+丢失
    B. K^+丢失
    C. Cl^-丢失
    D. Na^+丢失
    E. 细胞外液丢失

50. 某研究者采用一种新的生物药物治疗胆囊癌,其将手术切除加放射治疗处理病例作为对照组,比较两组的生存寿命。此对照组属于
    A. 双盲法
    B. 相互对照
    C. 空白对照
    D. 标准对照
    E. 试验对照

51. 下肢静脉曲张的主要并发症是
    A. 小腿丹毒
    B. 深静脉瓣膜功能不全
    C. 小腿溃疡
    D. 深静脉血栓形成
    E. 足部溃疡

52. 有关直肠癌的描述,错误的是
    A. 多有里急后重、肛门下坠感
    B. 常以完全性肠梗阻就诊
    C. 组织学类型为腺癌
    D. 多有带黏液的血便
    E. 早期可表现为粪便习惯改变

53. 左侧精索静脉回流入
    A. 股静脉
    B. 肾静脉
    C. 上腔静脉
    D. 下腔静脉
    E. 肠系膜静脉

54. 急性前列腺炎患者直肠指检的特点包括
    A. 前列腺增大,无压痛
    B. 前列腺增大,压痛明显
    C. 前列腺质地变硬
    D. 前列腺表面扪及结节
    E. 前列腺按摩后尿道可见血性液体

55. 上消化道大出血休克时,首选的治疗方法是
    A. 放置胃管注入止血药
    B. 平卧位,下肢抬高并予吸氧
    C. 紧急经纤维内镜止血
    D. 积极补充血容量
    E. 静脉注入制酸药

56. 手术患者在术前8~12小时禁食、4小时禁水是为了
    A. 减少术后感染
    B. 防止术后腹胀
    C. 防止术后吻合口瘘
    D. 防止术后伤口裂开
    E. 防止麻醉或术中呕吐

57. 术后腹壁切口裂开的处理重点是
    A. 用胶布拉拢伤口
    B. 敷料加压包扎
    C. 立即重新缝合
    D. 输给血浆蛋白
    E. 填塞伤口

58. 术前预防性应用抗生素的指征不包括
    A. 涉及感染病灶或切口接近感染区的手术
    B. 操作时间长的手术
    C. 股疝修补
    D. 胃肠道手术
    E. 脏器移植术

59. 导致切口感染长时间不愈合的原因不包括
    A. 伤口内有异物
    B. 伤口清创不充分
    C. 脓肿引流不彻底
    D. 伤口内抗生素用量不足
    E. 局部死腔形成

60. 化脓性阑尾炎行阑尾切除术,术后3天切口红肿,有脓性分泌物,10天后再次缝合而愈合。其切口愈合类型应记为
    A. Ⅱ/乙
    B. Ⅱ/丙
    C. Ⅲ/甲
    D. Ⅲ/乙
    E. Ⅲ/丙

61. 下列哪项因素有利于创伤修复和伤口愈合
    A. 细菌感染
    B. 血流循环障碍
    C. 异物存留
    D. 局部制动
    E. 服用皮质激素类药物

62. 下列不属于ARDS初期临床表现的是
    A. 呼吸加快
    B. 呼吸窘迫感,用一般的吸氧法不能缓解
    C. 呼吸道分泌物增多,肺部有啰音
    D. X线胸片一般无明显异常
    E. PaO_2降至8.0kPa(60mmHg)

63. 颅内压增高所致的脑神经麻痹,容易见于
    A. 面神经
    B. 滑车神经
    C. 展神经
    D. 动眼神经
    E. 前庭蜗神经

64. 存在疼痛时,可引起谵妄和不安的药物是
    A. 咪达唑仑
    B. 氯丙嗪
    C. 东莨菪碱
    D. 地西泮
    E. 氟哌利多

65. 有关海绵状血管瘤的叙述,哪项错误
    A. 一般由小静脉和脂肪组织构成
    B. 主要生长在肌肉之间
    C. 肿块软,界限不清
    D. 手术前可通过血管造影确定手术范围

E. 可以通过局部注射硬化剂来治疗

66. 交通性鞘膜积液与腹股沟斜疝的主要鉴别点是
   A. 交通性鞘膜积液透光试验(+)
   B. 腹股沟斜疝卧位或立位时均可触及睾丸
   C. 腹股沟斜疝压迫内环时内容物不再复出
   D. 交通性鞘膜积液立位时不易触及睾丸
   E. 腹股沟斜疝卧位时阴囊变小

67. 细菌性肝脓肿最常见的病因是
   A. 坏疽性阑尾炎
   B. 慢性结肠炎
   C. 胆道感染
   D. 疖肿
   E. 胃十二指肠溃疡穿孔

68. 对于遗传性红细胞增多症,下列情况不宜行脾切除术的是
   A. <4岁
   B. 脾肿大不严重
   C. 伴有黄疸
   D. 贫血
   E. 伴有下肢溃疡

69. 对恶性肿瘤进行区域淋巴结检查,下列不正确的是
   A. 乳腺癌检查腋下与锁骨上淋巴结
   B. 咽部肿瘤自上而下检查颈部淋巴结
   C. 肛管癌检查腹股沟淋巴结
   D. 胃癌检查右锁骨上淋巴结
   E. 阴道癌检查腹股沟淋巴结

70. 关于Graves病非浸润性突眼的描述,下列正确的是
   A. 病变常与甲亢治疗好转无关
   B. 突眼是由于病变累及球后组织引起
   C. 患者常有视力疲劳、异物感、怕光、流泪等表现
   D. 突眼一般小于18 mm
   E. 多有眼球胀痛、复视

71. 下列治疗休克的措施中,最重要的是
   A. 应用血管活性药
   B. 补充血容量
   C. 纠正酸碱平衡失调
   D. 保持合适的体位并吸氧
   E. 高压氧治疗

72. 脊柱骨折造成脱位并脊髓半横切损伤,其损伤平面以下的改变是
   A. 双侧肢体完全截瘫
   B. 同侧肢体运动消失,双侧肢体深、浅感觉消失
   C. 同侧肢体运动和深感觉消失,对侧肢体痛温觉消失
   D. 同侧肢体运动和痛温觉消失,对侧肢体深感觉消失
   E. 同侧肢体痛温觉消失,对侧肢体运动及深感觉消失

73. 关于颅内压增高引起头痛的特点,正确的是
   A. 多位于顶枕部
   B. 为阵发性疼痛,与体位无关
   C. 中午明显
   D. 疼痛部位和性质与原发病无关
   E. 疼痛与脑膜血管和神经受刺激与牵扯有关

74. 对心搏骤停的初期复苏措施不包括
   A. 解除舌后坠
   B. 清除分泌物或呕吐物
   C. 留置导尿管
   D. 心脏按压
   E. 口对口人工呼吸

75. 一位符合安乐死条件的患者,医生使用药物结束其痛苦的生命,让其安然逝去,称为
   A. 强迫安乐死
   B. 消极安乐死
   C. 被动安乐死
   D. 主动安乐死
   E. 自杀安乐死

76. 有关急性硬脑膜外血肿的手术治疗,以下不正确的是
   A. 小脑幕上血肿量大于30 mL是手术指征之一
   B. 对骨折线出血应寻找来源并彻底止血
   C. 如脑减压满意无须做硬膜下探查
   D. 一般不做去骨瓣减压
   E. 血肿清除后周边硬膜应悬吊缝合于骨缘

77. 以下属于化学灭菌方法的是
   A. 高压蒸气灭菌法
   B. 干热灭菌法
   C. 辐射灭菌法
   D. 甲醛蒸气灭菌法
   E. 煮沸法

78. 下列输血治疗的注意事项,不正确的是
   A. 输注速度依病情而定,成人一般控制在5～10 mL/min,小儿每分钟10滴左右
   B. 不向血液内加入任何药物或溶液,以免引起溶血
   C. 对于老年人和心功能较差者要严格控制滴速,急性大出血时可加压快速输注
   D. 输血前必须仔细核对患者和供血者姓名、血型和交叉配血单
   E. 输血后血袋立即处理掉,以减少对医务人员的污染

79. 关于应激性溃疡的临床特点,下列不正确的是
   A. 胃镜检查可证明病变
   B. 严重时可发生大出血或穿孔
   C. 常见诱因是严重烧伤、颅脑损伤、大手术或全身感染等
   D. 表现为急性弥漫性胃黏膜糜烂、出血或溃疡

E. 一经诊断，常首先采用外科治疗

80. 腹股沟管外环位于以下哪层组织上
   A. 腹横筋膜
   B. 腹横肌
   C. 腹内斜肌
   D. 腹外斜肌腱膜
   E. 皮下浅筋膜

81. 急性乳腺炎的病因不包括
   A. 乳头内陷
   B. 乳汁过多
   C. 乳管不通
   D. 乳房淋巴管阻塞
   E. 婴儿吸乳少

82. 脑膜刺激征阳性的最常见疾病是
   A. 脑栓塞
   B. 脑血栓形成
   C. 高血压脑病
   D. 短暂性脑缺血发作
   E. 蛛网膜下腔出血

83. 早期乳腺癌当前治疗首选的方法是
   A. 放射治疗
   B. 早期手术
   C. 激素治疗
   D. 化学治疗
   E. 免疫疗法

84. 医师跨省调动工作，需申请办理变更执业注册手续时，应
   A. 向原注册管理部门申请
   B. 到准予注册的卫生健康主管部门办理
   C. 向原或拟执业地任何一个注册管理部门申请
   D. 先向原注册管理部门申请，再向拟执业地注册管理部门申请
   E. 先向拟执业地注册管理部门申请，再向原注册地管理部门申请

85. 原发性肝癌转移的最常见部位是
   A. 肝内
   B. 肺
   C. 左锁骨上淋巴结
   D. 骨
   E. 腹腔内种植

86. 下述术式属于无张力疝修补术的是
   A. 利用人工合成材料进行的疝修补术
   B. Ferguson法
   C. McVay法
   D. Halsted法
   E. Bassini法

87. 男，20岁。突发右侧胸痛伴气短1天入院。体检示右胸叩诊呈鼓音。该患者最可能出现的胸部X线片表现是
   A. 膈疝
   B. 气胸
   C. 少量胸腔积液
   D. 肺气肿
   E. 巨大肺大疱

88. 女，40岁。乳晕旁1cm圆形肿物，活动、边界清，挤压肿物，乳头溢出血性液体。最可能的诊断是
   A. 乳腺囊性增生病
   B. 乳管内乳头状瘤
   C. 乳腺癌早期
   D. 乳房纤维腺瘤
   E. 乳腺脓肿

89. 男孩，3岁。右腹股沟部出现可复性包块1年，此次因哭闹伴呕吐6小时就诊。查体：右侧阴囊内肿块，肿块呈蒂状延至腹股沟部，有触痛，不能回纳。诊断首先考虑
   A. 腹股沟直疝
   B. 腹股沟斜疝嵌顿
   C. 股疝
   D. 滑动性疝
   E. 右侧睾丸扭转

90. 男，35岁。车祸导致股骨干中段骨折，最佳的固定方法是
   A. 梅花形髓内钉内固定
   B. 交锁髓内钉内固定
   C. 钢板螺丝钉内固定
   D. 外固定架
   E. 三翼钉内固定

91. 女，45岁。左胫腓骨下1/3开放性骨折，行清创缝合石膏固定治疗。3个月后局部仍有压痛，X线片显示骨折线尚存在，有少量外骨痂，骨折对位良好。下列导致骨折延迟愈合或不愈合的主要因素是
   A. 年龄大
   B. 开放性骨折
   C. 骨折部血液供应差
   D. 软组织损伤
   E. 石膏固定

92. 男孩，4岁。家长在给其穿衣服时牵拉左腕，患儿突然大哭，出现左肘功能障碍，左手不肯拿取玩具。查体：肘关节略屈曲，桡骨头外有压痛。最可能的诊断是
   A. 左肘关节脱位
   B. 左肱骨髁上骨折
   C. 左肱骨内髁撕脱骨折
   D. 左肱骨外髁撕脱骨折

E. 左桡骨头半脱位

93. 男,52岁。平时常有头痛、头晕、视物模糊,今转头时突然跌倒。经检查后临床诊断为颈椎病,其最可能的类型是
   A. 神经根型
   B. 脊髓型
   C. 交感型
   D. 椎动脉型
   E. 混合型

94. 女,22岁。急性阑尾炎并腹膜炎术后6天,腹部胀痛不适,呈持续性,伴恶心、呕吐,排便排气消失。腹部检查见全腹膨胀,未见蠕动波,肠鸣音消失,全腹均有压痛、轻度反跳痛。腹部平片见小肠及结肠均有充气及液平面。据此拟诊断为
   A. 急性机械性低位小肠梗阻
   B. 急性完全性机械性小肠梗阻
   C. 急性机械性高位小肠梗阻
   D. 急性不完全性结肠梗阻
   E. 麻痹性肠梗阻

95. 男,28岁。肛周疼痛3天入院,排便时加重。查体:肛周局部压痛,有波动感。血常规示WBC 10.9×10⁹/L。首选的治疗方法为
   A. 无须治疗,观察随访
   B. 对症止痛、镇静
   C. 大剂量抗生素静脉滴注
   D. 高锰酸钾坐浴
   E. 于压痛明显处穿刺抽取脓液,证实后行手术切开引流

96. 患者因胸部受伤就诊入院,吸氧后呼吸困难无好转,有发绀、休克。查体:左胸饱满,气管向右移位,左侧可触及骨擦音,叩之鼓音,听诊呼吸音消失,皮下气肿明显。诊断首先考虑的是
   A. 肋骨骨折
   B. 张力性气胸
   C. 肋骨骨折并张力性气胸
   D. 心脏压塞
   E. 闭合性气胸

97. 男,58岁。无痛性肉眼血尿8个月。膀胱镜检查提示膀胱三角区有3 cm团块;双合诊检查:肿物坚硬,诊断为肌层浸润性膀胱癌。患者一般情况良好,最佳的治疗方案是
   A. 回肠膀胱术
   B. 全身化疗
   C. 膀胱部分切除术
   D. 姑息性膀胱切除
   E. 膀胱全部切除及回肠通道术

98. 男,31岁。发现左侧阴囊软性肿块2年,平时无不适,卧位不消失。结婚4年未育。查体:左侧阴囊明显松弛下垂,似蚯蚓团块状物清晰可见,触之柔软,透光试验(—)。精液常规提示弱精症。目前首选的手术治疗方法是
   A. 经腹股沟入路精索内静脉高位结扎

B. 经腹股沟后入路精索内静脉高位结扎
C. 腹腔镜精索静脉高位结扎术
D. 中医药治疗联合腹腔镜精索静脉高位结扎术
E. 显微镜下精索静脉结扎术

99. 男,35岁。因十二指肠球部溃疡行胃大部切除术后6年,出现上腹部不适、反酸。可以除外下列哪项诊断
   A. 溃疡复发
   B. 反流性胃炎
   C. 应激性溃疡
   D. 残胃慢性胃炎
   E. 残胃癌

100. 男,60岁。近2个月出现餐后不久上腹痛、反酸、嗳气,制酸治疗无效。近1个月反复呕吐,呕吐物为酸酵呕宿食。最可能的疾病是
   A. 慢性胃体炎并幽门梗阻
   B. 慢性胃窦炎并幽门梗阻
   C. 胃体溃疡并幽门梗阻
   D. 幽门管溃疡并幽门梗阻
   E. 巨大溃疡

101. 女,28岁。持续性脐周痛并阵发性加剧,伴肛门停止排便排气5天,病后呕吐食物。查体:一般情况良好,体温37.5℃,脉搏60次/分,血压120/84 mmHg;腹部轻度膨隆,无明显压痛,未扪及肿块,肠鸣音亢进,偶闻气过水声。3年前有过剖宫产史。首先考虑的诊断是
   A. 粘连性肠梗阻
   B. 肠套叠
   C. 小肠扭转
   D. 蛔虫性肠梗阻
   E. 乙状结肠扭转

102. 男,25岁。8小时前被汽车撞伤腹部,腹痛逐渐加重,并伴有恶心、呕吐、腹胀。血压110/70 mmHg,腹膨隆,全腹压痛、反跳痛及肌紧张,肠鸣音消失。首先考虑为
   A. 腹壁软组织严重挫伤
   B. 腹内空腔脏器破裂
   C. 腹内实质脏器破裂
   D. 腹腔内出血伴失血性休克
   E. 腹内脏器挫伤

103. 男,32岁。肛门胀痛并逐渐加重,伴畏寒发热3天。查体:左侧肛周皮肤稍红,指诊发现距肛门4 cm左侧偏后处有明显压痛、肿胀。首先应考虑的是
   A. 骨盆间隙直肠脓肿
   B. 直肠壁内脓肿
   C. 肛门周围脓肿
   D. 坐骨肛管间隙脓肿
   E. 括约肌间脓肿

104. 男,28岁。腰痛、僵硬,逐渐出现驼背,X线片见骶髂关节模糊,间隙消失。最可能的诊

断是
- A. 慢性腰扭伤
- B. 腰肌劳损
- C. 腰椎结核
- D. 腰椎间盘突出症
- E. 强直性脊柱炎

105. 男,41岁。突发呕血不止,面色苍白,烦躁,出冷汗。此时应作何处理
- A. 口服去甲肾上腺素
- B. 口服止血药物
- C. 建立静脉通道,快速输血、补液
- D. 肌注立止血
- E. 手术止血

106. 男,34岁。发热2天,伴咳嗽、咳痰。X线片如图,应诊断为
- A. 正常胸部X线片
- B. 右下肺癌
- C. 右下肺胸腔积液
- D. 右下肺结核
- E. 右下叶肺炎

107. 男,35岁。车祸伤。查体:BP 180/100 mmHg,HR 64次/分。躁动,左瞳孔5 mm,对光反应消失。头部CT检查示左额硬脑膜下血肿,血肿量约40 mL,中线明显向右移位。该病例最佳的处理方案是
- A. 保守治疗
- B. 立即开颅清除血肿及去骨瓣减压
- C. 脑室外引流
- D. 加大脱水药剂量
- E. 腰池外引流

108. 男,32岁。既往健康,有烟酒嗜好。1年前发现左上肢"红线",伴肿硬、压痛。5个月前感觉右下肢凉、怕冷、麻木,行走200 m出现小腿疼痛。近1个月症状加重,出现夜间疼痛。查体:右下肢发绀,皮温凉,右股动脉弹性好,足背胫后动脉搏动未触及。诊断应考虑为
- A. 动静脉瘘
- B. 下肢静脉曲张
- C. 动脉硬化闭塞症
- D. 血栓闭塞性脉管炎
- E. 下肢深静脉血栓形成

109. 女孩,10岁。1周前患上呼吸道感染,1天来全腹痛。查体:体温38℃,全腹压痛,轻度肌紧张,肠鸣音消失。腹腔穿刺抽出5 mL稀薄无臭味脓液,诊断应考虑
- A. 消化性溃疡穿孔
- B. 胆囊穿孔
- C. 原发性腹膜炎
- D. 急性胰腺炎
- E. 阑尾炎穿孔

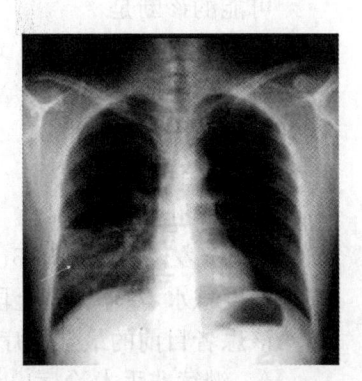

110. 男,42岁。因进油腻食物并饮白酒500 g后,出现剧烈上腹痛4小时就诊。上腹部及左上腹仅有轻度深压痛。此时,最合适的检查项目是
- A. 血淀粉酶测定
- B. 尿淀粉酶测定
- C. 血常规
- D. 尿三胆及胆红素
- E. 谷丙转氨酶测定

111. 男,25岁。不慎从汽车上摔下,左侧第10、11、12肋骨折,未发现其他损伤,2天后出院。出院后第5天患者主诉剧烈腹痛,且进入休克状态。考虑该患者的诊断是
- A. 肠穿孔
- B. 延迟性脾破裂
- C. 肾出血
- D. 血胸
- E. 食管贲门黏膜撕裂综合征

112. 男,19岁,学生。右股骨下端疼痛3个月,夜间尤甚。查体:右股骨下端偏内侧局限性隆起,皮温略高,皮肤浅静脉怒张,明显压痛,膝关节运动受限。X线检查:股骨下端溶骨性骨破坏,可见Codman三角。诊断为
- A. 软骨肉瘤
- B. 纤维肉瘤
- C. 骨肉瘤
- D. 骨巨细胞瘤
- E. 尤因肉瘤

113. 男,32岁。不慎从高处坠落,引起骨盆骨折及股骨开放性骨折,伤口大量出血。现场急救治疗首先应进行
- A. 抗休克
- B. 下肢临时固定
- C. 清创缝合
- D. 加压包扎止血
- E. 骨折复位

114. 男,30岁。肝区钝痛、低热、乏力3个月。有血吸虫疫水接触史,偶饮酒。查体:肝肋下2 cm,质硬。HBsAg(+),ALT 60 U/L,A/G为3.1:3.0,AFP先后两次检测的结果分别为200 μg/L和400 μg/L。诊断首先应考虑的是
- A. 慢性活动性肝炎
- B. 肝炎后肝硬化
- C. 血吸虫病肝纤维化
- D. 酒精性肝硬化
- E. 肝炎后肝硬化合并原发性肝癌

115. 男,36岁。右上腹阵发性绞痛伴寒战、发热20小时。查体:体温39.0℃,巩膜轻度黄染,右上腹压痛及轻度肌紧张。血常规:WBC 18.4×10⁹/L。首选的辅助检查方法是
- A. 经皮肝穿刺胆管造影(PTC)
- B. 磁共振胰胆管造影(MRCP)
- C. 经内镜逆行胰胆管造影(ERCP)

D. 腹部B超检查
E. 静脉胆道造影

116. 男,38岁,矿工。井下作业时发生塌方砸伤背部,当即倒于地,下肢无力不能行走。考虑可能有脊柱骨折,正确的搬运方法是
   A. 一人用一手抱颈,另一手抱腿放于担架上
   B. 两人将其躯干成一体滚动至木板上
   C. 两人架其上肢,助其走上担架车
   D. 一人抬头,另一人抬足放于木板上
   E. 三人分别抬其头和两腿放于担架上

117. 女,52岁。发现左乳房包块3个月。检查发现左乳外上象限有一肿块,约3.0cm×2.5cm大小,表面不光滑,质硬,边界不清楚,活动度小,无明显触痛。同侧腋窝可触及肿大、质硬的淋巴结。为明确肿块性质,最好采取的检查是
   A. 红外线摄影
   B. 钼靶X线摄影
   C. 超声检查
   D. 切除活检
   E. 切取少量活检

118. 女,28岁。腹痛10小时。起初上腹痛伴恶心、呕吐,之后局限在右下腹,呈持续性痛伴阵发性加剧。1小时前腹痛从右下腹扩散到全腹,发热。查体:T 39.1℃,急性病容,全腹肌紧张,压痛、反跳痛均(+),以右下腹最明显。血常规:WBC 19.1×10⁹/L,N 0.91。考虑病情变化的主要解剖学基础是
   A. 阑尾动脉为终末血管,出现梗死缺血坏死
   B. 阑尾黏膜内有丰富的淋巴系统,出现肿胀梗阻
   C. 阑尾蠕动慢而弱,进入的残渣和粪便嵌顿引起坏死
   D. 阑尾在盲肠的开口处狭小,出现阻塞
   E. 阑尾长,阑尾系膜短,出现扭转坏死

119. 男,40岁。因左肾结石入院,行左肾盂切开取石术,术中顺利取出结石。术后1周,患者出现高热,体温39.6℃,血压正常,但腰痛加剧,有肌紧张。血常规示WBC 18×10⁹/L,N 90%,尿常规示WBC(++)/HP。下列可能性最大的是
   A. 继发急性肾盂肾炎
   B. 术后继发性肾脏出血
   C. 急性膀胱炎
   D. 继发肾周感染
   E. 急性肾小球肾炎

120. 女,28岁。胃纳好,体重明显下降且有心悸、乏力。查体:脉搏110次/分,眼球凸出,甲状腺弥漫性肿大,无杂音。符合下列哪一种疾病
   A. 高功能腺瘤
   B. 淋巴性甲状腺肿
   C. 原发性甲状腺功能亢进症
   D. 结节性甲状腺肿继发亢进症
   E. 甲状腺功能减退症

121. 女,62岁。剑突下持续性胀痛10小时,恶心、呕吐,伴有寒战、发热。过去有类似发作并伴黄疸史,曾诊断为传染性肝炎。查体:神志淡漠,体温39.8℃,血压75/55mmHg,脉搏120次/分,剑突下压痛,肝区叩击痛。白细胞计数28×10⁹/L,N 92%,血清淀粉酶160 U/L(Somogyi法)。诊断首先应考虑的是
   A. 急性胰腺炎
   B. 胆道蛔虫病
   C. 急性胆囊炎,胆石症
   D. 急性梗阻性化脓性胆管炎
   E. 溃疡病穿孔

122. 男孩,11岁。因体格检查发现心脏杂音就诊。血压105/75mmHg,胸骨左缘未扪及震颤,在左侧第2肋间闻及Ⅱ~Ⅲ级收缩期喷射性杂音,P₂亢进。胸片示梨形心脏,右心房、右心室增大,肺动脉段饱满,主动脉结小,肺纹理增多。ECG示电轴右偏,V₁呈rsR'型。最可能的诊断是
   A. 室间隔缺损
   B. 房间隔缺损
   C. 动脉导管未闭
   D. 法洛四联症
   E. 肺动脉狭窄

123. 男,37岁。左肾绞痛3天,经应用解痉药后好转。排泄性尿路造影:双肾显示好,左肾有轻度积水,左输尿管上段有结石0.9cm×0.8cm大小。非手术治疗2周,结石下移1cm。该患者目前的最佳治疗是
   A. 继续非手术治疗
   B. 肾镜取石
   C. 体外冲击波碎石
   D. 输尿管镜取石
   E. 输尿管切开取石

124. 女,48岁。阵发性腹痛逐渐加重伴恶心、呕吐3天。查体:轻度腹胀,明显肠型,全腹轻压痛。左侧腹股沟区可见一直径约5cm的半球形包块,压痛显著,不活动,表面尚光滑。X线腹部平片显示腹部多个液气平面。最可能的诊断是
   A. 寒性脓肿继发感染
   B. 嵌顿性直疝
   C. 急性淋巴结炎
   D. 嵌顿性股疝
   E. 粘连性肠梗阻

125. 男,35岁。右大腿被砸伤,当即不能站立,局部剧痛。下列哪种检查最安全、迅速、无痛,还可判断有无骨折
   A. 移动式小型X线机照相
   B. 检查有否骨擦音
   C. 检查有否异常活动
   D. 听诊骨传导音是否减弱
   E. 有否纵向压痛

126. 男,28岁。无意中发现甲状腺肿块15天,近3天来似增大。⁹⁹ᵐTcO₄核素扫描示"冷结节",碘甲状腺扫描示冷结节处有放射性浓聚,甲状腺B超检查结果为实质性肿块。最可

能的诊断是

A. 单纯性甲状腺肿

B. 青春期甲状腺肿

C. 甲状腺腺瘤并发囊内出血

D. 结节性甲状腺肿

E. 甲状腺癌

127. 男,26岁。尿急、尿痛伴尿道口脓性分泌物2天就诊,分泌物涂片检查发现白细胞内大量革兰阴性双球菌。患者很可能是下列哪项诊断

A. 淋菌性尿道炎

B. 非淋菌性尿道炎

C. 急性前列腺炎

D. 精囊炎

E. 尿路感染

128. 男,40岁。右腹股沟区可回复性肿块1年,不可纳入7小时,触痛,行急诊手术。在判断嵌顿肠管是否发展成绞窄疝时,下列错误的依据是

A. 肠壁失去弹性

B. 肠壁失去光泽

C. 肠壁失去完整性

D. 肠壁失去蠕动

E. 肠系膜动脉搏动消失

129. 男孩,1岁。诊断为右侧睾丸鞘膜少量积液,最佳处理方案是

A. 睾丸鞘膜翻转术

B. 观察

C. 药物治疗

D. 立即引流

E. 穿刺抽吸

130. 男,69岁。既往有冠心病、心房颤动史多年。因突发腹痛3小时伴恶心、呕吐就诊,腹痛呈持续性,剧烈,不能忍受。查体:血压140/70 mmHg,心率98次/分,律不齐,腹平软,腹部有散在压痛,无反跳痛及肌紧张,肠鸣音稍活跃,移动性浊音阴性。予哌替啶100 mg肌注后腹痛仍无缓解。以下哪项检查对诊断最有帮助

A. 腹部B超

B. 腹部CT

C. 选择性腹部血管造影

D. 纤维胃镜

E. 纤维结肠镜

131. 男孩,10岁。左膝外伤后当晚出现寒战、高热,短暂谵妄。查体:T39.6℃,左膝局部肿胀、疼痛明显,浮髌试验阳性。实验室检查:血 WBC 14.0×10^9/L, N 0.85, ESR 75 mm/h。X线检查未见明显异常。首先考虑的诊断是

A. 恶性骨肿瘤

B. 类风湿关节炎

C. 急性骨髓炎

D. 关节结核

E. 急性化脓性膝关节炎

132. 男,17岁。洗浴时无意中触及右大腿下端内侧硬性突起,无疼痛,膝关节运动良好。最可能的是下列哪项诊断

A. 软骨瘤

B. 骨软骨瘤

C. 骨巨细胞瘤

D. 骨囊肿

E. 骨化性肌炎

133. 男,45岁。反复发作吞咽困难20年,持续加重不缓解3个月,体重下降5 kg。钡餐检查示食管体部明显扩张,贲门部呈"鸟嘴"样狭窄,食管镜检查见贲门口狭窄,镜身不能通过。诊断上首先应考虑

A. 食管癌

B. 贲门溃疡狭窄

C. 贲门失弛缓症晚期

D. 继发贲门癌

E. 幽门梗阻

134. 男,60岁。体重70 kg,胰十二指肠切除术后,体温40℃,因体温升高致使每天增加的补液量约为

A. 500 mL

B. 1 000 mL

C. 1 500 mL

D. 2 000 mL

E. 2 500 mL

135. 女,42岁。右乳房内肿块4 cm×3 cm大小,皮肤略回缩,基底不固定,右腋下触及2.5 cm×1.5 cm活动的淋巴结2个,质硬,病理证实为乳腺癌淋巴结转移。按国际标准分期,应属于

A. $T_2N_1M_0$

B. $T_1N_1M_0$

C. $T_3N_1M_0$

D. $T_3N_3M_0$

E. $T_3N_2M_0$

136. 女,29岁。左大腿下段被机器砸伤。X线片提示股骨下1/3骨折。该处骨折易造成

A. 股动脉损伤

B. 腘动脉损伤

C. 皮神经损伤

D. 股骨头缺血性坏死

E. 坐骨神经损伤

137. 男,72岁。平素体健。因摔伤致右侧股骨颈头下骨折,X线片提示骨折有移位,较恰当的治疗是

A. 三刃钉内固定

B. 粗隆间截骨术

C. 皮牵引

D. 人工股骨头置换术
E. 不需特殊治疗,卧床休息

138. 患儿因脑积水颅内压增高入院,后突然出现剧烈头痛、呕吐后昏迷。此时最有效的措施是
A. 紧急行气管插管术
B. 紧急行气管切开术
C. 立即行侧脑室穿刺外引流术
D. 快速输20%甘露醇溶液
E. 急诊行开颅减压术

139. 女,64岁。腹部隐痛伴大便习惯改变5个月,并有腹胀,停止排气、排便4天。查体:腹膨隆,全腹压痛,无反跳痛和肌紧张,肠鸣音活跃。临床诊断为急性机械性肠梗阻,乙状结肠癌。目前最适宜的治疗措施是
A. 胃肠减压,静脉补液,继续观察72小时
B. 急诊行横结肠造口术
C. 急诊行乙状结肠切除、降结肠直肠端端吻合术
D. 急诊行乙状结肠癌根治术
E. 急诊行末段回肠造口术

140. 女,52岁。头外伤致右额颞硬脑膜下血肿,行开颅血肿清除及去骨瓣减压术,术后4小时出现左侧瞳孔散大至4mm。下列哪项是该病例最佳的处理方案
A. 立即行左侧开颅探查
B. 立即脱水后复查头颅CT
C. 脑室外引流
D. 保守治疗
E. 观察

141. 某医师给住院患者开具了药物医嘱后,很快发现自己的医嘱有误,但判断其不会给患者造成严重后果。此时该医师的最佳做法是
A. 失误不会造成严重后果,可隐瞒以避免纠纷
B. 不告知患者失误的实情,后续治疗中适当弥补
C. 不告知其他人,对患者进行密切观察
D. 纠正医嘱,并对出现的失误予以积极补救
E. 先不告知患者,若其知晓再为自己的失误辩护

142. 男,50岁。吸烟30年。咳嗽伴声音嘶哑3个月,右锁骨上窝触及一个肿大的淋巴结,质硬、无压痛。该患者最可能的诊断是
A. 喉炎
B. 肺癌
C. 胃癌
D. 鼻咽癌
E. 肺结核

143. 女,34岁。车祸伤及左胸2小时,诉呼吸困难。查体:口唇发绀,左前胸未见反常呼吸运动,肿胀压痛明显,左肺呼吸音降低,胸部X线片示左侧第8、9肋骨后端骨折。下列处理哪项不宜
A. 清除呼吸道分泌物
B. 镇静止痛

C. 应用抗生素
D. 电视胸腔镜下固定肋骨
E. 胸带固定

144. 女孩,5岁。因发现心脏杂音4年来诊。查体:胸骨左缘2~3肋间可闻Ⅳ级粗糙SM,向上传导,可及震颤,P₂减弱。心电图示右心室肥厚。初步诊断为
A. 房间隔缺损
B. 室间隔缺损
C. 主动脉瓣狭窄
D. 肺动脉瓣狭窄
E. 三尖瓣关闭不全

145. 男,30岁。因肠系膜血管缺血性疾病行小肠近全切除术后2个月,术后第2天开始接受全胃肠外营养支持治疗。关于肠外营养的技术性并发症,最严重的是
A. 神经损伤
B. 空气栓塞
C. 血胸
D. 气胸
E. 胸导管损伤

146. 男,75岁。排尿困难10年,一直按前列腺增生治疗。近2周来出现终末血尿。直肠指检:前列腺有不规则质硬结节,高度怀疑为前列腺癌。为明确诊断,需做下列哪项检查
A. 盆腔CT检查
B. 血清前列腺特异性抗原(PSA)检查
C. 经会阴前列腺穿刺活检
D. 经直肠前列腺超声检查
E. 经腹部前列腺超声检查

147. 男,56岁。肝硬化患者,经常出现上消化道大出血,考虑存在食管胃底静脉曲张,拟通过外科手术解决。外科治疗门静脉高压症的重点是
A. 预防上消化道出血
B. 改善肝功能
C. 解决全血减少
D. 减轻黄疸
E. 消除腹水

148. 女,53岁。终末期肝病行肝移植术后进行性少尿,直至无尿、氮质血症伴代谢性酸中毒。针对其可能出现的最紧急并发症,应首先采取下列哪项治疗措施
A. 大剂量利尿药物冲击利尿
B. 严格限制入量,宁少勿多
C. 静脉营养支持,高蛋白质、高热量、高维生素
D. 应用蛋白合成激素
E. 防止并及时纠正高钾血症

149. 女,26岁。全腹胀3个月,低热1个月,盗汗不明显。查体:右上腹触及不易被推动、边缘不整的肿块,有压痛。考虑最可能的疾病是
A. 胆囊肿大伴炎症
B. 肝结核

C. 结核性腹膜炎
D. 肾结核
E. 肾囊肿

150. 男,40岁。头部摔伤2小时,头部CT平扫结果如图,应诊断为 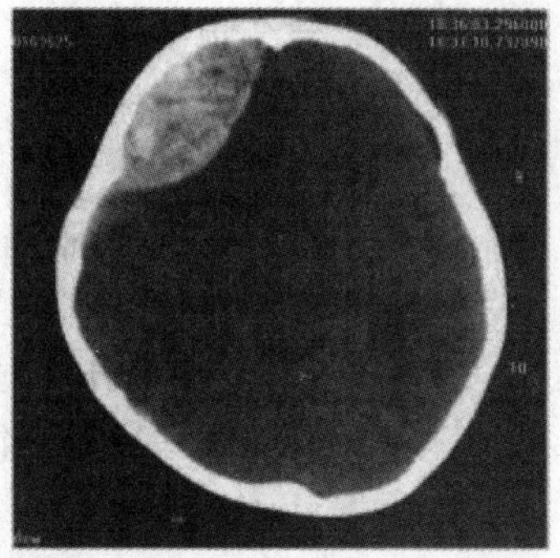
A. 脑出血
B. 颅骨骨折
C. 基底节出血
D. 右侧额叶硬脑膜下血肿
E. 右侧额叶硬脑膜外血肿

151. 女,65岁。发现左乳肿块约5cm×6cm大小,与皮肤有粘连,活动度好,左腋下触及肿大淋巴结。腰椎摄片发现L_1、L_2有骨质破坏症状。该患者首先考虑的诊断为
A. 乳腺结核
B. 乳腺囊性增生病
C. 乳房纤维腺瘤
D. 乳腺癌
E. 乳房肉瘤

152. 男,30岁。外伤后,下列最支持骨盆骨折诊断的体征是
A. 下肢短缩
B. 骨盆分离挤压试验阳性
C. Thomas征阳性
D. 局部肿胀,皮下淤血
E. 直腿抬高试验阳性

153. 女,50岁。车祸致腹部损伤3小时,伤后腹痛、腹胀。在急诊室非手术治疗观察期间,最重要的措施是
A. 便常规的动态监测
B. 全面了解损伤经过
C. 腹部X线检查
D. 盆腔B超的动态检查
E. 严密观察腹部体征的变化

154. 男,70岁。便秘半年后逐渐大便变细,近4个月来出现反复脓血便,3~4次/天,经治疗稍缓解。5天前开始不排便,伴呕吐,不能进食。查体:全腹胀,对称,肠鸣音不亢进,腹部未扪及肿块,肛查未扪及肿块。结肠镜检:距肛门10cm可见环形狭窄,呈菜花样外观,肠镜不能通过。最可能的诊断是
A. 直肠癌
B. 直肠多发性息肉
C. 血吸虫病肉芽肿
D. 溃疡性结肠炎
E. 直肠炎性瘢痕狭窄

155. 女,56岁。主诉劳累后左腰部不适5年,无血尿、尿频、尿急和尿痛病史。B超显示左肾盂积水,同侧输尿管未见扩张。IVP显示左肾盂中度积水,未见充盈缺损,肾盂输尿管连接部略狭窄,右肾及输尿管正常。该患者最合理的治疗为
A. 永久性左肾穿刺造瘘保护肾功能
B. 随访观察
C. 行左肾盂输尿管连接部成形术
D. 行左肾切除术
E. 留置输尿管支架管并定期更换

156. 男婴,6个月。右睾丸未下降至阴囊内,查右阴囊空虚,未触及睾丸,左侧发育正常。对该患儿应采取的治疗措施是
A. 现用绒毛膜促性腺激素治疗
B. 等到1岁仍不下降用绒毛膜促性腺激素治疗
C. 右睾丸切除
D. 右睾丸牵引固定
E. 睾酮治疗

157. 男,32岁。右肾绞痛后尿闭1天。腹部平片可见双侧输尿管中部各有结石一枚,约1cm大小,左肾内还有鹿角形结石。急诊处理应先采用
A. 服中药排石
B. 中西医结合解痉排石
C. 膀胱镜下输尿管插管缓解肾功能,引流尿液
D. 利尿药物应用
E. 立即手术输尿管切开取石

158. 男,28岁。左股骨中1/3短斜骨折,最好选用的治疗方法为
A. 手法复位,膝关节小夹板固定
B. 手法复位,单侧髋人字石膏固定
C. 皮肤牵引小夹板固定
D. 双边外固定器固定
E. 切开复位内固定

159. 男孩,16岁。阑尾炎穿孔术后持续发热2周。右上腹及右肋缘下疼痛,并向右肩部放射,摄片示右侧胸腔积液。诊断最可能为
A. 腹腔感染
B. 右膈下脓肿
C. 右肺部感染
D. 阑尾残株炎
E. 肠间脓肿

160. 男,45岁。因结节性甲状腺肿行双侧甲状腺次全切除术,术后第2天出现声音嘶哑。考虑原因为
A. 喉返神经损伤
B. 甲状腺功能低下
C. 气管损伤
D. 交感神经损伤
E. 甲亢危象

161. 男,30岁。因爆炸伤后昏迷不醒5小时来急诊。查体:体温39℃,脉搏110次/分,呼吸30次/分,血压105/83mmHg,浅昏迷,GCS计分为8分,左额部头皮伤口长约4cm,有血

性液体外流及碎块脑组织溢出,双瞳孔等大。首选的检查是
A. 头颅 X 线片
B. 头颅超声检查
C. 颅内压监测
D. MRI
E. 头颅 CT

162. 男,45 岁。对于颅内压增高的昏迷患者,出现上呼吸道梗阻应最先采取的措施是
A. 吸氧
B. 胃肠减压
C. 气管插管
D. 应用呼吸兴奋剂
E. 加强翻身、拍背、吸痰

163. 女,45 岁。上腹痛1天伴恶心、呕吐,2小时前出现全腹痛。查体:右下腹压痛、反跳痛、腹肌紧张,结肠充气试验阳性。血白细胞 $24×10^9/L$。最可能的诊断为
A. 急性胰腺炎
B. 急性胆囊炎
C. 上消化道穿孔
D. 急性阑尾炎穿孔
E. 右侧输尿管结石

164. 男,50 岁。无痛性肉眼血尿伴血块2年,尿中找到癌细胞。首先考虑的肿瘤是
A. 肾母细胞瘤
B. 前列腺癌
C. 膀胱癌
D. 尿道癌
E. 肾血管平滑肌脂肪瘤

165. 男,41 岁。上腹部不适3年。胃镜检查为胃窦癌。术中探查为胃窦癌,约 4 cm×4 cm 大小,活动,左肝外叶有一转移结节约 2 cm。手术方法最恰当的是
A. 胃、空肠吻合术
B. 不做任何处理,关腹
C. 姑息性胃大部切除,腹腔放置化疗药物
D. 姑息性胃大部切除,胃网膜行动脉置管化疗
E. 根治性胃大部切除,左肝外叶局部切除

166. 女,45 岁。偶然发现左乳房肿物2周,肿物无压痛,未见明显增大。既往有结核病史,月经规律。查体:左乳房外上象限有 2 cm×1.5 cm×1.5 cm 大小肿物,质中,无压痛,表面不光滑,边界不清楚,活动度尚可,与局部皮肤有少许粘连。左腋下可扪及1枚约 1 cm 的肿大淋巴结。该患者最可能的诊断是
A. 乳腺囊性增生病
B. 乳管内乳头状瘤
C. 乳腺脓肿
D. 乳腺癌
E. 乳房结核

167. 男,62 岁。乏力、消瘦伴大便习惯改变半年,肝区隐痛3个月。B超示肝右叶多发实性占位病变。应首先建议患者做哪项检查
A. 肝脏核素扫描
B. 胃镜
C. 纤维结肠镜
D. 上消化道造影
E. 肝动脉造影

168. 男,58 岁。右上腹胀痛1个月,体检时发现肝脏于右肋下约 5 cm 可被触及,少量腹腔积液,体重下降 8 kg。既往有乙型肝炎病史。辅助检查:血红蛋白 60 g/L,白细胞 $1.8×10^9/L$,血小板 $4.1×10^9/L$,胆红素 102 μmol/L,碱性磷酸酶 18 U/L(布氏),甲胎蛋白 1320 μg/L,大便隐血试验(+)。目前最可能的诊断为
A. 慢性胆囊炎急性发作
B. 慢性肝炎复发
C. 肝脓肿并胆道出血
D. 晚期肝癌
E. 胆石症并胆道感染

169. 女,30 岁。里急后重伴排便不尽感2个月,粪便带血1个月。肛门可见可复性肿物,直肠指检:于直肠侧壁触及柔软光滑、有蒂的包块。对于诊断最有意义的检查是
A. 腹部 B 超
B. 直肠镜
C. 下消化道 X 线钡剂造影
D. 腹部 CT
E. 粪便隐血试验

170. 男,52 岁。起床时突感头晕、心悸,右上腹部剧痛3小时入院。查体:贫血貌,体温 36.9℃,血压 70/50 mmHg,右上腹有压痛、反跳痛。血红蛋白 40 g/L,白细胞 $10.2×10^9/L$。最可能的诊断为
A. 胃、十二指肠溃疡穿孔
B. 伤寒肠穿孔
C. 胆囊炎穿孔
D. 肝癌破裂出血
E. 慢性胰腺炎急性发作

171. "献血大王"张某,在过去7年间,献血总量已达 5 600 mL。快满 50 周岁的张某自述,如果身体一直保持健康状态,在他满 55 周岁以前,还可以争取无偿献血
A. 7 次
B. 8 次
C. 9 次
D. 10 次
E. 11 次

172. 女,62 岁。干咳、呼吸困难2周,逐渐加重,现不能平卧,无发热。查体:R 24 次/分,BP 85/70 mmHg,端坐位,颈静脉怒张,双肺呼吸音减弱,心浊音界向两侧扩大,心率 108 次/分,律齐,心音低而遥远,心脏各瓣膜区未闻及杂音,奇脉。心电图:窦性心动过速,各导联 QRS 波低电压。拟行心包穿刺,下列说法正确的是
A. 术中、术后均需密切观察呼吸、血压、脉搏等变化

B. 发现抽出液体为鲜血时,应进一步抽吸,然后将液体送检
C. 术前1小时可服可待因0.03 g
D. 首次抽液可达500 mL
E. 术前不用进行心脏超声检查

173. 女,68岁。因大便带血并便形改变半年入院,入院诊断为直肠癌。为确定治疗方案,应行的最适宜检查是
A. 钡剂灌肠
B. 胸腹盆增强CT
C. 全消化道钡餐造影
D. 腹部超声
E. 腹部MRI

174. 女,40岁。右乳腺癌改良根治术后,腋窝淋巴结20枚中有2枚发生癌转移,诊断为浸润性导管癌,直径1.5 cm,ER和PR检测均阴性。首选的辅助治疗方法是
A. 骨髓移植
B. 胸壁和腋窝放疗
C. 化疗
D. 口服他莫昔芬
E. 双侧卵巢切除术

175. 女,25岁。双侧乳房胀痛1年,并触及不规则乳房肿块,伴触痛,月经后症状有所好转。最可能的诊断为
A. 乳房纤维腺瘤
B. 急性乳腺炎
C. 乳腺癌
D. 乳管内乳头状瘤
E. 乳腺囊性增生病

176. 男,68岁。下楼时不慎摔伤右髋部,查体示右下肢短缩、外旋50°畸形,右髋肿胀不明显,但有叩痛。该患者最易发生哪项并发症
A. 脂肪栓塞
B. 坐骨神经损伤
C. 髋内翻畸形
D. 股骨头缺血性坏死
E. 髋关节周围创伤性骨化

177. 女婴,11个月。体检时在胸骨左缘第2肋间闻及Ⅲ级左右的粗糙、连续机器样杂音,向颈部、锁骨下传导,可触及震颤。胸部X线片示肺血管影增多,左心房、左心室增大,主动脉弓增大,肺动脉段突出。此患儿的诊断是
A. 法洛四联症
B. 室间隔缺损
C. 肺动脉狭窄
D. 房间隔缺损
E. 动脉导管未闭

178. 男,45岁。患者左胸于4小时前被自行车把手撞击,出现胸痛、胸闷、呼吸困难。查体:左肺呼吸音减弱。胸片:左肺压缩50%,左侧肋膈角锐利。为其进行胸腔穿刺时,下列叙述错误的是
A. 一般选择锁骨中线第2肋间为穿刺点
B. 紧贴着肋骨下缘进针
C. 穿刺时需防止空气进入胸膜腔
D. 如经反复吸引,左肺仍未复张,需置胸腔引流
E. 如经一次抽吸,胸腔内气体减少后又复增加,应作胸腔引流

179. 男,40岁。上腹被车撞伤2小时,面色苍白,烦躁,脉搏细弱,130次/分,血压60/40 mmHg。根据患者情况,下列哪项检查最有诊断意义
A. 立位腹平片
B. 血常规
C. 腹腔穿刺
D. 腹部B超
E. 全腹CT

180. 男,56岁。颈肩痛1个月,并向右手放射,右手拇指痛觉减弱,肱二头肌肌力弱。初步诊断是
A. 颈椎病
B. 肩周炎
C. 肩袖综合征
D. 臂丛神经炎
E. 颈部劳损

181. 女,30岁。车祸后4小时出现呼吸困难,右侧呼吸音消失,X线显示胸腔积液达肺门水平。胸腔闭式引流量第1小时为250 mL,第2小时为200 mL,第3小时为340 mL。考虑为
A. 进行性血胸
B. 血心包
C. 大量血胸
D. 少量血胸
E. 凝固性血胸

182. 男,42岁。3小时前突发中上腹剧烈疼痛,呈"刀割样"。查体:全腹胀,全腹有压痛、反跳痛,以剑突下偏右以及右下腹最明显,全腹肌紧张,移动性浊音(±)。对该患者初步考虑的诊断为
A. 急性胆囊炎
B. 急性肠炎
C. 急性胃十二指肠溃疡穿孔
D. 急性阑尾炎
E. 急性胰腺炎

183. 男,56岁。突发性右侧肢体瘫痪,1天后排黑粪2次。既往有高血压和糖尿病史5年。此次黑粪的原因很可能是
A. 食管癌
B. 胃癌
C. 胃溃疡
D. 急性胃黏膜病变
E. 胃底静脉曲张破裂出血

184. 男,38岁。右下胸撞伤后6小时,感上腹部疼痛,头晕。查体:BP 90/70 mmHg,P 110次/分,面色苍白,右腹部压痛、反跳痛、肌紧张较明显。X线透视示肝阴影扩大、右膈抬高。首先应考虑的诊断是
    A. 外伤性血气胸
    B. 肝破裂
    C. 右肾破裂
    D. 结肠肝区破裂
    E. 胃、十二指肠穿孔

185. 男,67岁。诊断为复发性腹股沟斜疝,下列比较适宜的手术方法是
    A. 单纯疝囊高位结扎术
    B. Bassini法
    C. Ferguson法
    D. McVay法
    E. 内环修补法

186. 女,42岁。发现甲状腺肿物1周。自诉有腹泻、心悸、脸面潮红等症状。检查发现肿物质硬,同侧有淋巴结肿大。最大的可能是
    A. 甲状腺高功能腺瘤
    B. 甲状腺乳头状癌
    C. 甲状腺滤泡状癌
    D. 甲状腺未分化癌
    E. 甲状腺髓样癌

187. 女,45岁。反复腹痛、发热、黄疸1年,近3天上述症状加重,出现高热、黄疸不退。入院体温40℃,脉搏120次/分,血压70/50 mmHg。该患者首选的治疗为
    A. 大剂量抗生素治疗感染后择期手术
    B. 全胃肠外营养后手术
    C. 立即手术
    D. 积极抗休克同时及早手术
    E. 应用血管收缩剂,血压升至正常后及早手术

188. 男,39岁。饱餐酗酒后出现上腹部持续性剧痛并向左肩、腰背部放射,伴恶心、呕吐,10小时后来院急诊。经检查诊断为急性胰腺炎。该患者的治疗策略不正确的是
    A. 胃肠减压,密切观察病情变化
    B. 镇痛解痉
    C. 补液、抗炎
    D. 抑制胰腺分泌
    E. 立即手术治疗

189. 男,59岁。排尿困难2年。2年来排尿困难逐渐加重,表现为尿线变细,尿滴沥。夜尿3～4次,无尿痛及肉眼血尿。直肠指检及B超诊断为前列腺增生。确定排尿梗阻程度的有效检查方法是
    A. CT
    B. MRI
    C. 膀胱镜
    D. 尿流率检查
    E. 残余尿测定

190. 男孩,10岁。从高处不慎跌下时上肢外展,手掌先着地,跌伤后肘部疼痛,功能障碍。检查肘部明显畸形,肘关节固定于半伸位,肘后隆起,皮下青紫,压痛明显。最可能的诊断是
    A. 尺骨鹰嘴骨折
    B. 肘关节后脱位
    C. 肘关节前脱位
    D. 伸直型肱骨髁上骨折
    E. 肘部挫伤

191. 男,43岁。开车10年。无诱因情况下出现双手无力半年,双下肢不灵活,行走时有踏棉花感,伴胸部束带感。既往有5年颈肩痛放射史。查体:C$_6$以下肌力减退,感觉障碍,双侧跟腱反射亢进,双侧Babinski征阳性。X线片示颈椎退行性变,椎间隙变窄硬化。对该患者应选择的治疗方法是
    A. 颈椎牵引
    B. 手术治疗
    C. 超短波理疗
    D. 按摩松解颈部
    E. 等CT检查后再定

192. 男,25岁,工人。骤然抬起重物时腰剧痛,继而右下肢麻痛,咳嗽时疼痛由臀部放到左足跟。查体:腰部有肌痉挛,活动受限并有侧弯现象,L$_{4\sim5}$间隙有明显按痛和叩痛。临床诊断最可能的是
    A. 腰椎骨折
    B. 腰椎脱位
    C. 蛛网膜下腔出血
    D. 腰椎间盘突出症
    E. 腰扭伤

193. 男,45岁。间断腹泻5年,加重3个月。粪便4～5次/天,脓血便,纳差,体重减轻6 kg。口服左氧氟沙星治疗2周后,复查粪便常规:白细胞、红细胞满视野/HP,隐血(+)。血常规:Hb 100 g/L, WBC 4.5×10^9/L, PLT 215×10^9/L。最可能的诊断是
    A. 肠道菌群失调
    B. 溃疡性结肠炎
    C. 肠易激综合征
    D. 细菌性痢疾
    E. 结肠癌

三、案例分析题:以下提供若干个案例,每个案例下设若干道考题。每道考题有多个备选答案,其中正确答案有1个或多个。选对一个答案给1个得分点,选错一个扣1个得分点,直至本题扣至0分。

(194～196题共用题干)

女,35岁。体检时发现甲状腺右叶内有一1 cm大小的孤立结节,无任何自觉症状。

194. 该患者可能诊断的疾病有
    A. 结节性甲状腺肿
    B. 甲状腺功能亢进

C. 甲状腺腺瘤
D. 甲状腺癌
E. 甲状旁腺癌
F. 转移性肿瘤

195. 该患者手术时病理检查（冰冻）："甲状腺乳头状腺癌"为主，部分为"滤泡状腺癌"被膜侵犯，无肿大淋巴结。其适宜的手术治疗方案是
 A. 肿瘤分化良好，有完整包膜，应行肿瘤摘除
 B. 属分化型，应选用右叶与峡部全切除，左叶次全切除，行中央区淋巴结清扫
 C. 肿瘤只限于右叶，又无被膜侵犯，应行甲状腺右叶全切除
 D. 有滤泡状腺癌成分，应行甲状腺全切除与双侧颈部淋巴结清扫术
 E. 应行右叶全切除与右颈部淋巴结清扫术
 F. 应行右叶全切除术

196. 手术治疗 2 年后，患者右颈部出现一个 1 cm 大小肿大淋巴结，应采取的治疗是
 A. 放射性^{131}I 治疗
 B. 对右颈部淋巴结行局部放射治疗
 C. 口服甲状腺素，使血中 TSH 下降至"0"
 D. 再次行甲状腺全切除及双侧颈部淋巴结清扫术
 E. 手术切除肿大淋巴结，同时探查同侧颈部有无肿大淋巴结，对可疑者行病理检查
 F. 细针穿刺病理检查

(197～199 题共用题干)

女，67 岁。不慎摔倒，左髋部着地，当即左髋剧痛，不能站立，急诊来院。检查见左下肢缩短，外旋畸形。

197. 患者最可能的诊断是
 A. 左股骨颈骨折
 B. 左髋关节前脱位
 C. 左髋关节中心脱位
 D. 左髋关节后脱位
 E. 左股骨干骨折
 F. 粗隆间骨折

198. 经 X 线片检查见左股骨颈基底骨折，断端无明显移位，测 Pauwels 角<30°，心肺功能较差。最佳治疗方法是
 A. 植骨或血管移植术
 B. 切开复位内固定
 C. 人工关节置换术
 D. 空心钉内固定术
 E. 转子间截骨术
 F. 持续皮牵引

199. 股骨颈骨折最常见的并发症有
 A. 股骨头缺血坏死
 B. 创伤性骨化
 C. 坐骨神经损伤
 D. 创伤性关节炎

E. 髋关节滑膜炎
F. 骨折不愈合
G. 关节僵硬

(200～202 题共用题干)

女，40 岁。左乳发现无痛性肿块约"黄豆"大小，质较软，可推动，挤压乳头时有血性液体流出，钼靶 X 线检查未见异常。

200. 首先要考虑的诊断是
 A. 乳腺囊性增生病
 B. 乳腺癌
 C. 乳管内乳头状瘤
 D. 乳房纤维腺瘤
 E. 乳房结核
 F. 乳腺病

201. 利于诊断该病的依据有
 A. 40～50 岁妇女
 B. 乳头常溢出血性液体
 C. 乳晕区可能触及小肿块，挤压时乳头有血性液体溢出
 D. 腋窝淋巴结肿大
 E. 乳管造影能协助诊断
 F. 药物治疗有效

202. 首选的治疗方法是
 A. 全乳房切除
 B. 乳腺癌根治术
 C. 乳腺癌扩大根治术
 D. 乳腺区段切除术
 E. 乳腺癌改良根治术
 F. 药物治疗

(203～206 题共用题干)

女，75 岁。反复上腹隐痛、腹胀 4 年，多在进食油腻食物后发作，并向右肩背部放射。1 天前，于进食后突发上腹痛，疼痛较以前加重，呈持续性，伴畏寒、发热。既往有高血压、冠心病史 10 年。查体：T 39.1℃，P 120 次/分，R 20 次/分，BP 95/65 mmHg。神志尚清，表情淡漠，急性痛苦面容。巩膜与皮肤黄染，双瞳孔等圆等大，对光反射敏感。双肺正常，心率 120 次/分，律齐。腹平坦，右上腹腹肌紧张，有明显压痛及反跳痛。肝右肋下 2 cm 可扪及，移动性浊音（－），肠鸣音减弱。

203. 根据患者情况，首先应考虑的诊断是
 A. 反流性胃炎
 B. 胆管结石
 C. 急性化脓性胆管炎
 D. 胃十二指肠溃疡
 E. 肝脓肿
 F. 慢性结石性胆囊炎

204. 为明确诊断，首先需要进行的检查是

A. MRCP 检查
B. 腹部 CT 检查
C. 肝功能、血常规检查
D. 腹部 B 超检查
E. 胃镜检查
F. ERCP 检查

205. 检查结果：WBC $16×10^9$/L，N 89%，RBC $4.26×10^{12}$/L，Hb 129 g/L，HCT 35%；肝功能：总蛋白 76.1 g/L，白蛋白 35.6 g/L，总胆红素 89 μmol/L，直接胆红素 72 μmol/L，谷丙转氨酶 120 U/L，葡萄糖 5.60 mmol/L；B 超：肝外胆管直径约 0.9 cm，胆管下段可见胆囊壁厚 0.32 cm，腔内可见多个大小 0.5～2 cm 的强回声光团伴声影；MRCP：胆总管下段可见卵圆形低信号，直径 0.7 cm。根据检查，临床可诊断为
A. 胆管癌
B. 胆总管结石
C. 急性化脓性胆管炎
D. 胃十二指肠溃疡
E. 肝脓肿
F. 慢性胆囊结石

206. 凝血功能：PT 11.5 s，FIB 3.52 g/L，TT 14.85 s，APTT 31.20 s。血钾 3.8 mmol/L，血钠 136.4 mmol/L，血糖 5.6 mmol/L，肌酐 87 μmol/L，尿素氮 2.1 mmol/L。心电图及胸部 X 线片无异常发现。根据患者情况，应采取的治疗措施是
A. 抗感染、抗休克
B. 胆囊切除术
C. 胆肠吻合术
D. 胆囊造口术
E. 胆总管切开取石、胆肠吻合术
F. 胆囊切除、胆总管切开减压、T 管引流术

(207～212 题共用题干)

男，34 岁。因"呕吐咖啡样物、黑便 2 小时"入院。患者入院前 2 小时无明显诱因情况下呕咖啡样物，量约 300 mL，同时排柏油样便 2 次，量约 200 mL，伴有头晕、心悸、全身乏力。既往反复发作上腹痛伴反酸病史 3 年，春秋季发作频繁，自行口服"胃药"有缓解。查体：脉搏 120 次/分，血压 70/55 mmHg，面色苍白，皮肤湿冷，腹部软，上腹部有轻压痛，无反跳痛及肌紧张，腹部叩诊鼓音，肠鸣音活跃，双下肢略有水肿。

207. 患者出血的原因最可能是
A. 胃癌
B. 门静脉高压症，食管胃底静脉曲张
C. 消化性溃疡伴出血
D. 胃壁动脉瘤
E. 应激性溃疡
F. 胆道出血

208. 为进一步明确诊断，首选的检查是
A. 纤维胃镜
B. 上消化道造影
C. 选择性腹腔动脉造影
D. 腹部 B 超
E. 腹部 CT
F. 放射性核素扫描
G. 肝功能检查

209. 此患者目前的主要治疗措施有
A. 快速补液，必要时输血
B. 监测血压、脉搏、尿量和周围循环状况
C. 胃肠减压，去甲肾上腺素＋0.9%氯化钠溶液胃管冲洗
D. 急诊纤维胃镜检查、止血
E. 急诊腹腔血管造影
F. 静脉应用止血、生长抑素等药物
G. 输注 H_2 受体拮抗剂或质子泵抑制剂
H. 立即手术

210. 提示：该患者接受剖腹探查、胃大部切除术（毕Ⅱ式吻合），术后第 2 天突发右上腹剧痛。查体：心率 120 次/分，血压 130/70 mmHg，腹肌紧张，全腹压痛，以右上腹为甚。最可能的诊断是
A. 绞窄性肠梗阻
B. 胃肠吻合口排空障碍
C. 十二指肠残端破裂
D. 输入段肠襻梗阻
E. 内疝
F. 输出段肠襻梗阻
G. 急性弥漫性腹膜炎

211. 此时的治疗应选择
A. 快速补液
B. 输血、应用止血药
C. 胃肠减压、胃管内注药、冰氯化钠溶液洗胃
D. 准备急诊手术
E. 抗休克治疗，观察病情变化
F. 胃镜下局部止血治疗
G. 全身应用抗生素治疗

212. 合适的治疗方法是
A. 急诊手术，行手术止血
B. 急诊手术，再次缝合十二指肠残端
C. 急诊手术，充分引流腹腔
D. 急诊手术，行 Whipple 术
E. 急诊手术，行十二指肠残端缝合加引流术
F. 急诊手术，行残胃空肠 Roux-en-Y 吻合术

答案与解析

冲刺模拟卷一
答案

1. D	2. B	3. A	4. D	5. C	6. C	7. B	8. D	9. C	10. A
11. E	12. C	13. A	14. B	15. D	16. D	17. A	18. C	19. B	20. D
21. A	22. C	23. E	24. D	25. C	26. E	27. E	28. C	29. A	30. D
31. C	32. B	33. B	34. D	35. D	36. C	37. D	38. D	39. C	40. E
41. C	42. A	43. D	44. D	45. D	46. B	47. D	48. C	49. B	50. B
51. B	52. B	53. D	54. C	55. C	56. D	57. D	58. D	59. D	60. C
61. D	62. E	63. D	64. C	65. C	66. D	67. D	68. D	69. D	70. E
71. D	72. C	73. A	74. A	75. D	76. B	77. D	78. E	79. D	80. B
81. A	82. D	83. D	84. D	85. D	86. C	87. D	88. D	89. C	90. D
91. C	92. D	93. D	94. D	95. D	96. D	97. A	98. E	99. C	100. D
101. C	102. E	103. C	104. B	105. A	106. D	107. E	108. B	109. C	110. B
111. B	112. D	113. D	114. C	115. D	116. C	117. B	118. D	119. E	120. A
121. A	122. C	123. D	124. D	125. C	126. C	127. D	128. C	129. D	130. C
131. C	132. D	133. C	134. D	135. D	136. D	137. D	138. E	139. C	140. A
141. E	142. E	143. C	144. D	145. D	146. C	147. C	148. E	149. C	150. D
151. D	152. E	153. C	154. D	155. D	156. D	157. D	158. C	159. D	160. C
161. E	162. D	163. C	164. C	165. C	166. A	167. D	168. D	169. D	170. C
171. A	172. C	173. C	174. A	175. D	176. A	177. D	178. D	179. D	180. E
181. D	182. D	183. C	184. C	185. D	186. D	187. D	188. C	189. A	190. E
191. C	192. E	193. E							
194. B		195. D		196. EF		197. C		198. ABCDEF	
199. D		200. D		201. A		202. C		203. E	
204. A		205. D		206. E		207. C		208. D	
209. D		210. D		211. C		212. B		213. AF	

解析

1. 骨筋膜室综合征是由骨、骨间膜、肌间隔和深筋膜形成的骨筋膜室内肌肉和神经因急性缺血而产生的一系列早期综合征。多由创伤骨折后血肿和组织水肿引起骨筋膜室内内容物体积增加，或外包扎过紧、局部压迫使骨筋膜室容积减小而导致骨筋膜室内压力增高所致。故本题选D。

2. 该患者考虑为骨筋膜室综合征。骨筋膜室综合征常并发肌红蛋白尿，治疗时应予以足量补液促进排尿。如果肢体明显肿胀疼痛，筋膜间隙张力大、压痛，肌肉被动牵拉疼痛，当筋膜室压力大于30 mmHg时，应及时行筋膜室切开减压手术。故本题选B。

3. 手术切开筋膜减压的时机对预后至关重要。早期即24小时内切开筋膜减压的患者，除合并有神经本身损伤外，可能完全恢复；晚期手术的病例，可随术前时间延长而损伤逐渐加重。故本题选A。

4. 患者有高处摔伤史，骨擦感阳性，结合胸片，应诊断为多根多处肋骨骨折。胸壁浮动，提示胸壁软化、反常呼吸运动。反常呼吸运动可使伤侧肺受到塌陷胸壁的压迫，呼吸时两侧胸腔压力不均衡，造成纵隔扑动，影响肺通气功能，导致缺氧和二氧化碳潴留，严重时可发生呼吸和循环衰竭。患者常伴有广泛肺挫伤，挫伤区域的肺间质或肺泡水肿，导致氧弥散障碍，出现低氧血症。故本题选D。

9. 患者突发中上腹刀割样剧烈疼痛，腹痛波及全腹，伴腹膜炎体征，移动性浊音可疑阳性，最可能为急性胃十二指肠溃疡穿孔。故本题选C。

10. 患者可能为急性胃十二指肠溃疡穿孔，可行腹部X线平片检查，若腹部X线表现为膈下游离气体，结合典型的"板状腹"体征，可确定诊断。故本题选A。

11. 急性胃十二指肠溃疡穿孔以穿孔缝合术为主要术式，穿孔缝合术后仍需正规的抗溃疡药物治疗。该患者考虑为急性胃十二指肠溃疡穿孔，有弥漫性腹膜炎的体征，无其他手术禁忌证，确诊后应选择立即手术。故本题选E。

12. 直肠癌早期无明显症状，当癌肿影响排便或破溃出血时才出现症状，表现为大便表面带血及黏液，甚至有脓血便。60%～70%的直肠癌患者能在直肠指检时被触及肿物。患者有脓血便，且直肠指诊触及质硬肿物，最可能为直肠癌。故本题选C。

13. 患者考虑为直肠癌，粪隐血试验可作为结、直肠癌的初筛手段，对阳性者再做进一步检查。直肠镜下可以取组织活检确定肿瘤的类型。X线钡剂灌肠检查可排除结、直肠多癌和肠息肉。肝脏B超可了解是否存在肝转移。盆腔CT可了解肿瘤侵犯程度。粪便常规及培养，常用于肠道感染性疾病的诊断，对直肠癌诊断无意义。故本题选A。

15. 膀胱镜下可以直接观察到肿瘤的部位、大小、数目、形态，初步估计浸润程度等，并可对肿瘤和可疑病变进行活检。故本题选D。

17. 内镜检查是目前诊断大肠疾病最直接和最准确的方法，发现早期直肠癌最有意义的方法为直肠镜检查。腹部B超或CT检查为结直肠癌的常用辅助检查，确诊需依靠内镜下取组织活检。粪便潜血试验的特异性和灵敏性都不高。钡剂灌肠是结肠癌的重要检查方法，对直肠癌的诊断意义不大。故本题选A。

19. 依照《母婴保健法》规定，施行终止妊娠或结扎手术，应当经本人同意，并签署意见。本人无行为能力的，应当经其监护人同意，并签署意见。依照本法规定施行终止妊娠或结扎手术的，接受免费服务。故本题选B。

20. 混杂偏倚的控制方法包括限制、匹配、随机化和统计处理。匹配：在为研究对象选择对照时，使其针对一个或多个潜在的混杂因素与研究对象相同或接近，从而消除混杂因素对研究结果的影响。故本题选D。

21. 血栓闭塞性脉管炎又称Buerger病，是血管的炎性、节段性和反复发作的慢性闭塞性疾病，多侵袭四肢中、小动静脉，以下肢多见；最突出的症状为患肢疼痛，早期起因于血管壁炎症刺激末梢神经，后因动脉阻塞造成缺血性疼痛，即间歇性跛行或静息痛。故本题选A。

26. 小细胞癌为神经内分泌起源，恶性程度高，生长快，很早可出现淋巴和血行转移。鳞癌通常先经淋巴转移,血行转移发生得相对较晚。腺癌一般生长较慢,但有时在早期即发生血行转移,淋巴转移相对较晚。肺癌的纵隔、锁骨上以及颈部淋巴结转移一般发生在原发灶同侧,但也可以在对侧,即交叉转移。故本题选D。

28. 硫喷妥钠为短效巴比妥类药物,临床被广泛应用于基础麻醉、全麻诱导,也能有效地制止各种原因所致的惊厥状态。应用时常可引起喉痉挛和支气管收缩,故不适用于支气管哮喘患者。故本题选E。

29. 原发性腹膜炎又称自发性腹膜炎,即腹腔内无原发病灶,致病菌多为溶血性链球菌、肺炎链球菌或大肠埃希菌。故本题选A。

30. 张力性气胸患者表现为严重或极度呼吸困难、烦躁、意识障碍、大汗淋漓和发绀。气管明显移向健侧,颈静脉怒张,多有皮下气肿。伤侧胸部饱满,叩诊呈鼓音,呼吸音消失。故本题选D。

32. 一岁以下婴幼儿的腹股沟疝可暂不手术。因为婴幼儿腹肌可随躯体生长逐渐强壮,疝有自行消失的可能。可采用棉线束带或绷带压住腹股沟管深环,防止疝块突出并给发育中的腹肌有加强腹壁的机会。故本题选B。

34. 股骨干上1/3骨折时,由于髂腰肌、臀中肌、臀小肌和外旋肌的牵拉,使近折端向前、外及外旋方向移位。故本题选D。

36. 在腓骨颈,有腓总神经由腘窝后、外侧斜向下外方,经腓骨颈进入腓骨长、短肌及小腿前方肌群。腓骨颈有移位的骨折可引起腓总神经损伤。故本题选C。

37. 乳腺癌好发于乳房的外上象限。早期表现为患侧乳房无痛、单发的小肿块。肿块质硬,表面不光滑,与周围组织分界不清,在乳房内不易被推动。晚期可出现浸润和转移症状。故本题选C。

38. 会阴部瘀斑是耻骨和坐骨骨折的特有体征。耻骨骨折时骨盆分离和挤压试验阳性;若损伤膀胱、尿道或肾,可出现血尿。坐骨神经穿坐骨大孔出骨盆,耻骨骨折时一般不会被伤及。故本题选D。

44. 一般右半结肠肠腔大,右侧结肠癌隆起型多见,易坏死出血及感染,以腹痛、腹部肿块和全身症状为主;降结肠肠腔小,左侧结肠癌浸润型多见,易引起肠腔狭窄梗阻,以梗阻症状、排便习惯与粪便性状改变等症状为主。癌胚抗原(CEA)、CA19-9等肿瘤标志物在部分结肠癌患者中可见升高。故本题选D。

46. 前列腺增生主要发生于前列腺尿道周围移行带,增生组织呈多发结节,并逐渐增大。外周带组成前列腺的背侧及外侧部分,是前列腺癌最常发生的部位。故本题选B。

47. 单纯性骨囊肿的标准治疗为病灶刮除,自体或异体骨移植填充缺损。有些骨囊肿骨折后可以自愈。对于年龄小(<14岁)患儿,病灶紧邻骨骺,术中可能损伤骨骺,术后局部复发率高,应慎选手术治疗。用甲泼尼龙注入囊腔有一定的疗效,可恢复正常骨结构。故本题选C。

48. 切口的种类:①清洁切口(Ⅰ类切口),指无菌的缝合切口,如甲状腺大部切除术等。②可能污染切口(Ⅱ类切口),指手术时可能带有污染的缝合切口,如胃大部切除术等。③污染切口(Ⅲ类切口),指邻近感染区或组织直接暴露于污染或感染物的切口,如阑尾穿孔的阑尾切除术、肠梗阻坏死的手术等。切口的愈合等级:①甲级愈合,愈合优良,无不良反应。②乙级愈合,指愈合处有炎症反应,如红肿、硬结、血肿、积液等,但未化脓。③丙级愈合,指切口化脓,需要作切开引流等处理。故本题选A。

49. 脊柱结核发病率占骨与关节结核的首位,约占50%,绝大多数发生于椎体,附件结核仅有1‰~2‰。椎体以松质骨为主,它的滋养动脉为终末动脉,结核分枝杆菌容易停留在椎体部位。故本题选B。

50. 开放性气胸是指外界空气经胸壁伤口或软组织缺损处,随呼吸自由进出胸膜腔。空气出入量与胸壁伤口大小有密切关系,伤口大于气管口径时,空气出入量多,胸内压几乎等于大气压,患侧肺将完全萎陷,丧失呼吸功能。故本题选B。

51. 肘关节脱位常为后脱位,跌倒时当肘关节处于半伸直位,手掌着地,暴力沿尺、桡骨向近端传导,尺骨鹰嘴处产生杠杆作用,前关节囊撕裂,使尺、桡骨向肱骨后方脱出,发生肘关节后脱位。肩关节脱位以前脱位最多见。故本题选B。

53. 胃十二指肠溃疡穿孔的主要症状表现为突发上腹部剧痛,呈"刀割样",腹痛迅速波及全腹。故本题选B。

55. 胃十二指肠溃疡引起大出血的原因为溃疡基底因炎症腐蚀到血管,导致破裂出血,通常为动脉性出血。十二指肠溃疡出血多位于球部后壁,胃溃疡出血多位于小弯。故本题选C。

56. 急性水中毒发病急骤,水过多致脑细胞肿胀可造成颅内压增高,引起一系列神经、精神症状,如头痛、嗜睡、躁动、精神紊乱、定向能力失常、谵妄,甚至昏迷,若发生脑疝则出现相应的神经定位体征。慢性水中毒症状往往被原发疾病的症状所掩盖,可有软弱无力、恶心、呕吐、嗜睡等。体重明显增加,皮肤苍白而湿润。故本题选B。

57. 筛检也称筛查,是运用快速、简便的检验、检查或其他措施,在健康人群中,发现那些表面健康,但可疑有病或有缺陷的人。故本题选D。

58. 静脉壁软弱、静脉瓣膜缺陷及浅静脉内压升高,是引起浅静脉曲张的主要原因。静脉壁薄弱和静脉瓣膜缺陷,与遗传因素有关。长期站立、重体力劳动、妊娠、慢性咳嗽、习惯性便秘等后天性因素,使瓣膜承受过度的压力,逐渐松弛,不能紧密关闭。循环血量经常超负荷,亦可造成压力升高,静脉扩张,而形成相对性瓣膜关闭不全。故本题选D。

59. 肿瘤性息肉有恶变倾向,错构瘤性有低度恶变倾向,均有切除的指征;炎症性和增生性一般不会恶变,治疗的目的在于获取标本明确诊断。儿童息肉大多发生于10岁以下,以错构瘤性幼年性息肉多见,有时可脱出肛门外。息肉大于100个称为息肉病,可癌变。故本题选D。

60. 精索静脉曲张患者立位检查时,轻者局部体征不明显,严重者可见病侧较健侧阴囊明显松弛下垂,视诊和触诊时可见曲张的精索内静脉似蚯蚓团状。故本题选C。

63. 不稳定性骨折是骨折端易发生移位的骨折,如斜行骨折、螺旋形骨折、粉碎性骨折等。稳定性骨折是骨折端不易发生移位的骨折,如裂缝骨折、青枝骨折、横行骨折、压缩性骨折、嵌插骨折等。故本题选B。

65. 术后引流管的拔除时间根据引流物的颜色和量的变化来决定。拔管时间:乳胶片在术后1~2天,烟卷引流多在3天内,胃肠减压管在肛门排气后。故本题选C。

66. 围手术期是指从决定手术治疗起,到与本次手术有关的治疗基本结束为止的一段时间,包括手术前、手术中和手术后三个阶段。围手术期处理的目的是为患者手术顺利康复做充分而细致的工作,包括术前准备、术中保障和术后处理三大部分。故本题选B。

67. 需要预防性应用抗生素的情况:①涉及感染病灶或切口接近感染区域的手术。②胃肠道手术。③操作时间长、创伤大的手术。④开放性创伤,创面已污染或有广泛软组织损伤,创伤至实施清创的间隔时间较长,或清创所需时间较长以及难以彻底清创者。⑤癌肿手术。⑥涉及大血管的手术。⑦需要植入人工制品的手术。⑧脏器移植术。甲状腺腺瘤是良性肿瘤,组织部位一般较为清洁,无需预防性使用抗生素。故本题选D。

68. 低温可使脑细胞的氧需量降低,从而维持脑氧供需平衡,有利于脑细胞功能的恢复。脱水治疗可以防治脑水肿,降低颅内压。故本题选 A。

70. 引起颅内压增高的原因:①颅内占位性病变挤占了颅内空间,如颅内血肿、脑肿瘤、脑脓肿等。②脑组织体积增大,如脑水肿。③脑脊液循环和(或)吸收障碍所致梗阻性脑积水或交通性脑积水。④脑血流过度灌注或静脉回流受阻,见于脑肿胀、静脉窦血栓等。⑤先天性畸形使颅腔的容积变小,如狭颅症、颅底凹陷症等。颅骨密度改变不会影响颅内压。故本题选 E。

71. 急性心肌梗死的患者发病后 6 个月内不做择期手术;6 个月以上无心绞痛发作者,可在良好的监护条件下施行手术。心力衰竭的患者,最好在心力衰竭控制 3~4 周后再施行手术。故本题选 D。

75. 医用氧气是纯氧,不含任何水分,长时间吸入会导致呼吸道干燥,需经过湿化后吸入。故本题选 A。

78. 左心室前负荷是容量负荷,指心肌收缩前所负载的负荷。肺毛细血管楔压(PAWP)是评定容量负荷较准确的指标。故本题选 E。

80. 骨巨细胞瘤好发于 20~40 岁,女性略多。为交界性或行为不确定的肿瘤,可分为巨细胞瘤和恶性巨细胞瘤。典型 X 线特征为骨端偏心性、溶骨性、囊性破坏而无骨膜反应,病灶膨胀生长,骨皮质变薄,呈肥皂泡样改变。以手术治疗为主,采用切除术加灭活处理,再植入自体或异体骨或骨水泥,但易复发。动脉瘤性骨囊肿的 X 线表现为长骨骨干或干骺端的气球样、透亮的膨胀性、囊状溶骨性改变,偏心,边界清晰,有骨性间隔,将囊腔分隔成蜂窝状或泡沫状;有时病灶也可位于中心位置。故本题选 B。

81. 转移性骨肿瘤是指原发于骨外器官或组织的恶性肿瘤,经血行或淋巴转移至骨骼并继续生长,形成子瘤。放射性核素全身骨扫描是检测转移性骨肿瘤敏感的方法。故本题选 A。

83. 手术人员穿无菌手术衣和戴无菌手套之后,个人的无菌空间为肩部以下、腰部以上的身前区(至腋中线)、双侧手臂。故本题选 E。

86. 凡是需要营养支持,但又不能或不宜接受肠内营养者均为肠外营养的适应证。具体适应证:①一周以上不能进食或因胃肠道功能障碍或不能耐受肠内营养者。②通过肠内营养无法达到机体需要的目标量时应该补充肠外营养。昏迷患者胃肠道功能基本正常,一般多采用肠内营养,具有符合生理状态、能维持肠道结构和功能的完整、费用低、使用和监护简便及并发症较少等优点。故本题选 C。

87. 对输尿管狭窄者禁用体外冲击波碎石(ESWL)。患者左肾结石合并输尿管狭窄,不宜行 ESWL,只能行开放手术取出结石,同时行输尿管成形术。大量饮水是辅助治疗。肾结石药物治疗适用于直径<0.6 cm 的结石。经皮肾镜碎石常被用于≥2 cm 的结石。故本题选 D。

89. 创伤性窒息患者常有胸部、上腹部受到暴力挤压史,临床表现为伤员面、颈、上胸部皮肤出现针尖大小的紫蓝色瘀斑,以面部与眼眶部明显。口腔、球结膜、鼻腔黏膜瘀斑,甚至出血。故本题选 B。

90. 患者排便习惯改变,且有脓血便,怀疑为结直肠癌。凡遇直肠刺激症状、便血、大便变细等均可先作肛门指检,判断是否有直肠肿物后再决定是否行结肠镜检查。故本题选 D。

91. 血胸患者出现寒战、高热等表现,怀疑出现感染性血胸。中等量以上血胸,持续存在会增加发生凝固性或感染性血胸的可能者,应该积极安置闭式胸腔引流,促进肺膨胀,改善呼吸功能,并使用抗生素预防感染。故本题选 C。

92. 患者有间歇性全程无痛性肉眼血尿,为泌尿系统肿瘤的典型表现。膀胱镜检查见病侧输尿管口喷血,IVP 示左肾盂充盈缺损,为肾盂癌的典型表现。故本题选 C。

95. 患者有腹胀、腹痛表现,查体移动性浊音阳性,可考虑存在腹腔积液,结合低热 1 个月,考虑可能为结核性,应做腹腔积液常规检查。故本题选 B。

96. 贲门失弛缓症多数病程较长,临床表现为间断性吞咽困难,食管钡餐造影的特征为食管体部蠕动消失,食管下端及贲门部呈鸟嘴状,边缘整齐光滑,上端食管明显扩张,可有液面。故本题选 B。

97. 急性小肠扭转起病时腹痛剧烈且无间歇期,早期即可出现休克。表现为突发剧烈腹部绞痛,常为持续性疼痛阵发性加剧;由于肠系膜受到牵拉,疼痛可放射至腰背部。呕吐频繁,腹胀以某一部位特别明显,腹部有时可扪及压痛的扩张肠襻。肠鸣音减弱,可闻及气过水声。腹部 X 线检查符合绞窄性肠梗阻的表现。故本题选 A。

99. 患者肛缘可扪及一直径 1 cm 包块,可能为外痔,结合肛门剧痛,最可能为血栓性外痔。治疗可采用血栓外痔剥离术,在局麻下将痔表面的皮肤梭形切开,摘除血栓,伤口内填入油纱布,不缝合创面。故本题选 C。

100. CT 是肝癌诊断和鉴别诊断最重要的影像学检查方法。通常 CT 平扫时肝癌多为低密度占位,大的肝癌灶常有中央坏死液化;增强扫描除了可以清晰显示病灶的数目、大小、形态和强化特征外,还可明确病灶和重要血管之间的关系,肝门及腹腔有无淋巴结肿大以及邻近器官有无侵犯。故本题选 D。

103. 患者无明显感染症状,无 Charcot 三联征,Murphy 征(一),可排除 A、B。急性胰腺炎的腹痛多位于左上腹,向左肩及左腰背部放射;胆源性腹痛始发于右上腹,逐渐向左侧转移,常有腹胀、腹膜炎体征,可排除 D。克罗恩病的腹痛常位于右下腹或脐周,常见腹泻、体重下降,可排除 E。胆绞痛是由于胆囊收缩或胆石移行加上迷走神经兴奋引起的,结石嵌顿在胆囊壶腹部或颈部,胆囊排空受阻,胆囊内压力升高,胆囊强力收缩而发生绞痛,疼痛位于右上腹或上腹部。故本题选 C。

104. 乳腺囊性增生病的主要表现是一侧或双侧乳房胀痛和肿块,部分患者具有周期性。乳房胀痛一般于月经前明显,月经后减轻,严重者整个月经周期都有疼痛。体检发现一侧或双侧乳房内可有大小不一、质韧的单个或多个结节,可有触痛,与周围分界不清,亦可表现为弥漫性增厚。故本题选 B。

105. 保持呼吸道通畅是进行人工呼吸的先决条件。昏迷患者常因舌后坠和呼吸道内的分泌物、呕吐物或其他异物引起呼吸道梗阻。因此,在施行人工呼吸前必须清除呼吸道内异物。故本题选 A。

106. 右下腹压痛是急性阑尾炎最常见的重要体征。压痛点通常位于麦氏点,可随阑尾位置的变异而改变,但压痛点始终在一个固定的位置上。发病早期腹痛尚未转移至右下腹时,右下腹便可出现固定压痛。故本题选 D。

107. 体外冲击波碎石适用于直径≤2 cm 的肾结石及输尿管上段结石。故本题选 E。

109. 患者 BUS 检查胆囊部位可见强光团及声影,提示存在胆囊结石。右上腹扪及肿块,BUS 显示胆囊部位有一实质性占位病变提示肿瘤,结合患者有黄疸、体重下降等表现,最可能为胆囊癌合并胆囊结石。故本题选 C。

113. 局部红肿热痛加重,面积约 5 cm×5 cm,边界清楚,且波动感明显,提示脓肿。急性蜂窝织炎引起的红肿边缘界限不清楚。疖只累及单个毛囊和周围组织,直径一般<2 cm,好发于头面、颈项和背部。痈好发于皮肤较厚的项部和背部,初起表现为局部小片皮肤硬肿、热

痛,肤色暗红,其中可有数个凸出点或脓点,伴有全身症状。故本题选B。

114. 嵌顿疝发生绞窄后,在扩张或切开疝环、解除疝环压迫的前提下,凡肠管呈紫黑色,失去光泽和弹性,刺激后无蠕动和相应肠系膜内无动脉搏动者,即可判定为肠坏死。当发生了绞窄坏死,应切除坏死肠段。凡施行肠切除吻合术的患者,因手术区污染,在高位结扎疝囊后,一般不宜作疝修补术,以免感染而致修补失败。故本题选D。

115. 骨折延迟愈合是指骨经过治疗,超过通常愈合所需要的时间(一般为4~8个月),骨折断端仍未出现骨折连接,称骨折延迟愈合。X线平片显示骨折端骨痂少,轻度脱钙,骨折线仍明显,但无骨硬化表现。故本题选B。

116. 慢性硬脑膜下血肿的患者绝大多数有轻微头部外伤史;病程较长,多为1个月左右,也可为数月。临床表现差异很大,大致分为三种类型:①以颅内压增高症状为主,缺乏定位症状。②以病灶症状为主,如偏瘫、失语、局限性癫痫等。③以智力和精神症状为主,表现为头昏、耳鸣、记忆力减退、精神迟钝或失常。故本题选C。

121. 睾丸鞘膜积液的肿块呈球形或卵圆形,表面光滑,有弹性和囊样感,无压痛,一般触不到睾丸和附睾。透光试验阳性。精索鞘膜积液可表现为一个或多个囊肿,呈椭圆形、梭形或哑铃形,沿精索生长,其下方可触及正常睾丸、附睾。腹股沟斜疝的透光试验呈阴性,交通性鞘膜积液在患者平卧后可消失。睾丸肿瘤为实性肿块,质地坚硬。故本题选A。

124. 骨肉瘤是一种最常见的恶性骨肿瘤,好发于青少年,好发部位为股骨远端、胫骨近端和肱骨近端的干骺端。主要症状为局部疼痛,多为持续性,逐渐加重,夜间尤重,可伴有局部肿块,附近关节活动受限,局部表面皮温升高,静脉怒张。故本题选A。

125. 较大的食管良性肿瘤可以不同程度地堵塞食管腔,出现吞咽困难、呕吐和消瘦等症状。食管钡餐检查可出现"半月状"压迹。食管镜检查可见肿瘤表面黏膜光滑、正常。故本题选C。

127. 患者右乳腺癌肿块直径2.0 cm,腋淋巴结无癌转移,分期为$T_1N_0M_0$。乳腺癌改良根治术保留了胸肌,术后外观效果较好,是目前常用的手术方式。乳腺癌细胞中雌激素受体(ER)含量高者,称激素依赖性肿瘤,这些病例对内分泌治疗有效,术后应用他莫昔芬,可降低乳腺癌术后复发及转移。故本题选A。

129. Colles骨折即伸直型骨折,伤后有局部疼痛、肿胀,可出现典型畸形姿势,即侧面看呈"银叉"畸形,正面看呈"刺刀样"畸形。故本题选C。

131. 粘连性肠梗阻主要是小肠机械性梗阻的表现,患者多有腹腔手术、创伤或感染的病史。患者有腹痛、呕吐、腹胀、停止排气排便表现,且腹部立位平片示右下腹2个气液平面,考虑为肠梗阻。结合有阑尾切除史,很可能的诊断是粘连性肠梗阻。故本题选C。

132. 患者突发头痛,伴呕吐,有癫痫发作,头颅CT示左额部大片低密度影,有占位效应,考虑脑肿瘤。患者有乳腺癌病史,最可能为脑转移。故本题选D。

134. 患者有进行性加重的黄疸、消瘦、乏力表现,考虑胆道系统占位性疾病可能。CT、PTCD、B超均为较好的定位诊断手段。ERCP可显示胆管和胰管,帮助了解有无解剖变异、病变,必要时可收集十二指肠液、胆汁及胰液。DSA为血管造影检查,对肝血管病有一定价值,对该患者的诊断意义不大。故本题选E。

136. 硬脑膜外血肿主要源于脑膜中动脉和静脉窦破裂,以及颅骨骨折出血。脑膜中动脉经颅中窝底的棘孔入颅后,沿颞骨脑膜中动脉沟走行,在近翼点处分为前后两支,主干及分支均可因颞骨骨折而被撕裂,于颞叶硬脑膜外形成血肿。患者有头部外伤史,有昏迷、瞳孔改变表现,X线片示左颞骨折线跨过脑膜中动脉,最可能为急性硬膜外血肿。故本题选A。

138. 食物通过缓慢,并有停滞感或异物感是早期食管癌的表现。食管镜是食管癌诊断中最重要的手段,对于食管癌的定性、定位诊断和手术方案的选择有重要的作用。故本题选A。

140. 肩周炎是因多种原因致肩盂肱关节囊炎性粘连、僵硬,以肩关节周围疼痛、各方向活动受限为特点,尤其是外展外旋和内旋后伸活动;严重时患肢不能上举梳头。X线平片可见肩部结构正常,可有不同程度骨质疏松。故本题选A。

141. 肺不张最常发生在术后48小时之内,患者出现发热、呼吸频率和心率增快等。伤口感染表现为伤口局部红、肿、热、疼痛和触痛。尿道感染主要表现为急性膀胱炎或急性肾盂肾炎,可有膀胱刺激征、腰痛等。腹腔脓肿表现为发热、腹痛、腹部触痛。急性肺栓塞可见突发性呼吸困难、胸痛、咯血、晕厥,不明原因的急性右心衰竭或休克等。故本题选E。

144. 骨巨细胞瘤的好发部位为长骨干骺端和椎体,特别是股骨远端和胫骨近端。主要症状为疼痛和肿胀,与病情发展相关。压迫局部包块有乒乓球样感觉和压痛,病变的关节活动受限。典型的X线特征为骨端偏心位、溶骨性、囊性破坏而无骨膜反应,病灶膨胀生长,骨皮质变薄,呈肥皂泡样改变。故本题选C。

147. 癌胚抗原(CEA)是广谱性肿瘤标志物,可用于大肠癌、乳腺癌和肺癌的疗效判断、病情发展、监测和预后估计,但其特异性不强,灵敏度不高,对肿瘤的早期诊断作用不明显。甲胎蛋白是诊断肝细胞癌特异性的标志物,被广泛用于肝癌的普查、诊断、判断治疗效果及预测复发。故本题选C。

148. 患者餐后反复发作右上腹疼痛,伴右肩部放射痛,右上腹有轻压痛,考虑可能为慢性胆囊炎,应首选B超检查以明确诊断,并明确是否伴有胆囊结石。故本题选E。

151. 乳管内乳头状瘤的患者一般无自觉症状,常因乳头溢液污染内衣而引起注意,溢液可为血性、暗棕色或黄色液体。肿瘤小,常不能触及肿块。大乳管乳头状瘤,可在乳晕区触及直径为数毫米的小结节,多呈圆形、质软、可推动,轻压此肿块,常可从乳头溢出液体。故本题选D。

154. 患者有进行性无痛性黄疸表现,术中可见胰头部质硬肿物及肝脏质硬结节,胆囊增大,胆总管扩张,考虑为胰头癌伴肝脏转移,无法行胰头癌根治术。对于合并胆道或十二指肠梗阻的不可切除胰腺癌,可采用介入治疗或进行胆肠、胃肠吻合以解除梗阻,如胆管空肠吻合术或胆总管空肠吻合术。故本题选D。

155. 脾切除后机体免疫功能削弱和抗感染能力下降,不仅对感染的易感性增高,而且可发生脾切除术后凶险性感染,尤其是婴幼儿。小儿脾损伤,应尽量保留脾脏,对患儿的免疫功能有利。术中探查脾下极裂伤,可行脾修补术。故本题选D。

158. 腹股沟直疝常见于年老体弱者,疝囊不经过腹股沟管,主要临床表现为当患者直立时,在腹股沟内侧端、耻骨结节上外方出现一半球形肿块,并不伴有疼痛或其他症状。该患者的可复性肿物位于左腹股沟韧带上方,最可能为腹股沟疝;左腹股沟管外口不大,肿物呈半圆形,最可能为左腹股沟直疝。故本题选C。

163. 急性腹膜炎的治疗过程中,如阑尾穿孔或结直肠手术后,出现体温升高、典型的直肠或膀胱刺激症状,如里急后重、大便频而量少、有黏液便、尿频、排尿困难等,应考虑盆腔脓肿可能。故本题选C。

169. 医疗机构发现甲类传染病时,应当及时采取下列措施:①对患者、病原携带者,予以隔离治疗,隔离期限根据医学检查结果确定;②对疑似患者,确诊前在指定场所单独隔离治疗;③对医疗机构内的患者、病原携带者、疑似患者的密切接触者,在指定场所进行医学观察和采取其他必要的预防措施。传染性非典型肺炎属于乙类传染病,但采取甲类传染病的预防、控制措施。故本题选C。

170. 患者有典型的转移性右下腹痛表现,考虑为急性阑尾炎。患者腹痛伴恶心5天,未经及时治疗,有化脓、坏疽风险,查体右下腹可触及痛性肿块,边界不清,最可能为阑尾周围脓肿。故本题选C。

173. 患者反复上腹痛,伴反酸、嗳气,考虑消化性溃疡的可能。胃镜检查是诊断的首选方法和金标准。内镜检查不仅能直视黏膜病变,还能取活检。故本题选C。

174. 喉上神经损伤多发生于甲状腺切除术后,若损伤外支会使环甲肌瘫痪,引起声带松弛、音调降低;内支损伤则引起喉部黏膜感觉丧失,进食特别是饮水时,容易误咽发生呛咳。一般经理疗后可自行恢复。故本题选B。

176. 食管黏膜下静脉曲张是肝硬化失代偿期的表现,结合慢性肝炎病史,可能为肝炎后肝硬化。甲胎蛋白是诊断肝细胞癌特异性的标志物,被广泛用于肝癌的普查、诊断、判断治疗效果及预测复发。患者近期发现肝右叶肿物,且甲胎蛋白阳性,最可能为肝细胞癌。故本题选C。

178. 急性乳腺炎多见于产后哺乳妇女,患者感觉乳房疼痛、局部红肿、发热,随着炎症发展,可有寒战、高热、脉搏加快,常有病侧淋巴结肿大、压痛,白细胞计数明显增高。患者仅以乳房无痛性肿块表现,不考虑急性乳腺炎。故本题选B。

179. 《医师法》规定,医师变更执业地点、执业类别、执业范围等注册事项的,应当到准予注册的卫生健康主管部门办理变更注册手续。故本题选D。

183. 右心室和肺动脉之间存在先天性狭窄的畸形,称为肺动脉口狭窄。听诊可在胸骨左缘第2肋间闻及响亮的喷射性收缩期杂音,伴有收缩期震颤,肺动脉第二心音减弱或消失。漏斗部狭窄者的杂音位置一般在胸骨左缘第3~4肋间。严重狭窄者的心脏杂音较轻,口唇、肢端发绀。故本题选C。

186. 患者为青年女性,双侧甲状腺对称性肿大,质地软,同时有亲属也有类似表现,最可能为缺碘引起的单纯性甲状腺肿。对20岁以下的单纯性甲状腺肿患者可给予小剂量甲状腺素,以抑制腺垂体TSH分泌,缓解甲状腺的增生和肿大。故本题选D。

188. 临床上常通过肿物是否随吞咽上下移动鉴别肿块是否与甲状腺有关,若肿块可随吞咽移动,则认为该肿块来自甲状腺。故本题选E。

192. 脊髓麻醉由于交感神经被阻滞,迷走神经兴奋性增强,或者在高平面阻滞时,心脏交感神经(T_4以上平面)也被阻滞,均可减慢心率。故本题选E。

196. X线片未见明显的骨折征象,属于单纯脱位。治疗时可采用复位加固定、功能锻炼。髋关节脱位复位时需肌肉松弛,必须在全身麻醉或椎管内麻醉下行手法复位。复位宜早,最初24~48小时是复位的黄金时期,应尽可能在24小时内复位完毕。复位后用绷带将双踝暂时捆在一起,于髋关节伸直位下将患者搬运至床上,患肢作皮肤牵引或穿丁字鞋2~3周。故本题选EF。

197. 卧床期间作股四头肌收缩动作。2~3周后开始活动关节。4周后扶双拐下地活动。3个月后可完全承重。故本题选C。

198. 患者上腹部剧烈疼痛,有发热、烦躁、皮肤巩膜黄染,考虑可能的疾病有胆结石、胆管炎、胰腺炎、阑尾炎等多种急腹症,应急查血常规、血尿淀粉酶、胆红素、B超、腹部平片、心电图等检查。故本题选ABCDEF。

200. 保守治疗后患者生命体征稳定,只有使胆道压力降低,才有可能中止胆汁或细菌向血液反流,阻断病情的恶化。胆道减压主要为了抢救患者生命,方法力求简单有效,常用方法:①胆总管切开减压、T管引流。②经内镜鼻胆管引流术(ENBD)。③经皮经肝胆管引流(PTCD)。故本题选D。

201. 肝性脑病指在肝硬化基础上因肝功能不全和(或)门-体静脉分流引起的、以代谢紊乱为基础的中枢神经系统功能失调的综合征。利尿药治疗腹腔积液,速度过快可诱发肝性脑病。患者有肝硬化腹腔积液,利尿治疗后出现沉默寡言,性格改变表现,最可能为肝性脑病。故本题选A。

202. 患者有肝硬化、腹腔积液,出现发热、腹胀,提示自发性腹膜炎可能,应用利尿剂治疗,可导致电解质紊乱,A、E、F错误。患者出现沉默寡言,性格改变,可能为肝性脑病1期,血氨可升高,可有扑翼样震颤,此时脑电图正常。故本题选C。

203. 肥皂水为碱性,可加重碱性的肠道环境,诱发肝性脑病。其余选项均为肝性脑病的治疗措施。故本题选E。

204. 乳腺癌多见无痛、单发的肿块,质硬,表面不光滑,与周围组织分界不很清楚,在乳房内不易被推动。若累及Cooper韧带,可使其缩短而致肿瘤表面皮肤凹陷。钼靶X线表现为密度增高的肿块影,边界不规则,或呈毛刺征。有时可见钙化点,颗粒细小、密集。故本题选A。

205. 患者考虑乳腺癌可能,为明确诊断,要通过组织活检进行病理检查。故本题选D。

207. T代表原发肿瘤,N代表区域淋巴结,M代表远处转移。乳腺癌的TNM分期:①T_0,原发癌瘤未查出;Tis,原位癌;T_1,癌瘤长径≤2 cm;T_2,2 cm<癌瘤长径≤5 cm;T_3,癌瘤长径>5 cm;T_4,癌瘤大小不计,但侵及皮肤或胸壁(肋骨、肋间肌、前锯肌),炎性乳腺癌亦属之。②N_0,同侧腋窝无肿大淋巴结;N_1,同侧腋窝有肿大淋巴结,尚可推动;N_2,同侧腋窝肿大淋巴结彼此融合,或与周围组织粘连;N_3,有同侧胸骨旁淋巴结转移,有同侧锁骨上淋巴结转移。③M_0,无远处转移;M_1,有远处转移。患者TNM分期为$T_2N_1M_0$。故本题选C。

208. 乳腺癌的临床分期:①0期,$TisN_0M_0$。②Ⅰ期,$T_1N_0M_0$。③Ⅱ期,$T_{0\sim1}N_1M_0$、$T_2N_{0\sim1}M_0$、$T_3N_0M_0$(ⅡA期:$T_0N_1M_0$,$T_1N_1M_0$,$T_2N_0M_0$;ⅡB期:$T_2N_1M_0$,$T_3N_0M_0$)。④Ⅲ期,$T_{0\sim2}N_2M_0$、$T_3N_{1\sim2}M_0$、T_4任何NM_0、任何TN_3M_0。⑤Ⅳ期,任何TNM_1。患者TNM分期为$T_2N_1M_0$,属于ⅡB期。故本题选D。

209. 胆囊结石时,胆囊收缩或胆石移行加上迷走神经兴奋,致结石嵌顿在胆囊壶腹部或颈部,使胆囊排空受阻,胆囊内压力升高,胆囊强力收缩而发生绞痛。故本题选D。

210. 黄疸是指血中胆红素增高,导致巩膜、黏膜、皮肤及体液发生黄染的临床表现,可分为溶血性、肝细胞性、梗阻性和先天性非溶血性。肝功能检查可区分黄疸的性质。故本题选D。

211. 超声可以根据胆管有无扩张、扩张部位和程度,判断黄疸的性质以及胆道阻塞的部位。另外,超声对于急慢性胆囊炎、胆囊及胆管肿瘤、先天性胆道畸形等其他胆道疾病也有较高的诊断准确率。故本题选C。

213. 根据题干信息,考虑患者最可能为胰头癌。胰头癌常用的手术方式:①胰头十二指肠切除术。②保留幽门的胰头十二指肠切除术。③姑息手术(胆肠吻合术、胃空肠吻合术、化学性内脏神经切断术、腹腔神经结节切除术)。患者一般条件尚可,可行胰头十二指肠切除术或保留幽门的胰头十二指肠切除术。故本题选AF。

冲刺模拟卷二
答案

1. D	2. E	3. C	4. B	5. B	6. D	7. C	8. B	9. D	10. B
11. D	12. D	13. C	14. E	15. C	16. B	17. E	18. B	19. D	20. C
21. D	22. E	23. E	24. D	25. B	26. C	27. C	28. C	29. E	30. B
31. D	32. D	33. D	34. D	35. D	36. D	37. B	38. D	39. A	40. E
41. B	42. B	43. D	44. A	45. D	46. B	47. C	48. B	49. C	50. D
51. A	52. C	53. C	54. C	55. C	56. C	57. B	58. E	59. C	60. B
61. E	62. D	63. D	64. C	65. D	66. B	67. A	68. D	69. D	70. B
71. A	72. E	73. C	74. A	75. E	76. C	77. B	78. E	79. C	80. C
81. D	82. C	83. C	84. D	85. D	86. B	87. A	88. A	89. B	90. C
91. A	92. D	93. D	94. B	95. C	96. A	97. A	98. C	99. B	100. A
101. E	102. E	103. A	104. C	105. A	106. D	107. A	108. D	109. D	110. C
111. E	112. C	113. A	114. A	115. D	116. B	117. C	118. D	119. D	120. B
121. D	122. D	123. D	124. D	125. D	126. A	127. C	128. D	129. D	130. E
131. B	132. B	133. D	134. D	135. D	136. A	137. D	138. D	139. B	140. C
141. D	142. D	143. D	144. D	145. A	146. D	147. C	148. D	149. C	150. D
151. E	152. D	153. C	154. E	155. D	156. C	157. C	158. C	159. D	160. C
161. C	162. D	163. D	164. D	165. D	166. D	167. C	168. B	169. D	170. C
171. A	172. E	173. D	174. D	175. C	176. D	177. C	178. B	179. C	180. B
181. E	182. A	183. D	184. E	185. D	186. A	187. B	188. B	189. D	190. E
191. B	192. D	193. E							

194. ABEFG	195. E	196. C	197. BE	198. C
199. B	200. C	201. A	202. D	203. D
204. F	205. D	206. BCDEF	207. BDE	208. D
209. B	210. ABCDE	211. BE	212. DF	213. B
214. A	215. ABCDEF			

解析

1. 幽门附近的胃癌生长到一定程度，可导致幽门部分或完全性梗阻而发生呕吐，呕吐物多为隔夜宿食和胃液。胃癌的X线征象主要有龛影、充盈缺损、胃壁僵硬、胃腔狭窄、黏膜皱襞的改变等。患者近期突然消瘦，上消化道造影示"胃窦部巨大龛影，幽门不全梗阻"，最可能为胃窦癌。故本题选D。
2. 对于术前禁食患者，需静脉输注葡萄糖加胰岛素以维持血糖轻度升高状态(5.6～11.2mmol/L)。在手术日晨停用胰岛素。故本题选E。
3. 腹部术后切口裂开的预防措施：①在依层缝合腹壁切口的基础上，加用全层腹壁减张缝线。②应在良好麻醉、腹壁松弛条件下缝合切口，避免强行缝合造成腹膜等组织撕裂。③及时处理腹胀。④患者咳嗽时，最好平卧，以减轻咳嗽时横膈突然大幅度下降，骤然增加的腹内压力。⑤适当的腹部加压包扎，也有一定的预防作用。故本题选C。
4. 患者甲状腺可触及质硬包块，活动度小，且生长迅速，应考虑可能为甲状腺癌。甲状腺癌的诊断主要根据临床表现，若甲状腺肿块质硬、固定，颈淋巴结肿大，或有压迫症状，或存在多年的甲状腺肿块，在短期内迅速增大，均应怀疑甲状腺癌。故本题选B。

6. 对甲状腺癌术后患者应用甲状腺素长期进行TSH抑制治疗能带来明显临床获益。目的：①满足机体对甲状腺激素的生理需求。②甲状腺癌细胞表面存在TSH受体，对TSH刺激有反应，使用超生理剂量甲状腺素抑制血清TSH水平可以减少肿瘤复发风险。故本题选D。
7. 大多数未分化癌病例确诊时，病灶已广泛侵犯或已有远处转移，往往难以彻底切除。强行手术切除不但无益，还可加速癌细胞的扩散。放射外照射治疗主要用于未分化型甲状腺癌。故本题选C。
8. 单纯性甲状腺肿多见于女性，一般无全身症状。病程早期，甲状腺呈对称、弥漫性肿大，腺体表面光滑，质地柔软，随吞咽上下移动。故本题选B。
9. 对20岁以下的弥漫性单纯甲状腺肿患者可给予小量甲状腺素，以抑制腺垂体TSH分泌，缓解甲状腺的增生和肿大。故本题选D。
10. 单纯性甲状腺肿手术治疗的指征：①因气管、食管或喉返神经受压引起临床症状者。②胸骨后甲状腺肿。③巨大甲状腺肿影响生活和工作者。④结节性甲状腺肿继发功能亢进者。⑤结节性甲状腺肿疑有恶变者。故本题选B。
11. 上消化道穿孔患者常表现为突发上腹部剧痛，呈"刀割样"，腹痛迅速波及全腹。患者面色苍白、出冷汗，常伴有恶心、呕吐；有腹膜炎体征，腹肌紧张呈"板状腹"，反跳痛明显。肠鸣音减弱或消失。故本题选D。
12. 患者怀疑为上消化道穿孔，行腹部X线检查若发现膈下游离气体，可以确定诊断。故本题选D。
17. 慢性裂口上端的肛门瓣和肛乳头水肿，形成肥大乳头；下端皮肤因炎症、水肿及静脉、淋巴回流受阻，形成袋状皮垂向下突出于肛门外，称为前哨痔。因肛裂、前哨痔、肛乳头肥大常同时存在，故称为肛裂"三联症"，是肛裂的典型临床表现之一。故本题选E。
18. 临终关怀的伦理要求：①认识和理解临终患者。②保护临终患者的权益。③尊重满足临终患者的生活需求。④同情和关心临终患者的家属。故本题选B。
19. 真实性是指测量值与实际值（"金标准"的测量值）符合的程度，即正确地判定受试者有病与无病的能力。灵敏度，又称真阳性率，指金标准确诊的病例中被筛检试验也判断为阳性者所占的百分比。计算公式为灵敏度＝真阳性/患者总数×100%。患者总数即真阳性和假阴性之和。故本题选B。
21. 血栓闭塞性脉管炎患者应严格戒烟，防止受冷、受潮和外伤，但不应使用热疗，以免组织需氧量增加而加重症状。病肢应适度锻炼，以促使侧支循环建立。非手术治疗除了选用抗血小板聚集与扩张血管药物、高压氧舱治疗外，可根据中医辨证论治原则予以治疗。故本题选D。
25. 开放性损伤中常见的受损内脏依次是肝脏、小肠、胃、结肠、大血管等；闭合性损伤中依次是脾脏、肾脏、小肠、肝脏、肠系膜等。胰腺、十二指肠、膈、直肠等由于解剖位置较深，损伤发生率较低。故本题选B。
26. 鳞癌多起源于段或亚段的支气管黏膜，并有向管腔内生长的倾向，癌组织常引起支气管狭窄，导致肺不张或阻塞性肺炎。癌组织易变性、坏死，形成空洞或癌性肺脓肿。故本题选C。
27. 产生半月板损伤必须有四个因素：膝半屈、内收或外展、重力挤压和旋转力量。故本题选C。
34. 颅内压增高患者的一般处理：①凡有颅内压增高的患者，应留院观察。②密切观察神志、瞳孔、血压、呼吸、脉搏及体温的变化。③符合颅内压监测指征者，宜通过监测指导治疗。

④频繁呕吐者应暂禁食,以防吸入性肺炎。⑤补液应量出为入,补液过多可促使颅内压增高恶化,补液不足可引发血液浓缩。⑥用轻泻剂来疏通大便,不能让患者用力排便,不可作高位灌肠,以免颅内压骤然增高。⑦对昏迷的患者及咳痰困难者要考虑作气管切开术,防止因呼吸不畅而使颅内压更加增高。故本题选D。

38. 医学伦理学的基本原则:①尊重原则。②不伤害原则。③有利(有益)原则。④公正原则。涉及人的生物医学研究的伦理原则:①医学目的原则。②知情同意原则。③维护受试者利益的原则。④随机对照的原则。故本题选D。

39. 卫生法的溯及力,是指新法对施行前已经发生的行为或者事件是否有适用效力。卫生法的时间效力,是指卫生法的效力的起止时间和对其实施前的行为有无溯及力。故本题选A。

41. 尤因肉瘤主要来源于骨髓细胞,表现为各种不同程度神经外胚层分化的圆形细胞肉瘤。以含糖原的小圆细胞为特征。好发于儿童,多见于长骨骨干、骨盆和肩胛骨。故本题选D。

42. 妊娠中期子宫的增大较快,盲肠和阑尾被增大的子宫推挤向右上腹移位,压痛部位也随之上移。腹壁被抬高,炎症阑尾刺激不到壁腹膜,使压痛、肌紧张和反跳痛均不明显;大网膜难以包裹炎症阑尾,腹膜炎不易被局限而易在腹腔内扩散。故妊娠中期急性阑尾炎难以诊断,炎症发展易到流产或早产。妊娠期急性阑尾炎的治疗以早期阑尾切除术为主。妊娠后期的腹腔感染难以控制,更应早期手术。故本题选B。

44. 第1~3肋骨粗短,且有锁骨、肩胛骨保护,不易发生骨折,但若伤暴力巨大时,也可能发生骨折,常常同时合并锁骨、肩胛骨骨折和颈部、腋部血管神经损伤。第4~7肋骨较长而纤薄,易发生骨折。第8~10肋前端肋软骨形成肋弓与胸骨相连,第11~12肋前端游离,弹性都较大,不易骨折;若发生骨折,应警惕合并腹内脏器和膈肌损伤。故本题选A。

49. 决定现况研究的样本大小的因素来自多个方面,如预期的现患率越靠近50%,样本含量就越小;对调查结果精确性的要求,即允许误差越大,所需样本就越小。故本题选C。

50. 静脉造影能够观察到深静脉瓣膜关闭不全的特殊征象,是诊断原发性下肢深静脉瓣膜功能不全最可靠的检查方法。下肢静脉顺行造影可见深静脉全程通畅,明显扩张;瓣膜影模糊或消失,失去正常的竹节状形态而呈直筒状;Valsalva屏气试验时,可见含有造影剂的静脉血自瓣膜近心端向瓣膜远侧逆流。故本题选C。

51. 直肠肛管周围脓肿以肛周脓肿最常见。肛周脓肿常位于肛门后方或侧方皮下间隙,又称肛周皮下间隙脓肿。故本题选A。

52. 精索静脉曲张发病率左侧明显高于右侧的原因:①人体平时多取直立姿势,精索静脉内血液回流必须克服重力。②静脉壁及邻近的结缔组织薄弱或提睾肌发育不全,削弱精索内静脉周围的依托作用。③左侧精索内静脉的瓣膜缺损或关闭不全多于右侧。④左侧精索内静脉位于乙状结肠后面,易受肠道压迫而影响其通畅。⑤左精索静脉呈直角进入肾静脉,行程稍长,静水压力较高。⑥左精索静脉位于主动脉与肠系膜上动脉之间,肾静脉受压可影响精索内静脉回流,形成近端钳夹现象。⑦右髂总动脉可能使左髂总静脉受压,影响左输精管静脉回流,形成远端钳夹现象。故本题选E。

53. 急性前列腺炎有典型的临床表现和急性感染史。直肠指检发现前列腺肿胀、压痛、局部温度升高,表面光滑,形成脓肿则有饱满或波动感。感染蔓延可引起精囊炎、附睾炎、菌血症,故禁忌作前列腺按摩或穿刺。故本题选C。

56. 缝线的拆除时间,可根据切口部位、局部血液供应情况、患者年龄、营养状况等来决定。一般头、面、颈部在术后4~5天拆线,下腹部、会阴部在术后6~7天拆线,胸部、上腹部、背部、臀部手术在术后7~9天拆线,四肢手术在术后10~12天拆线(近关节处可适当延长),减张缝线在术后14天拆线。故本题选E。

57. 手术后,如果镇痛效果良好,原则上应该早期床上活动,争取在短期内起床活动。早期活动有利于增加肺活量,减少肺部并发症,改善全身血液循环,促进切口愈合,减少深静脉血栓形成的发生率。此外,尚有利于肠道蠕动和膀胱收缩功能的恢复,从而减少腹胀和尿潴留的发生。故本题选E。

59. 术后体位的选择:①施行颅脑手术后,如无休克或昏迷,可取15°~30°头高脚低斜坡卧位。②施行颈、胸手术后,多采用高半坐位卧式,以便于呼吸及有效引流。③腹部手术后,多取低半坐位卧式或斜坡卧位,以减少腹壁张力。④脊柱或臀部手术后,可采用俯卧或仰卧位。⑤腹腔内有污染的患者,在病情许可情况下,尽早改为半坐位或头高脚低位,以便体位引流。⑥休克患者,应取下肢抬高15°~20°,头部和躯干抬高20°~30°的特殊体位。⑦肥胖患者可取侧卧位,有利于呼吸和静脉回流。故本题选C。

61. 复苏时用药的目的是为了激发心脏恢复自主搏动并增强心肌收缩力,防治心律失常,调整急性酸碱失衡,补充体液和电解质。故本题选E。

62. 头痛、呕吐和视神经乳头水肿是颅内压增高的典型表现,称为颅内压增高"三主征"。患者症状和体征是临床上作出颅内压增高诊断的主要依据。腰椎穿刺对颅内压增高的患者有一定危险,可诱发脑疝危险,故应慎重。CT、MRI、脑电图、脑血流图则更多被用于查找颅内压增高患者的病因或协助判断高颅压的程度。故本题选E。

64. 肢体抬高试验又称Buerger试验,先抬高下肢70°~80°,或高举上肢过头,持续60秒,正常肢体远端皮肤保持淡红或稍发白,如呈苍白或蜡白色,提示动脉供血不足;再将下肢下垂于床沿或上肢下垂于身旁,正常人皮肤色泽可在10秒内恢复,如恢复时间超过45秒,且色泽不均匀者,进一步提示动脉供血障碍。肢体持续下垂,正常人至多仅有轻度潮红,凡出现明显潮红或发绀者,提示为静脉逆流或回流障碍性疾病。肢体抬高试验是血栓闭塞性脉管炎的理想体征检查。故本题选E。

65. 直肠肛管的淋巴引流以齿状线为界,分上、下两组。上组在齿状线以上,有三个引流方向:①向上沿直肠上动脉到肠系膜下动脉旁淋巴结,是直肠最主要的淋巴引流途径。②向两侧经直肠下动脉旁淋巴结引流到盆腔侧壁的髂内淋巴结。③向下穿过肛提肌至坐骨肛管间隙,沿肛管动脉、阴部内动脉旁淋巴结到达髂内淋巴结。下组在齿状线以下,有两个引流方向:①向下外会阴及大腿内侧皮下注入腹股沟淋巴结,然后到髂外淋巴结。②向周围穿过坐骨直肠间隙沿闭孔动脉旁引流到髂内淋巴结。上、下组淋巴网有吻合支。故本题选D。

70. 痈是多个相邻毛囊及其周围组织同时发生的急性化脓性炎症,或由多个相邻疖融合而成。炎症常从毛囊底部开始,并向阻力较小的皮下组织蔓延,再沿深筋膜浅层向外周扩散,进入毛囊群而形成多个脓头。故本题选B。

71. 骨折可破坏某一骨折端的血液供应,从而使该骨折端发生缺血性坏死。常见的有腕舟状骨骨折后近侧骨折端缺血性坏死、股骨颈骨折后股骨头缺血性坏死。故本题选A。

76. 心搏骤停最常见(85%的成人)和最初发生的心律失常是室颤;无脉性室速可在很短时间内迅速恶化为室颤,可以和室颤同等对待。电除颤是目前治疗室颤和无脉性室速的最有效方法。CPR 8分钟内除颤可使其预后明显改善,尽早实施电除颤是复苏成功的关键。故本题选B。

77. 硬脑膜外血肿主要源于脑膜中动脉和静脉窦破裂以及颅骨骨折出血。故本题选B。

83. 医疗机构的医务人员违反规定,将不符合国家规定标准的血液用于患者的,由县级以上地方人民政府卫生行政部门责令改正;给患者健康造成损害的,应当依法赔偿,对直接负责的主管人员和其他直接责任人员,依法给予行政处分;构成犯罪的,依法追究刑事责任。故本题选D。

85. 气管插管的并发症:①引起牙齿损伤或脱落,口腔、咽喉部和鼻腔的黏膜损伤导致出血,颞下颌关节脱位。②引起剧烈呛咳、屏气、喉头及支气管痉挛;心率增快及血压剧烈波动可导致心肌缺血或脑血管意外;严重的迷走神经反射可导致心律失常、心动过缓,甚至心搏骤停。③损伤呼吸道黏膜,严重者可引起急性喉头水肿;导管过软可引起呼吸道梗阻。④导管插入过深可误入一侧主支气管内,引起通气不足、缺氧或术后肺不张;导管插入过浅时,可因患者体位变动而意外脱出,导致严重事件发生。故本题选C。

86. 有效循环血容量锐减及组织灌注不足以及产生炎症介质是各类型休克共同的病理生理基础。故本题选D。

89. 患者右腹股沟包块,平卧位不能完全回纳,提示为难复性疝。包块部位听诊闻及肠鸣音,提示疝内容物为肠管,结合便秘、消化不良症状,提示为滑动性疝。滑动性疝多见于右侧,滑入疝囊的盲肠或乙状结肠可能在疝修补手术时被误认为疝囊的一部分而被切开,应特别注意。故本题选B。

92. 体外冲击波碎石适用于直径≤2 cm的肾结石及输尿管上段结石,输尿管中下段结石治疗的成功率比输尿管取石低。经尿道输尿管镜碎石取石术适用于中、下段输尿管结石,体外冲击波碎石失败的输尿管上段结石,X线阴性的输尿管结石,停留时间长的嵌顿性结石。故本题选D。

97. PPD试验阴性,无乏力、低热、盗汗等表现,暂可排除肠结核。急性阑尾炎有右下腹固定压痛。溃疡性结肠炎主要表现为反复发作的腹泻、黏液脓血便及腹痛,病变多从直肠开始,呈连续性、弥漫性分布。右半结肠癌以腹痛、腹部肿块和全身症状为主,可出现贫血、消瘦、乏力、低热等。克罗恩病多见于末段回肠和邻近结肠,结肠镜下的特征性表现为非连续性病变、纵行溃疡和卵石样外观。故本题选A。

98. 肛周脓肿常位于肛门后方或侧方皮下间隙,脓肿范围一般不大。主要症状为肛周持续性跳动性疼痛,全身感染性症状不明显。病变处明显肿胀,有硬结和压痛,脓肿形成后可有波动感,穿刺易抽出脓液。直肠脱垂的主要症状为直肠黏膜自肛门脱出,排便时脱出,伴有排便不尽和下坠感。血栓性外痔常有皮下血肿,伴有肛门剧痛。肛瘘以外口持续或间断流出少量脓性、血性、黏液性分泌物为主要症状。肛裂的典型表现是疼痛、便秘和出血。故本题选C。

102. 胆道蛔虫症的特点是剧烈的腹痛与较轻的腹部体征不相称,即"症征不符",故排除A。患者除胆红素、碱性磷酸酶外,肝功能正常,可排除B。患者出现黄疸症状2个月,不符合先天性溶血性黄疸病程,也排除C。胆管扩张症通常为先天性疾病,约80%的病例在儿童期发病,典型临床表现为腹痛、腹部肿块和黄疸三联征,可排除D。故本题选E。

106. 外痔主要表现为肛门不适、潮湿不洁,有时有瘙痒。结缔组织外痔(皮赘)及炎性外痔常见。如发生急性血栓形成,可伴有肛门剧痛,称为血栓性外痔,疼痛的程度与血栓大小及与肛门括约肌的关系相关。故本题选D。

107. 腹部开放性损伤如果伴腹内脏器或组织自腹壁伤口突出,应用消毒碗或清洁纱布覆盖保护,勿予强行回纳,以免加重腹腔污染。故本题选A。

108. 患者有车祸外伤史,骨盆挤压和分离试验阳性提示骨盆骨折,骨盆骨折常伴有盆腔、腹腔脏器损伤。诊断性腹腔穿刺对判断腹腔内脏有无损伤和哪类脏器损伤有很大帮助,如抽出不凝血液,提示腹腔内实质器官破裂的可能,阴性结果不能排除腹腔内脏器损伤,必要时可重复进行。故本题选D。

110. 患者以呕血为主要表现,无溃疡及肝炎病史,初步考虑为上消化道出血。内镜检查是目前明确上消化道出血病因的首选检查方法,有助于明确出血的部位和性质,并可同时进行止血,应早期进行,阳性率高。故本题选C。

111. 脑震荡伤后立即出现短暂的意识丧失,持续数秒至数分钟,一般不超过半小时。脑挫裂伤后可立即发生意识障碍,持续时间长短不一,由数分钟至数小时、数日、数月乃至迁延性昏迷,与脑损伤轻重程度相关。颅前窝骨折出血可经前鼻孔流出,或进入眶内在眼睑和球结膜下形成淤血斑。颅中窝骨折累及颞骨岩部,血液和脑脊液可经中耳和破裂的鼓膜由外耳道流出,形成耳漏;颞骨岩部骨折常发生面神经和听神经损伤。故本题选E。

112. 患者进食时出现胸骨后烧灼样疼痛,考虑食管疾病的可能性大。食管镜检查可以直接观察黏膜改变,并取组织活检确诊。故本题选C。

113. 心肺复苏期间的给药途径首选静脉或骨内注射,如经中心静脉或肘静脉给药。故本题选A。

119. 患者发现右乳外上象限肿块,触及同侧腋窝质硬、肿大淋巴结,考虑乳腺癌可能。确诊乳腺癌,要通过组织活检进行病理检查。对疑为乳腺癌者,可将肿块连同周围乳腺组织一并切除,作术中冰冻活检或快速病理检查,一般不宜作切取活检。故本题选D。

120. 手术切除是目前治疗乳房纤维腺瘤唯一有效的方法,应将肿瘤连同其包膜整块切除,以周围包裹少量正常乳腺组织为宜,肿块必须常规做病理检查。对患者应进一步完善相关检查,择期手术。故本题选B。

121. 患者急性起病,右下腹压痛伴发热,血常规显示白细胞计数增高,初步考虑急性阑尾炎可能。右下腹触及包块,考虑阑尾周围脓肿可能。故本题选D。

122. 磷酸盐结石与尿路感染和梗阻有关,易碎,表面粗糙,不规则,常呈鹿角形,为灰白色、黄色或棕色,尿路平片可见分层现象。对于感染性结石,需控制感染,口服氯化铵酸化尿液,应用脲酶抑制剂,有控制结石长大作用;限制食物中磷酸的摄入,应用氢氧化铝凝胶限制肠道对磷酸的吸收,有预防作用。故本题选E。

124. 肝外胆管结石造成胆管梗阻时可出现反复腹痛或黄疸;若继发胆管炎,可出现典型的Charcot三联征:腹痛、寒战高热和黄疸。腹痛发生在剑突下或右上腹,多为绞痛,呈阵发性发作,或为持续性疼痛阵发性加剧,可向右肩或背部放射。实验室检查可见血清总胆红素升高,尿中胆红素升高,尿胆原降低或消失。合并胆管炎时,外周血白细胞升高。故本题选D。

125. 患儿自幼气促,有剧烈活动后晕厥表现,胸骨左缘第2肋间可闻及粗糙喷射样收缩期杂音,考虑为先天性心脏病,肺动脉口狭窄可能。超声心动图对肺动脉口狭窄诊断的准确性高,能明确狭窄部位和程度,并初步估算跨瓣压差。故本题选C。

126. 患者尿呈淡洗肉水样,提示血尿,结合活动后腰痛,考虑上尿路结石可能。应首先行尿常规检查和泌尿系X线平片进行诊断。故本题选D。

127. 部分疝的内容物不断进入疝囊时产生的下坠力量将囊颈上方的腹膜逐渐推向疝囊,尤其是髂窝区后腹膜与后腹壁结合得极为松弛,更易被推移,以至盲肠(包括阑尾)、乙状结肠或膀胱随之下移而成为疝囊壁的一部分,称为滑动性疝,属于难复性疝。Richter疝指嵌顿的内容物仅为部分肠壁。Littre疝指嵌顿小肠为小肠憩室(通常是Meckel憩室)。故本题选C。

128. 患者有车祸外伤史,受伤后表现为右侧大腿中段肿胀、压痛,并向外成角畸形,最可能为右股骨干骨折。故本题选 D。
134. 强直性脊柱炎早期的主要表现是下腰痛或骶髂部不适、疼痛或发僵。晨起或久坐起立时腰部发僵明显,但活动后减轻。也可表现为臀部、腹股沟酸痛或不适,症状可向下肢放射。症状在静止、休息时加重,活动后缓解。半数患者以下肢大关节如髋、膝、踝关节炎症为首发症状,常为非对称性。部分患者可见葡萄膜炎或虹膜炎等。实验室检查可见血小板升高、贫血、血沉增快和C反应蛋白升高。HLA-B27与强直性脊柱炎相关。故本题选 C。
136. 中、晚期食管癌的典型症状为进行性吞咽困难,食管钡餐造影有明显的不规则狭窄和充盈缺损。手术治疗是中下段食管癌的首选治疗方法。故本题选 A。
137. 肠外营养的适应证:①一周以上不能进食或因胃肠道功能障碍或不能耐受肠内营养者。②通过肠内营养无法达到机体需要的目标量时就应该补充肠外营养。回肠梗阻属于高位梗阻,不能从胃肠道正常进食,应采取全肠外营养。故本题选 B。
138. 儿童首次除颤的能量一般为 2J/kg,再次除颤至少为 4J/kg,最大不超过 10J/kg。故本题选 D。
139. 乳腺癌根治术或改良根治术后的放射治疗指征:①腋窝淋巴结转移≥4个者。②腋窝淋巴结转移 1~3 个的 T_1/T_2 患者,有年龄<40 岁、激素受体阴性、组织学分级Ⅲ级、腋窝淋巴结转移比例大于 20%、HER2 阳性等情况。③腋窝淋巴结阴性,但原发肿瘤最大直径≥5 cm,或腋窝淋巴结阴性但肿瘤侵及乳腺皮肤、胸壁的患者。④病理提示具有脉管癌栓。⑤化疗前影像学诊断内乳淋巴结转移可能者。⑥原发肿瘤位于内侧象限同时腋窝淋巴结有转移者。患者肿瘤侵犯胸壁,应放射治疗。故本题选 B。
140. 在腓骨颈,有腓总神经由腘窝后、外侧斜向下外方,经腓骨颈进入腓骨长、短肌及小腿前方肌群。腓骨头、颈部骨折易引起腓总神经损伤,导致小腿前外侧伸肌麻痹,出现踝背伸、外翻功能障碍,呈足内翻下垂畸形。故本题选 C。
141. 患者有车祸伤史,耻骨联合处压痛,挤压试验阳性,考虑骨盆骨折可能。膀胱胀满,尿道口流血,导尿管难以插入膀胱内提示有后尿道断裂。故本题选 D。
142. 颅脑损伤合并脑脊液漏的患者须取头高位并绝对卧床休息,避免用力咳嗽、打喷嚏和擤鼻涕,同时给予抗生素预防颅内感染治疗,一般不堵塞或冲洗破口处,不做腰穿。绝大多数漏口会在伤后 1~2 周内自行愈合。如超过 1 个月仍未停止漏液,可考虑手术修补漏口。故本题选 E。
143. 蛔虫性肠梗阻是因蛔虫聚结成团引起肠管机械性堵塞所致,多为单纯性、部分性肠梗阻,多见于儿童。早期多为部分性,表现为阵发性腹痛、腹胀、恶心、呕吐,有时吐出或便出蛔虫等症状。查体腹肌紧张不明显,多数患者可在脐周或右下腹触及条索状或肠襻样肿块。故本题选 B。
145. 主动-被动型是单向性的医患关系模式。医生是主动的,具有权威性,居主导地位。患者是被动的,完全按医生的要求去做,听从医生的支配。适用于休克、昏迷、精神病和难以表达主观意见的患者。故本题选 A。
147. 硬脑膜外血肿最多见于颞部、额顶部和颞顶部。患者有颞部外伤史,结合典型的中间清醒期表现,最可能为硬脑膜外血肿。患者左瞳孔散大,右侧偏瘫,病理征阳性,提示脑疝可能。故本题选 B。
148. 单纯肋骨骨折患者,若疼痛较轻,且骨折断端无须移位,多无须特殊处理,或给予非甾体镇痛药物,胸带固定,以缓解疼痛,利于患者咳嗽咳痰,预防肺部并发症。该患者肋骨骨折后胸片示右肋膈角锐利,提示无气胸、血胸等发生,治疗上应注意防止并发症。故本题选 C。
150. 急性乳腺炎多见于产后哺乳的妇女,常发生在产后 3~4 周。患者为产后 3 周女性,左乳房胀痛,伴发热,左乳内上象限压痛,且有波动感,最可能为急性乳腺炎脓肿形成。应在压痛最明显的炎症区或超声定位下进行穿刺,抽到脓液可确诊。故本题选 C。
151. 甲胎蛋白是诊断肝细胞癌特异性的标志物,被广泛用于肝癌的普查、诊断、判断治疗效果及预测复发。在排除妊娠和生殖腺胚胎瘤的基础上,AFP≥400 μg/L 为诊断肝癌的条件之一。超声是目前肝癌筛查的首选方法,具有方便易行、价格低廉及无创等优点,能检出肝内直径>1 cm 的占位性病变。CT 可以更客观及更敏感地显示肝癌,1 cm 左右肝癌的检出率高,是诊断及确定治疗策略的重要手段。故本题选 E。
153. 患者突发剧烈头痛、呕吐、左侧肢体活动障碍 6 小时(颅内高压症状),提示处于应激状态。应激状态可致胃黏膜微循环障碍、缺氧,黏液分泌减少,局部前列腺素合成不足,屏障功能损坏;也可增加胃酸分泌,大量氢离子反渗,损伤血管和黏膜,引起糜烂、出血甚至溃疡。故本题选 A。
154. 电除颤是目前治疗心室颤动和无脉室速的最有效方法。开胸手术时将电极板直接放在心室壁上进行除颤,称为胸内除颤。故本题选 E。
155. 患者间断便鲜红血,伴肛门部坠胀感,考虑直肠肛管疾病可能,可先行直肠指检。直肠指检可了解直肠内有无其他病变,如直肠癌、直肠息肉、肥大肛乳头等。故本题选 B。
156. T 代表原发癌瘤,2 cm<癌瘤长径≤5 cm 为 T_2;N 代表区域淋巴结,同侧腋窝有肿大淋巴结,尚可推动为 N_1;M 代表远处转移,无远处转移为 M_0。故本题选 B。
157. 患者骨折类型为嵌插型,属于稳定性骨折,伤后可不立即出现活动障碍,仍能行走。故本题选 C。
158. 脾是腹腔脏器中最容易受损的器官之一。患者有左季肋区外伤史,考虑脾损伤可能;3 天后突发腹痛加剧,有腹膜刺激征,出现失血性休克,提示脾破裂出血,最可能为延迟性脾破裂。故本题选 D。
159. 大部分肛瘘由直肠肛管周围脓肿引起,脓肿自行破溃或切开引流处形成外口,位于肛周皮肤。肛瘘外口持续或间断流出少量脓性、血性、黏液性分泌物为主要症状。由于分泌物的刺激,使肛门部皮肤潮湿、瘙痒,有时形成湿疹。故本题选 B。
160. 排尿困难是前列腺增生最重要的症状,病情发展缓慢。当梗阻加重达一定程度时,患者不能排尿,膀胱胀满,下腹疼痛难忍。故本题选 E。
161. 患者急性重症胰腺炎并发休克 36 小时入院,术后血压低,中心静脉压 10 cmH$_2$O,尿量 10 mL/h,为少尿,考虑为急性肾衰竭。故本题选 C。
162. 在肱骨干中下 1/3 段后外侧有桡神经沟,有由臂丛后束发出的桡神经自内后方贴骨面斜向外前方进入前臂,此处骨折容易发生桡神经损伤。肱骨中下 1/3 骨折合并桡神经损伤,可出现垂腕,各手指掌指关节不能背伸,拇指不能伸,前臂旋后障碍,手背桡侧皮肤感觉减退或消失。故本题选 D。
163. 患者有转移性右下腹痛,右下腹部压痛,最可能为急性阑尾炎。查体有腹膜刺激征,肠鸣音减弱,提示病情加重,最可能为急性阑尾炎并发穿孔。故本题选 E。
164. 肺癌可发生远处转移,根据累及部位的不同,出现相应的症状和体征。脑转移可引起头痛、恶心、呕吐等颅内压增高的症状,也可表现为眩晕、共济失调、复视、性格改变、癫痫发作,或一侧肢体无力甚至偏瘫等症状。故本题选 B。

165. 结肠癌常有腹痛,或腹部不适、腹胀感,触及腹部肿块。如果为横结肠和乙状结肠癌肿块可有一定活动度,可出现全身症状如贫血、消瘦、乏力、低热等。患者间断性腹部胀痛,贫血,可触及右侧、活动的腹部肿物,暂不排除右半结肠癌的可能,纤维结肠镜检查可以确诊。故本题选 C。

167. B 超发现有左侧肾下极有实性占位,肾门处肿块,肾盂造影无异常,考虑肾癌可能。CT 检查对肾癌的确诊率高,可发现 0.5 cm 以上的病变,同时显示肿瘤部位、大小、有无累及邻近器官等,是目前诊断肾癌最可靠的影像学方法。故本题选 A。

170. 乳腺囊性增生病主要表现为一侧或双侧乳房胀痛和肿块,部分患者具有周期性。乳房胀痛一般于月经前明显,月经后减轻,严重者整个月经周期都有疼痛。体检发现一侧或双侧乳房内有大小不一、质韧的单个或多个结节,可有触痛,与周围分界不清,亦可表现为弥漫性增厚。故本题选 C。

172. 肝癌结节破裂可局限于肝包膜下,产生局部疼痛;如果包膜下出血快速增多则形成压痛性血肿;也可破入腹腔引起急性腹痛、腹膜刺激征和血性腹水,大量出血可致休克、死亡。患者既往有肝炎后肝硬化病史,突发恶心、头晕,有血压低、面色苍白等休克表现,腹部有广泛压痛,以右侧明显,伴轻度肌紧张,考虑可能为肝癌结节破裂出血。故本题选 B。

173. 中心静脉压升高、血压低,提示心功能不全,应给予强心药物。强心药包括兴奋 α 和 β 受体兼有强心功能的药物,如多巴胺和多巴酚丁胺等;强心苷如毛花苷丙,可增强心肌收缩力,减慢心率。故本题选 D。

175. 正常主动脉压力超过肺动脉压,由于未闭动脉导管的存在,血液从主动脉持续流向肺动脉,形成左向右分流,导致肺循环血流量增加,左心室容量负荷加重,左心室肥大,可出现左心功能不全症状。如果肺动脉血氧含量比右心室血氧含量高出 0.5vol%,右心导管经动脉导管进入降主动脉,或升主动脉造影显示动脉导管与肺动脉,可明确诊断。故本题选 C。

177. 下胸部或上腹部穿透性损伤都可累及膈肌,造成穿透性膈肌损伤。穿透性暴力同时伤及胸部、腹部内脏和膈肌,致伤物入口位于胸部,称为胸腹联合伤。患者左下胸壁塌陷、压痛,结合胸片,最可能的是肋骨骨折造成血气胸;膈疝提示有膈肌破裂,结合腹膜刺激征,最可能为胸腹联合伤。故本题选 E。

178. 患者有多年慢性肝病史,巩膜黄染提示肝功能减退,移动性浊音阳性提示存在腹水。患者有黄疸、腹水体征,提示门静脉高压症严重,出现呕血最可能的是由于门静脉高压致食管胃底曲张静脉破裂出血所致。故本题选 D。

180. 胸腔闭式引流术后 48~72 小时,观察引流液少于 50 mL/24 h,无气体溢出,胸部 X 线片呈肺膨胀或无漏气,患者无呼吸困难或气促时,可考虑拔管。拔管时指导患者深吸一口气,吸气末迅速拔管,用凡士林纱布封住伤口,包扎固定。故本题选 B。

181. 保密守信原则是指医务人员在对患者诊疗过程中及以后要保守患者的秘密和隐私,并遵守诚信的伦理准则。患者的秘密或隐私只涉及个人的私人领域而与公共利益无关,通常包括在医疗活动中,患者向医务人员吐露的自己和家庭的隐私、检查发现的患者独特体征或畸形以及不良的诊断、预后等任何患者不想让别人知道的事情。但是,如果医务人员有高于保密的社会责任(如传染病要报告)、隐私涉及他人或社会,且有对他人或社会构成伤害的危险以及法律需要时等可以解密。故本题选 E。

183. 由于肝功能损害引起凝血功能障碍,脾功能亢进引起血小板减少,所以门静脉高压症继发食管胃底曲张静脉破裂大出血时,出血不易自止。由于大出血引起肝组织严重缺氧,故容易导致肝性脑病。故本题选 D。

184. 胰腺假性囊肿囊壁成熟后(6 周以上)可作内引流术。常用囊肿空肠 Roux-en-Y 吻合术,若囊肿位于胃后壁,可直接将囊肿与胃后壁吻合。目前可用腹腔镜或胃镜完成此类手术。故本题选 E。

185. 桡骨头半脱位多发生在 5 岁以下的儿童,有手、腕被动向上牵拉受伤史。患儿感肘部疼痛,活动受限,前臂处于半屈位及旋前位。检查肘部外侧有压痛。X 线片常不能发现桡骨头脱位。故本题选 E。

186. 对于不超过 72 小时的下肢深静脉血栓形成患者,可给予溶栓治疗。故本题选 D。

187. 浅部的急性淋巴结炎好发于颌下、颈部、腋窝等部位,感染源为口咽炎症、各种皮肤化脓性感染等。轻者局部淋巴结肿大、疼痛,但表面皮肤正常,可清晰扪及肿大且触痛的淋巴结,大多能自行消肿痊愈;炎症加重时肿大淋巴结可粘连成团形成肿块,表面皮肤可发红、发热、疼痛加重;严重者淋巴结炎可因坏死形成局部脓肿而有波动感,或溃破流脓,并有发热、白细胞增高等全身炎症反应。故本题选 A。

189. 肩关节脱位有上肢外展外旋或后伸着地受伤史,出现肩部疼痛、肿胀,肩关节活动障碍。检查可发现患肩呈方肩畸形,肩胛盂处有空虚感,上肢有弹性固定;Dugas 征阳性。故本题选 C。

192. 患者身高 170 cm,体重 65 kg,体重指数约为 22 kg/m²,属于正常。对于非肥胖患者 25~30 kcal/(kg·d)能满足大多数住院患者的能量需求,该患者所需基础能量消耗为 1 625~1 950 kcal。故本题选 C。

194. 患者左侧乳腺外上象限触及外形不规则肿块,首先考虑乳腺癌可能。乳腺癌的早期表现是病侧乳房出现无痛、单发的小肿块,常是患者无意中发现。肿块质硬,表面不光滑,与周围组织分界不很清楚,在乳房内不易被推动。随着肿瘤增大,可引起乳房局部隆起。若累及 Cooper 韧带,可使其缩短而致肿瘤表面皮肤凹陷,即"酒窝征"。邻近乳头或乳晕的癌肿因侵入乳管使之缩短,可把乳头牵向癌肿一侧,进而可使乳头扁平、回缩、凹陷。肿瘤继续增大,如皮下淋巴管被癌细胞堵塞,引起淋巴回流障碍,出现真皮水肿,皮肤可呈"橘皮样"改变。故本题选 ABEFG。

195. 病史、体格检查以及乳腺超声、钼靶检查或 MRI 是临床诊断乳腺癌的重要依据。确诊需要通过组织活检进行病理检查。故本题选 E。

196. 乳腺癌是实体瘤中应用化疗最有效的肿瘤之一。术前化疗又称新辅助化疗,多用于局部晚期的病例,目的在于缩小肿瘤,提高手术成功机会及探测肿瘤对药物的敏感性。保留乳房的乳腺癌切除术,术后必须辅以放疗等方法。故本题选 C。

197. 雌激素受体(ER)和孕激素受体(PR)正常情况下能调节乳腺细胞的生长和分化,对乳腺癌的预后和疗效预测有重要作用。故本题选 BE。

202. 胰腺假性囊肿是最常见的胰腺囊性病变,多继发于急、慢性胰腺炎,以及外伤和手术等导致的胰液渗漏积聚,被周围组织或器官包裹后形成囊肿。患者有上腹部外伤史,最可能的发病因素是上腹部外伤。故本题选 D。

203. 胰腺假性囊肿多继发于急、慢性胰腺炎,以及外伤和手术等导致的胰液渗漏积聚,被周围组织或器官包裹后形成囊肿,其病理特点是囊内壁无上皮细胞覆盖。故本题选 D。

204. 患者假性囊肿较大,为 15 cm×18 cm,自行吸收的机会较小,在观察 6~8 周后,若无缩小和吸收的趋势,需要手术引流。故本题选 F。

205. 胰腺假性囊肿的常用手术方法:①内引流术。囊壁成熟后(6 周以上)可作内引流术。常

206. 患者有黑便、呕血等表现，考虑为消化道出血。胃癌肿瘤破溃或侵犯胃周血管后可有呕血、黑便等消化道出血症状。患者红细胞计数减少，白蛋白降低，暂不排除门静脉高压导致食管静脉曲张破裂出血。胃十二指肠溃疡出血可有黑便、呕血、头晕等表现。胃壁动脉瘤破裂出血也可有呕血等表现。出血性胃炎可表现为呕血、黑便等症状。胆道出血常伴有胆绞痛，呕血或便血；黄疸和肝、胆囊肿大，且胆道出血一般量小，常呈周期性复发。故本题选BCDEF。

207. 上消化道大出血的初步处理原则是建立1~2条足够大的静脉通道，以保证能够迅速补充血容量，防治失血性休克。及时发现病因及出血部位，可针对不同情况采取及时有效的治疗措施。急诊胃镜检查有助于明确出血的部位和性质，并可同时进行止血。上消化道急性出血期内进行钡餐检查有促使休克发生，或使原已停止的出血再出血的可能性，不宜施行。故本题选BDE。

208. 如果胃内有大量积血和血凝块影响胃镜检查的视野，选择性腹腔动脉造影对确定出血部位尤有帮助。但每分钟至少要有0.5mL含有显影剂的血液自血管裂口溢出，才能显示出血部位。在明确了出血部位后，还可将导管插至出血部位，进行栓塞等介入止血治疗。此项检查比较安全，在有条件时应作为首选的诊断和急诊止血方法。故本题选D。

209. 对诊断不明的上消化道大出血，经过积极的初步处理后，血压、脉率仍不稳定，应考虑早期行剖腹探查，以期找到病因，并进行止血。急诊手术应争取在出血48小时内进行，十二指肠球部后壁出血大多为溃疡出血，手术多采用胃大部切除术。故本题选B。

210. 患者16岁，上腹部突发剧烈钻顶样疼痛，向肩背部放射，伴恶心呕吐，无溃疡病史，Murphy征阴性，考虑胆道蛔虫病的可能性大。血常规、血清淀粉酶、总胆红素、直接胆红素、B超、腹部X线平片等检查有助于诊断。心电图检查意义不大。故本题选ABCDE。

211. B超检查发现胆总管内平行双边形条影，提示胆道蛔虫病，应给予解痉止痛，同时在纤维十二指肠镜下探查并尝试取虫。故本题选BE。

212. 患者经纤维十二指肠镜取虫失败，出现持续腹痛、高热、上腹部压痛和肌紧张，血常规示白细胞计数增高，考虑病情加重，行胆总管切开取虫、T管引流术。术后仍需要服药驱除肠道蛔虫，防止胆道蛔虫复发。故本题选DF。

213. 甲状腺危象是甲亢术后的严重并发症，患者主要表现为高热(>39℃)、脉快(>120次/分)，同时合并神经、循环及消化系统严重功能紊乱如烦躁、谵妄、大汗、呕吐、水泻等。故本题选B。

214. 甲状腺危象发生与术前准备不够、甲亢症状未能很好控制及手术应激有关，充分的术前准备和轻柔的手术操作是预防的关键。故本题选A。

215. 甲状腺危象的治疗包括一般治疗，应用镇静剂、降温、充分供氧、补充能量、维持水电解质及酸碱平衡等；降温可用退热剂、冬眠药物和物理降温等综合方法；口服复方碘化钾溶液，或紧急时用10%碘化钠加入10%葡萄糖溶液中静脉滴注；给予普萘洛尔、利血平等肾上腺素能阻滞剂；给予氢化可的松，以拮抗过多甲状腺素的反应。故本题选ABCDEF。

冲刺模拟卷三

答案

1. B	2. C	3. C	4. B	5. B	6. B	7. C	8. C	9. C	10. E
11. D	12. B	13. E	14. D	15. B	16. A	17. B	18. C	19. C	20. B
21. C	22. B	23. A	24. D	25. D	26. D	27. D	28. A	29. C	30. D
31. A	32. E	33. C	34. C	35. D	36. C	37. D	38. A	39. B	40. D
41. A	42. D	43. A	44. E	45. C	46. A	47. C	48. A	49. C	50. D
51. B	52. D	53. C	54. C	55. C	56. C	57. C	58. B	59. E	60. D
61. C	62. E	63. E	64. C	65. C	66. C	67. C	68. C	69. D	70. D
71. D	72. A	73. E	74. C	75. C	76. C	77. A	78. C	79. D	80. D
81. D	82. D	83. D	84. C	85. C	86. D	87. D	88. C	89. A	90. D
91. B	92. E	93. D	94. C	95. D	96. D	97. C	98. E	99. E	100. D
101. D	102. D	103. A	104. E	105. B	106. C	107. E	108. D	109. B	110. E
111. C	112. B	113. C	114. C	115. C	116. E	117. A	118. C	119. C	120. D
121. C	122. C	123. C	124. C	125. D	126. D	127. C	128. C	129. B	130. A
131. C	132. C	133. C	134. C	135. C	136. C	137. C	138. C	139. E	140. B
141. C	142. C	143. D	144. A	145. C	146. A	147. C	148. C	149. C	150. C
151. E	152. C	153. C	154. C	155. C	156. C	157. C	158. C	159. C	160. C
161. C	162. C	163. C	164. C	165. C	166. C	167. C	168. C	169. C	170. D
171. C	172. C	173. E	174. C	175. C	176. E	177. E	178. C	179. A	180. A
181. B	182. C	183. C	184. C	185. C	186. C	187. A	188. C	189. C	190. C
191. A	192. E	193. D							

194. BCDEF	195. BCDEF	196. G	197. C	198. AB
199. ABD	200. B	201. C	202. C	203. B
204. AB	205. D	206. BCDEF	207. ABD	208. ADE
209. AC	210. ABDE	211. BCDEF	212. DF	213. ABCDEF

解析

1. 甲亢术前的药物准备：①抗甲状腺药加碘剂，可先用硫脲类药物，待甲亢症状得到基本控制后，即改服2周碘剂，再进行手术。②单用碘剂，适合症状不重，以及继发性甲亢和高功能腺瘤患者。③普萘洛尔，对于常规应用碘剂或合并应用硫氧嘧啶类药物不能耐受或无效者，有主张单用普萘洛尔或与碘剂合用作术前准备。故本题选B。

2. 甲状腺危象是甲亢的严重并发症，因甲状腺激素过量释放引起的暴发性肾上腺素能兴奋现象。故本题选C。

3. 甲状腺术后出血应果断拆除伤口缝线，清除血肿，敞开切口，以解除对气道的压迫，并返回手术室再次手术，妥善止血。必要时选择进行气管插管或气管切开。故本题选C。

10. 挤压伤综合征是指肌肉长时间受到挤压，在挤压解除后出现的一系列病理生理改变。临床上主要表现为以肢体肿胀、肢体坏死、肌红蛋白尿、高血钾及急性肾损伤。该患者左腰部及下肢长时间受压，解除挤压后出现尿少、尿色暗红，考虑有肾功能受损；下肢明显肿胀、足背动脉搏动减弱，提示血栓形成或肢体远端张力过高，最可能为挤压伤综合征。故本题选E。

11. 挤压伤综合征会导致高血钾症，若输入库存血如全血、血浆，将导致血钾更高。右旋糖酐是临床常用的多糖类血浆代用品，常用于低血容量休克、输血准备阶段替代血浆。5%葡萄糖溶液主要用于补充水和糖分。等渗盐水加入1.25%碳酸氢钠溶液可碱化尿液,防治急性肾损伤。故本题选D。

12. 患者左腰及左下肢受压,左下肢明显肿胀,在补液纠酸的同时,首先应采取的处理为固定左下肢,以免搬运过程中加重损伤。故本题选B。

13. 骨巨细胞瘤典型的X线特征为骨端偏心位、溶骨性、囊性破坏而无骨膜反应,病灶膨胀生长、骨皮质变薄,呈肥皂泡样改变。X线检查示肥皂泡样阴影消失,呈云雾状阴影,病变侵入软组织,提示骨巨细胞瘤发生恶变。故本题选E。

15. 恶性骨巨细胞瘤具有较强侵袭性,对骨质的溶蚀破坏作用大,可穿过骨皮质形成软组织包块,术后复发率高,少数可出现局部恶性变或肺转移,复查时应注意有无肺部转移,可行胸部X线检查。故本题选B。

18. 受伤后皮肤或黏膜完整无伤口者称闭合伤,如挫伤、挤压伤、扭伤、震荡伤、关节脱位和半脱位、闭合性骨折和闭合性内脏伤等。有皮肤或黏膜破损者称开放伤,如擦伤、撕裂伤、切割伤、砍伤和刺伤等。故本题选C。

20. 骨折临床愈合标准:①局部无压痛及纵向叩击痛。②局部无异常活动。③X线平片显示骨折处有连续性骨痂,骨折线模糊。骨折不愈合根据X线平片表现分为肥大型和萎缩型两种。前者X线平片表现为骨折端膨大、硬化,但新生骨痂难以跨过骨折线;后者骨折端无骨痂、断端分离、萎缩,骨髓腔被致密硬化的骨质所封闭,骨折处有假关节活动。故本题选B。

21. 静脉损伤、血流缓慢和血液高凝状态是造成深静脉血栓形成的三大因素。造成血流缓慢的外因有久病卧床、术中、术后以及肢体制动状态、久坐不动等。血液高凝状态见于妊娠、产后或术后、创伤、长期服用避孕药等。故本题选C。

24. 骨折的特有体征:①畸形,骨折端移位可使病肢外形发生改变,主要表现为缩短、成角或旋转畸形。②异常活动,正常情况下肢体不能活动的部位,骨折后出现异常活动。③骨擦音或骨擦感,骨折后,两骨折端相互摩擦可产生骨擦音或骨擦感。具有以上三个骨折特有体征之一者,即可诊断为骨折。故本题选D。

26. 影响肺癌预后的主要因素为肺癌的分期及组织学类型。不同分期的预后差别较大,非小细胞肺癌ⅠA期的5年生存率高,而Ⅳ期肺癌的5年生存率低。肺小细胞癌的预后差,肺鳞癌的5年生存率较高。故本题选D。

28. 医患关系与一般的契约关系不完全相同,这种契约没有订立一般契约的相关程序和条款;承诺内容未必与要约内容完全一致;医方负有更重的义务,如注意义务、忠实义务、披露义务、保密义务,以及急危重症时强制的缔约义务等;对患者一方没有严格的约束力等。故本题选A。

31. 引起继发性腹膜炎的细菌主要是胃肠道内的常驻菌群,以大肠埃希菌为最多见,其次为厌氧拟杆菌、链球菌、变形杆菌等。故本题选A。

32. 间歇性无痛肉眼血尿为肾癌的常见症状,表明肿瘤已侵入肾盏、肾盂。肉眼血尿、腰痛和腹部肿块被称为肾癌的"三联征"。故本题选E。

34. 乳房脓肿形成后,主要治疗措施是及时做脓肿切开引流。手术时要有良好的麻醉,为避免损伤乳管而形成乳瘘,应做放射状切开,乳晕下脓肿应沿乳晕边缘作弧形切口。深部脓肿或乳房后脓肿可沿乳房下缘作弧形切口,经乳房间隙引流。故本题选C。

35. 直肠癌的癌肿侵入静脉后沿门静脉转移至肝;也可由髂静脉转移至肺、骨和脑等。故本题选D。

37. 神经根型颈椎病由于突出的椎间盘、增生的钩椎关节压迫相应的神经根,引起神经根性刺激症状,此型发病率最高。故本题选A。

38. 运动着的头部,突然撞在静止的物体后引起的损伤,称为减速性损伤,此类损伤发生于着力部位,以及着力部位对侧的脑组织及血管,即对冲伤。在减速性损伤中,无论着力点在枕部或额部,脑损伤多见于额叶、颞叶前部和底面。故本题选A。

39. 血清癌胚抗原(CEA)和糖类抗原19-9(CA19-9)分别在部分结肠癌患者中升高,对结肠癌的特异性诊断意义不大,用于术后判断预后和复发更有价值。故本题选B。

40. 腰椎间盘突出症L_5受累者,小腿外侧和足背痛,触觉减退,足蹬趾背伸肌力下降,大部分患者在病变间隙的棘突间有压痛。S_1神经根受压时,外踝附近及足外侧痛、触觉减退。故本题选B。

41. 患者在诊疗活动中受到损害,医疗机构或其医务人员有过错的,由医疗机构承担赔偿责任。故本题选A。

42. 良性前列腺增生是引起男性老年人排尿障碍原因中最为常见的一种良性疾病,主要表现为组织学上的前列腺间质和腺体成分的增生、解剖学上的前列腺增大、尿动力学上的膀胱出口梗阻,临床表现为下尿路症状及相关并发症。故本题选D。

44. 急性阑尾炎化脓、坏疽、穿孔,如果被大网膜包裹,可形成阑尾周围脓肿或炎性包块。通常如果脓肿局限,则应使用抗生素治疗,促进吸收,必要时在超声引导下穿刺抽脓或置管引流。如脓肿无法局限,则可采用超声定位后手术切开引流,同时处理阑尾。故本题选E。

45. 儿童骨骺板对感染抵抗力较强,具有屏障作用,因此由于直接蔓延而发生关节炎的机会甚少。故本题选C。

48. 胰腺癌好发年龄在40岁以上,男性略多于女性,以胰头癌多见。故本题选A。

49. 大隐静脉在膝平面下,分别由前外侧和后内侧分支与小隐静脉交通;注入股总静脉前,主要有五个分支:阴部外静脉、腹壁浅静脉、旋髂浅静脉、股外侧静脉和股内侧静脉。故本题选D。

51. 标准差的用途:①反映一组观察值的离散程度,标准差越小,离散程度越小,均数代表性越好。②用于计算变异系数。③用于计算标准误。④结合均值与正态分布的规律,估计医学参考值的范围。故本题选B。

55. 阑尾类癌起源于阑尾的嗜银细胞,占阑尾肿瘤的90%,阑尾是消化道类癌最常见的部位。故本题选C。

58. 血压在160/100mmHg以下,可不必做特殊准备。血压过高者,术前应选用降压药物,使血压维持在一定水平,但不要求降至正常后才做手术。故本题选B。

59. 体外冲击波碎石的禁忌证包括结石远端尿路梗阻、妊娠、出血性疾病、严重心脑血管病、主动脉或肾动脉瘤、尚未控制的泌尿系感染等。输尿管狭窄可导致结石远端尿路梗阻。故本题选E。

60. 术前胃肠道准备:成人从术前8~12小时开始禁食,术前4小时开始禁饮;必要时可行胃肠减压;涉及胃肠道手术者,术前1~2天开始进流质饮食,有幽门梗阻的患者,需在术前进行洗胃;结直肠手术,酌情在术前1天及手术当天清晨行清洁灌肠或结肠灌洗,并于术前2~3天开始进流食、口服肠道制菌药物。故本题选D。

62. 对于感染性休克,糖皮质激素能抑制多种炎症介质的释放和稳定溶酶体膜,缓解全身炎症反应综合征。但应用仅限于早期,用量宜大,维持不宜超过48小时。故本题选E。

65. 肠系膜上动脉血液供应的范围包括屈氏韧带以下的小肠和右半结肠,故肠系膜上动脉出口处栓塞可引起屈氏韧带以下的小肠及右半结肠坏死。故本题选E。

67. 气性坏疽的治疗包括急诊清创、应用抗生素、高压氧治疗和全身支持治疗。因气性坏疽常发生于开放性骨折合并血管损伤、挤压伤伴有深部肌肉损伤等情况，不宜活动患肢。故本题选 D。
71. 口底蜂窝织炎时，炎症肿胀可迅速波及咽喉，导致喉头水肿，压迫气管而阻碍通气，病情甚为危急。故本题选 D。
73. 急性颅内压增高的患者血压代偿性增高，过快降低颅内压将引起血压骤降。故本题选 E。
74. 无症状的腹部肿块是肾母细胞瘤最常见也是最重要的症状，见于多数患儿，通常为偶然发现。肿块常位于上腹一侧季肋部，表面光滑，中等硬度，无压痛，有一定活动度。少数肿瘤巨大，超越腹中线则较为固定。故本题选 C。
75. 脑死亡的哈佛标准：①对外部的刺激和内部的需要无接受性、无反应性。②自主的肌肉运动和自主呼吸消失。③诱导反射消失。④脑电波平直或等电位。凡符合以上 4 条标准，持续 24 小时测定，每次不少于 10 分钟，反复检查多次结果一致者，就可宣告死亡。但体温过低(<32.2 ℃)或刚服用过大剂量巴比妥类等中枢神经系统抑制药物的病例除外。故本题选 C。
76. 休克缺血性缺氧期全身小血管持续收缩痉挛，口径明显变小，大量真毛细血管网关闭，微循环内血液流速减慢。因开放的毛细血管数减少，血液主要通过直捷通路或动-静脉短路回流，组织灌流明显减少。出现少灌少流，灌少于流，组织呈缺血缺氧状态。故本题选 D。
78. 消毒是指杀灭病原微生物和其他有害微生物，但并不要求清除或杀灭所有微生物。故本题选 D。
79. 原发性肝癌早期最常见肿瘤细胞经门静脉系统扩散，在肝内形成广泛转移。故本题选 D。
80. 癫痫属于大脑异常放电，不会引起脑干损伤。故本题选 A。
81. 癌与肉瘤都是恶性肿瘤。上皮组织的恶性肿瘤称为癌，如皮肤癌、食管癌等；间叶组织的恶性肿瘤称为肉瘤，如骨肉瘤、淋巴肉瘤等。故本题选 D。
85. 医疗卫生机构有下列行为之一的，由卫生行政主管部门责令改正、通报批评、给予警告；情节严重的，吊销《医疗机构执业许可证》；对主要负责人、负有责任的主管人员和其他直接责任人员依法给予降级或撤职的纪律处分；造成传染病传播、流行或者对社会公众健康造成其他严重危害后果，构成犯罪的，依法追究刑事责任：①未依照规定履行报告职责，隐瞒、缓报或谎报的。②未依照规定及时采取控制措施的。③未依照规定履行突发事件监测职责的。④拒绝接诊患者的。⑤拒不服从突发事件应急处理指挥部调度的。故本题选 C。
86. 低钾血症最早的临床表现是肌无力，先是四肢软弱无力，以后可延及躯干和呼吸肌。还可出现软瘫、腱反射减退或消失。患者有厌食、恶心、呕吐和腹胀、肠蠕动消失等肠麻痹表现。心脏受累主要表现为窦性心动过速、传导阻滞和节律异常。中枢神经系统表现为萎靡不振、反应迟钝、定向力障碍、嗜睡和昏迷。严重失钾时可出现口渴多饮和夜尿多。故本题选 D。
87. 张力性气胸患者表现为严重或极度的呼吸困难、烦躁、意识障碍、大汗淋漓、发绀。气管明显移向健侧，颈静脉怒张，多有皮下气肿，伤侧胸部饱满，叩诊呈鼓音，呼吸音消失。胸部 X 线检查显示胸腔严重积气，肺完全萎陷，纵隔移位，可能有纵隔和皮下气肿。患者可有脉搏细快、血压降低等循环障碍表现。故本题选 D。
89. 慢性咳嗽、慢性便秘、排尿困难（如包茎、良性前列腺增生、膀胱结石）、搬运重物、举重、腹水、妊娠、婴儿经常啼哭等是引起腹内压力增高的常见原因，均可导致腹外疝出现。故本题选 A。

90. 脊髓震荡临床上表现为损伤平面以下感觉、运动及反射完全消失或大部分消失。一般经过数小时至数天，感觉和运动开始恢复，不留任何神经系统后遗症。故本题选 D。
92. 股骨颈骨折的患者，检查时可发现患肢出现外旋畸形，一般在 45°～60°。测量肢体可发现患肢短缩。故本题选 E。
94. 患者有腹痛、腹胀、停止排便排气表现，既往有手术史，考虑粘连性肠梗阻可能。高位小肠梗阻的呕吐发生得早而频繁，腹胀不明显；低位小肠梗阻的腹胀明显，呕吐出现得晚而次数少，并可吐粪样物。低位小肠梗阻的 X 线检查显示扩张的肠襻在腹中部，呈"阶梯状"排列。故本题选 D。
95. 肛裂患者典型的临床表现为疼痛、便秘和出血。疼痛多剧烈，有典型的周期性，即排便时疼痛，便后数分钟可缓解，随后因肛门括约肌收缩痉挛而再次剧痛。排便时常在粪便表面或便纸上见到少量血迹，或滴鲜血，大量出血少见。故本题选 E。
96. 患者胸部外伤后出现皮下气肿、呼吸困难，一侧呼吸音消失，考虑张力性气胸可能。患者吐泡沫样血痰，有脉搏细弱、血压降低等低血容量性休克表现，提示可能存在血胸。故本题选 D。
98. 双上肢包括双手、双前臂、双上臂，面积分别为 5%、6%、7%。深Ⅱ度烧伤：伤及真皮乳头层以下，但仍残留部分网状层，深浅不尽一致，也可有水疱，但去疱皮后，创面微湿，红白相间，痛觉较迟钝。故本题选 E。
100. 胃液中含有丰富的 H^+、K^+、Cl^-，频繁的呕吐造成 H^+、K^+ 和 Cl^- 的大量丢失。K^+ 2.5 mmol/L（正常值 3.5～5.5 mmol/L）、Cl^- 72 mmol/L（正常值 96～109 mmol/L），提示存在低钾、低氯血症。血 pH 及 HCO_3^- 增高，提示代谢性碱中毒，此时呼吸中枢代偿性抑制，血中 CO_2 蓄积导致 $PaCO_2$ 增高和 PaO_2 下降。故本题选 D。
101. 肠套叠的三大典型症状是腹痛、血便和腹部肿块。表现为突然发作剧烈的阵发性腹痛，患儿阵发哭闹不安，有安静如常的间歇期。伴有呕吐和果酱样血便。立位腹部平片见多个小肠气液平面，考虑存在肠梗阻，结合患儿表现及检查结果，最可能的是肠套叠。故本题选 D。
102. 系膜血管搏动良好提示其血供正常，后续有恢复的可能，应尽量避免切除。除少数裂口小、腹腔污染轻、全身情况良好的患者，可以考虑一期修补或一期切除吻合（尤其是右半结肠）外，对于其他大部分患者先采用肠造口术或肠外置术处理，待 3～4 周后患者情况好转时，再行关闭瘘口。故本题选 D。
103. 肛门周围脓肿常位于肛门后方或侧方皮下间隙，又称肛周皮下间隙脓肿。脓肿范围一般不大。主要症状为肛门持续跳动性疼痛，全身感染性症状不明显。病变处明显红肿，有硬结和压痛，脓肿形成后可有波动感，穿刺易抽出脓液。故本题选 A。
104. 患者长期膝关节疼痛，近 1 年加重伴活动受限，查体有膝内翻症状，X 线检查示右膝内侧关节间隙狭窄，髌骨关节面不平整，最可能为膝关节骨关节炎。本病晚期出现膝内翻畸形和持续性疼痛，可行全膝关节表面置换术。故本题选 E。
105. 黑便提示有上消化道出血，结合患者上腹部隐痛不适、进行性消瘦，考虑可能为癌性出血。内镜检查可有助于明确出血的部位和性质，并可同时进行止血，还可直接观察胃黏膜病变并钳取小块组织作病理学检查。故本题选 B。
106. 颅脑外伤后昏迷，一侧瞳孔散大提示出现颅内水肿，需紧急应用甘露醇脱水治疗，再行其他检查、操作。故本题选 C。
107. 阑尾切除术的麻醉方式可选用硬脊膜外麻醉、静脉复合麻醉，也可采用局部浸润麻醉。硬脊膜外麻醉(椎管内麻醉)最常被用于横膈以下的各种腹部、腰部和下肢手术,且不受手术时间的限制。故本题选 E。

108. 脑复苏的主要任务是改善脑的氧供需平衡,防治脑水肿和颅内压升高,减轻或避免脑组织再灌注损伤,恢复脑细胞功能。低温是脑复苏综合治疗的重要组成部分,可使脑细胞的氧需量降低,维持脑氧供需平衡,有利于脑细胞功能的恢复。防治急性脑水肿和降低颅内压的措施包括脱水、低温和激素。故本题选 D。

110. 断流术操作相对简单、创伤小,对肝脏门静脉血供影响较少,适应证宽,甚至肝功能 Child C 级的患者也能耐受,手术死亡率及并发症发生率低,术后生存质量高。以脾切除加贲门周围血管离断术最为常用,不仅离断了食管胃底的静脉侧支,还保存了门静脉入肝血流。故本题选 E。

111. 骨肉瘤多见于青少年,好发部位为股骨远端、胫骨近端和肱骨近端的干骺端。主要症状为局部疼痛,多为持续性,逐渐加重,夜间尤重。可伴有局部肿块,附近关节活动受限。X 线检查可表现为不同形态,密质骨和髓腔有成骨性、溶骨性和混合性骨质破坏,骨膜反应明显,呈侵袭性发展,可见 Codman 三角或呈"日光射线"形态。该患儿可能为骨肉瘤,应先行病理检查确诊,根据肿瘤浸润范围做根治性切除瘤段、植入假体的保肢手术或截肢术。故本题选 C。

112. 细菌性肝脓肿多继发于胆道感染,典型症状为寒战、高热、肝区疼痛和肝大。严重时或并发胆道梗阻者,可出现黄疸。患者超声检查发现左肝区液性暗区,白细胞明显升高,最可能为细菌性肝脓肿。故本题选 A。

114. 胆总管结石造成胆管梗阻时可出现反复腹痛或黄疸,若继发胆管炎,可出现典型的 Charcot 三联征(腹痛、寒战高热和黄疸),如不及时治疗可引起急性梗阻性化脓性胆管炎。除 Charcot 三联征外,还有休克和神经中枢系统受抑制表现,称为 Reynolds 五联征。故本题选 E。

115. 乳腺脓肿形成后,主要治疗措施是及时作脓肿切开引流。手术时要有良好的麻醉,为避免损伤乳管而形成乳瘘,应作放射状切开,乳晕下脓肿应沿乳晕边缘作弧形切口。深部脓肿或乳房后脓肿可沿乳房下缘作弧形切口,经乳房间隙引流。故本题选 C。

117. 小儿急性阑尾炎的临床特点:①病情发展较快且较重,早期即出现高热、呕吐等症状。②右下腹体征不明显、不典型,但有局部压痛和肌紧张,是小儿阑尾炎的重要体征。③穿孔率较高,并发症和死亡率也较高。该患儿最可能为急性阑尾炎,B 超检查示右下腹 6 cm × 8 cm 大小低回声至无回声区域,最可能为阑尾脓肿形成。故本题选 A。

118. 肾和输尿管结石的主要症状为疼痛和血尿。肾结石可引起肾区疼痛伴肋脊角叩击痛,输尿管结石可引起肾绞痛或输尿管绞痛。血尿通常为镜下血尿,少数患者可见肉眼血尿。故本题选 D。

119. 患者咳嗽、痰中带血,胸片及 CT 检查示左上肺结节影,考虑肺癌可能。患者有左锁骨上淋巴结肿大表现,可首先行淋巴结活检以明确其性质。故本题选 C。

124. 不当的治疗方法可影响骨折愈合,如开放性骨折清创时,过多地摘除碎骨片,会造成骨质缺损致骨不愈合。故本题选 C。

125. 患者接受全胃肠外营养支持治疗,出现皮肤干燥、鳞状脱屑、脱发及伤口愈合延迟等症状,最可能缺乏必需脂肪酸。维生素 A 缺乏会导致夜盲症、干眼症、皮肤干燥等。电解质缺乏会造成电解质功能紊乱,出现低钾、低钙等。微量元素缺乏会出现相关元素症状,但无身体组织合成障碍等症状。氨基酸缺乏会造成人体营养不良,出现低蛋白血症、水肿、贫血等症状。故本题选 D。

129. 患者右侧腹股沟区出现可复性肿块,考虑腹股沟疝可能。1 周前肿块不能回纳,考虑嵌顿疝可能。嵌顿疝复位困难,为避免嵌顿绞窄应行手术治疗。婴幼儿的腹肌在发育中可逐渐强壮而使腹壁加强,单纯疝囊高位结扎常能获得满意的疗效,不需施行修补术。故本题选 B。

130. 婴幼儿睾丸鞘膜积液常可自行吸收消退,可不急于手术治疗。最佳治疗方案是密切观察。故本题选 A。

132. 患者急性骨髓炎好转后,有窦道形成,常有少许稀黄色脓汁流出,可能为慢性化脓性骨髓炎;近日窦道口闭合后,出现红、肿、热、压痛,提示慢性骨髓炎急性发作。此时不宜作病灶清除术,应以抗生素治疗为主,积脓时宜切开引流。故本题选 D。

133. 胫骨结节骨软骨病常见于 9~14 岁好动的儿童,常有近期剧烈运动史。临床上以胫骨结节处逐渐出现疼痛、隆起为特点,检查可见胫骨结节明显隆起,皮肤无炎症,局部质硬,压痛明显。X 线片显示胫骨结节骨骺增大、致密或碎裂,周围软组织肿胀。故本题选 E。

137. 腰椎间盘突出症常见于 20~50 岁人群,患者多有弯腰劳动或长期坐位工作史,首次发病常在半坐腰持重或突然扭腰动作过程中发生。绝大部分患者有腰痛,多伴有坐骨神经痛,疼痛为放射性,由臀部、大腿后外侧、小腿外侧至足跟部或足背,可因打喷嚏或咳嗽时腹压增加而疼痛加剧。故本题选 D。

138. 患者有高空坠落伤,血压降低,提示存在休克,应立即给予液体复苏,同时寻找急性出血点。腹腔穿刺显示未凝血液,提示腹腔内活动性出血,应立即剖腹探查。急性硬脑膜下血肿厚度大于 10 mm,或者中线移位超过 5 mm,均应当急诊开颅清除血肿,患者尚无明显开颅手术指征。故本题选 C。

146. 患者肝区疼痛,B 超检查示右肝有一占位性病变,AFP 升高,最可能为原发性肝癌。早期诊断、早期采用以手术切除为主的综合治疗,是提高肝癌长期治疗效果的关键。故本题选 A。

151. 患者左乳房周期性胀痛,与月经周期相关,可扪及边界不清的质韧肿块,最可能为乳腺囊性增生病。本病的治疗主要是对症治疗,可用中药;症状较重者,可用他莫昔芬治疗。故本题选 E。

153. 在腹痛诊断未明前,禁用或慎用止痛剂,以免掩盖伤情。故本题选 A。

156. 肾癌的肾外表现多种多样,除癌性低热外,还存在血沉加快、肾性高血压等表现。此外肿瘤还会引起红细胞增多、高血钙等表现,同侧阴囊内可见精索静脉曲张。头痛不属于肾癌的肾外表现。故本题选 E。

168. 从事婚前医学检查、施行结扎手术和终止妊娠手术的人员,必须经过县级以上地方人民政府卫生行政部门的考核,并取得相应的合格证书。故本题选 B。

185. 氟烷对肝有急性损害作用。氟烷可使肝脏血流减少,在缺氧时可产生对肝脏有毒性的代谢产物。故本题选 B。

194. 嵌顿疝在 3~4 小时以内,局部压痛不明显,也无腹部压痛或腹肌紧张等腹膜刺激征者,可先试行手法复位。复位方法是让患者取头低足高卧位,髋关节屈曲,注射吗啡或哌替啶,以止痛和镇静,并松弛腹肌;然后托起阴囊,持续缓慢地将疝块推向腹腔,同时用左手轻轻按摩浅环和深环,以协助疝内容物回纳。故本题选 BCDEF。

195. 手法复位早期嵌顿疝,有挤破肠管、把已坏死的肠管送回腹腔或疝块已消失而实际仍有一部分肠管未回纳等可能。复位后还需严密观察腹部情况,注意有无腹膜炎或肠梗阻的表现,如有这些表现,应尽早手术探查。故本题选 BCDEF。
196. 由于嵌顿性疝复位后,疝并未得到根治,大部分患者迟早仍需手术修补。故本题选 G。
197. 急性乳腺炎是乳腺的急性化脓性感染,多为产后哺乳的妇女,尤以初产妇更为多见,往往发生在产后 3～4 周;临床表现为乳房疼痛、局部红肿、发热等。故本题选 C。
198. 急性乳腺炎的病因:①乳汁淤积。乳汁是理想的培养基,乳汁淤积将有利于入侵的细菌生长繁殖。②细菌入侵。乳头破损或皲裂,使细菌沿淋巴管入侵是感染的主要途径;细菌也可直接侵入乳管,上行至腺小叶而致感染。故本题选 AB。
199. 急性乳腺炎的主要病原菌为金黄色葡萄球菌,可不必等待细菌培养的结果,应用青霉素治疗,或用耐青霉素酶的苯唑西林钠,或第一代头孢抗生素如头孢拉啶。对青霉素过敏者,则应用红霉素。抗生素通过乳汁会影响婴儿的健康,因此如四环素、氨基糖苷类(如庆大霉素)、喹诺酮类、磺胺药和甲硝唑等药物应避免使用。异烟肼属于抗结核药物。故本题选 ABD。
200. 患者为 59 岁男性,排鲜血便且伴肛门坠胀(直肠刺激症状),考虑直肠癌可能,首选直肠指检。直肠指检是诊断低位直肠癌最重要的体格检查。故本题选 B。
201. 结肠镜见肠前壁菜花状肿物,且表面有破溃,结合患者体征,最可能为直肠癌。故本题选 C。
202. Dixon 术是目前应用最多的直肠癌根治术,一般要求癌肿距齿状线 5 cm 以上,根治原则要求肿瘤远端距切缘至少 2 cm;低位直肠癌至少 1 cm。只要肛门外括约肌和肛提肌未受累,保证环周切缘阴性的前提下,均可行 Dixon 术。故本题选 C。
203. 脾是腹腔脏器中最容易受损的器官之一。患者左腹部被锐器刺伤,有急性失血貌、唇苍白、血压低、脉率快等失血性休克表现,初步诊断为脾破裂。肝破裂多有右上腹外伤史,常有腹腔内出血的表现和严重的腹膜刺激征。结肠破裂、小肠破裂均属于空腔脏器穿孔,常表现为持续性剧烈腹痛、腹膜刺激征阳性、失血征不明显。故本题选 B。
204. 患者失血性休克,且左腹部有活动性出血,故应在积极补液抗休克治疗的同时,急诊行剖腹探查术。故本题选 AB。
205. 手术探查时,要彻底查明伤情,如果损伤轻(Ⅰ、Ⅱ级损伤),可保留脾,根据伤采用不同的处理方法,如生物胶粘合止血、物理凝固止血、单纯缝合修补、脾动脉结扎及部分脾切除等。如果损伤严重,如脾中心部碎裂、脾门撕裂、缝合修补不能有效止血或有大量失活组织或伴有多伤、伤情严重,需迅速施行全脾切除术。一旦发生延迟性脾破裂,应立即手术。故本题选 D。
206. 患者右前臂外伤后疼痛剧烈,活动受限,查体见右前臂明显肿胀、压痛,应怀疑右侧孟氏骨折、右侧盖氏骨折、右侧尺骨骨折、右前臂双骨折、骨筋膜室综合征的可能。桡动脉损伤的表现有手部血供部分受阻症状,如桡动脉搏动减弱和消失、手指冷感、皮肤苍白及麻木等。故本题选 BCDEF。
207. 骨筋膜室综合征的早期诊断依据:①患肢有挤压伤史,普遍肿胀,伴剧烈疼痛。②筋膜间隙张力增高,压痛明显。③肌肉活动障碍,须注意,单纯的肌肉麻痹可能是"晚期症状"。④筋膜间隙内的肌肉被动牵拉疼痛。⑤通过间隙的神经干功能障碍,且感觉障碍早于运动障碍。故本题选 ABD。
210. 患者有腹痛、呕吐、腹胀、肛门无排气排便的表现,考虑急性肠梗阻可能。患者饱餐后出现上腹绞痛,伴恶心呕吐,查体有轻度腹膜炎体征,考虑急性胃肠炎、急性胰腺炎和急性胆囊炎的可能。故本题选 ABDE。

211. 纤维胃镜常被用于上消化道出血病因的检查。腹部 B 超检查有助于急性胆囊炎的诊断。血常规、血生化为常规实验室检查,有助于支持诊断。腹部 X 线片有助于急性肠梗阻的诊断。腹部增强 CT、血尿淀粉酶测定有助于急性胰腺炎的诊断。故本题选 BCDEF。
212. 患者血尿淀粉酶明显升高,CT 示胰腺肿大,周围大量渗出,考虑诊断为急性胰腺炎。患者有肠梗阻的表现,腹部 X 线平片示肠管充气明显,考虑为胰腺炎导致肠麻痹,造成麻痹性肠梗阻。故本题选 DF。
213. 急性胰腺炎的非手术治疗:①禁食、胃肠减压。②补液、防治休克。③镇痛解痉。④抑制胰腺分泌。⑤营养支持。⑥抗生素的应用。⑦中药治疗。故本题选 ABCDEF。

冲刺模拟卷四
答案

1. C	2. C	3. A	4. C	5. B	6. E	7. E	8. E	9. D	10. CD
11. D	12. A	13. D	14. B	15. E	16. B	17. B	18. E	19. C	20. B
21. E	22. C	23. D	24. C	25. C	26. C	27. C	28. E	29. A	30. C
31. D	32. C	33. C	34. C	35. C	36. C	37. C	38. E	39. B	40. E
41. B	42. B	43. D	44. C	45. C	46. D	47. C	48. C	49. D	50. B
51. E	52. C	53. D	54. C	55. C	56. C	57. C	58. C	59. E	60. A
61. C	62. C	63. A	64. C	65. A	66. C	67. C	68. C	69. D	70. A
71. D	72. A	73. C	74. C	75. C	76. C	77. C	78. C	79. C	80. C
81. B	82. D	83. C	84. A	85. C	86. C	87. C	88. C	89. C	90. A
91. D	92. C	93. A	94. C	95. C	96. C	97. A	98. C	99. E	100. B
101. E	102. C	103. C	104. C	105. B	106. C	107. D	108. B	109. A	110. C
111. C	112. C	113. D	114. E	115. C	116. C	117. C	118. C	119. E	120. C
121. C	122. C	123. C	124. C	125. C	126. C	127. C	128. C	129. C	130. D
131. C	132. C	133. C	134. C	135. C	136. C	137. C	138. C	139. C	140. B
141. C	142. C	143. D	144. C	145. C	146. C	147. C	148. D	149. C	150. E
151. D	152. C	153. C	154. C	155. C	156. C	157. C	158. C	159. C	160. C
161. B	162. C	163. C	164. C	165. C	166. C	167. C	168. C	169. A	170. A
171. A	172. D	173. E	174. A	175. C	176. C	177. A	178. D	179. E	180. E
181. A	182. A	183. C	184. D	185. D	186. C	187. D	188. C	189. A	190. C
191. C	192. C	193. B							

194. C	195. ABCDEF	196. ABCDEF	197. AB	198. B
199. ADE	200. C	201. B	202. ABCD	203. AB
204. ABCDF	205. BD	206. B	207. ABD	208. CDE
209. AB	210. B	211. ACDE	212. E	213. D
214. B	215. CF			

解析
2. 痈已出现多个脓点、表面呈紫褐色或已破溃流脓时,需要及时切开引流。在静脉麻醉下做"十"或"十十"形切口切开引流,切口线应达到病变边缘健康组织,深度须达到痈的基底部(深筋膜层),清除已化脓和尚未化脓、但已失活的组织,在脓腔内填塞生理盐水、碘伏或凡士林纱条,外加干纱布绷带包扎。术后注意创面渗血,渗出液过多时应及时更换敷料。故本题

选C。
3. 患者有腹痛、寒战高热、黄疸即Charcot三联征表现,低血压、脉搏加快提示休克,神情淡漠提示中枢神经受抑制,最可能的诊断为急性梗阻性化脓性胆管炎。故本题选A。
4. 急性梗阻性化脓性胆管炎的治疗原则是立即解除胆道梗阻并引流。手术方式:①胆总管切开减压、T管引流。②经内镜鼻胆管引流术(ENBD)。③经皮经肝胆管引流(PTCD)。故本题选C。
5. 脾是腹腔脏器中最容易受损的器官之一。患者腹部外伤后有面色苍白、四肢湿冷、心率快、血压低等休克表现,查体有腹膜刺激征,最可能为腹腔内脏器破裂出血。因患者伤及左上腹,最可能为脾破裂。故本题选B。
6. 诊断性腹腔穿刺术和腹腔灌洗术的阳性率较高,对于判断腹腔内脏有无损伤和是哪类脏器损伤有很大帮助。故本题选E。
7. 腹腔穿刺抽到不凝血,提示实质器官破裂所致内出血,因腹膜的去纤维作用而使血液不凝固。故本题选E。
8. 患者胸部外伤后,有呼吸困难、皮下气肿表现,考虑为气胸;患者右胸可见创口,随呼吸有气体进出伤口响声,最可能为开放性气胸。呼、吸气时,出现两侧胸膜腔压力不均衡的周期性变化,使纵隔在吸气时移向健侧,呼气时移向伤侧,称为纵隔摆动,即纵隔在健侧与正中间摆动。故本题选E。
9. 开放性气胸的急救处理要点为立即将开放性气胸变为闭合性气胸,赢得挽救生命的时间。故本题选D。
10. 开放性气胸在创口闭合后,进一步的处理包括:给氧、补充血容量、纠正休克;清创、缝合胸壁伤口,并作闭式胸腔引流;给予抗生素,鼓励患者咳嗽排痰,预防感染。如疑有胸腔内脏器损伤或进行性出血,则需行开胸探查手术。故本题选C。
11. 伸直型肱骨髁上骨折多由间接暴力引起。当跌倒时,肘关节处于半屈或伸直位,手掌着地,暴力经前臂向上传递,身体向前倾,由上向下产生剪式应力,使肱骨干与肱骨髁交界处发生骨折。临床表现为肘部疼痛、肿胀、皮下瘀斑,肘向后突出并处于半屈位,有明显压痛,肘后三角关系正常。故本题选D。
12. 受伤时间短、局部肿胀轻、没有血液循环障碍者,可进行手法复位外固定;复位后,用后侧石膏托屈肘位固定4～5周。对经2～3次复位对位不佳者,应及时行切开复位克氏针固定。故本题选A。
13. 伸直型肱骨髁上骨折易压迫肱动脉或刺破肱动脉,加上局部肿胀严重,会影响远端肢体血液循环,导致前臂骨筋膜室综合征。如果早期未能作出诊断及正确的治疗,可导致缺血性肌挛缩,一旦发生则难以治疗,常致严重残疾,典型的畸形是爪形手或爪形足。故本题选D。
14. 止血带止血一般用于四肢伤大出血,且加压包扎止血无效的情况。患者加压包扎后,敷料鲜血渗透,可用止血带止血。故本题选B。
15. 使用止血带,不必缚扎过紧,以能止住出血为度;应每隔1小时放松1～2分钟,且使用时间一般不应超过4小时。上止血带的伤员必须有显著标志,并注明启用时间。故本题选E。
18. 膀胱肿瘤是泌尿系统最常见的肿瘤,绝大多数来自上皮组织,其中90%以上为尿路上皮癌。故本题选A。
20. 标准差反映一组观察值的离散程度,标准差越小,离散程度越小,均数代表性越好。故本题选B。

21. 不伤害原则是指医务人员在整个医疗行为中,无论动机还是效果,均应避免对患者造成伤害。不伤害原则是底线原则,是对医务人员的最基本要求。由于医疗伤害为职业性伤害,因此带有一定的必然性。不伤害原则的真正意义不在于消除任何伤害,而在于强调培养对患者高度负责、保护患者健康和生命的医学伦理理念和作风,在实践中努力避免使患者遭受不应有的医疗伤害。故本题选E。
23. 良性骨肿瘤具有界限清楚、密度均匀的特点,多为膨胀性病损或外生性生长。病灶骨破坏呈单房性或多房性,内有点状、环状、片状骨化影,周围可有硬化反应骨,通常无骨膜反应。故本题选D。
25. 腹部手术,尤其胃肠道手术后,应注意观察胃管减压量、肠鸣音恢复情况、排气排便恢复与否等。待胃肠道蠕动恢复、肛门排气后,才可开始进食。故本题选E。
26. 肱骨髁上骨折多发生于10岁以下儿童,根据暴力和骨折移位方向的不同,可分为屈曲型和伸直型,其中以伸直型骨折更多见。故本题选C。
28. 小细胞肺癌为神经内分泌起源,恶性度高,生长快,很早可出现淋巴和血行转移,对放射和化学治疗虽较敏感,但可迅速耐药,预后最差。故本题选B。
29. 医务人员在医疗活动中发生或发现医疗事故、可能引起医疗事故的医疗过失行为或发生医疗事故争议的,应当立即向所在科室负责人报告,科室负责人应当及时向本医疗机构负责医疗服务质量监控的部门或专(兼)职人员报告。故本题选A。
31. 腹腔炎症刺激膈肌中心部分的腹膜,通过膈神经的反射,可引起肩部放射性疼痛。故本题选D。
32. 膀胱肿瘤是泌尿系统最常见的肿瘤,绝大多数来自上皮组织。血尿是膀胱癌最常见的症状,约85%的患者表现为间歇性无痛全程肉眼血尿。血尿严重时常有血块,或排出洗肉水样尿液及腐肉组织。故本题选D。
34. 乳腺癌若累及Cooper韧带,可使其缩短而致肿瘤表面皮肤凹陷,即"酒窝征"。邻近乳头或乳晕的癌肿因侵入乳管使之缩短,可把乳头牵向癌肿一侧,进而可使乳头扁平、回缩、凹陷。肿瘤继续增大,如皮下淋巴管被癌细胞堵塞,引起淋巴回流障碍,可出现真皮水肿,皮肤呈"橘皮样"改变。故本题选C。
37. 肛管直肠环是由肛管内括约肌、直肠壁纵肌的下部,肛管外括约肌的浅、深部和邻近的部分肛提肌(耻骨直肠肌)纤维组成的强大肌环,共同环绕直肠与肛管移行处的外围,在直肠指检时可清楚扪及。此环是括约肛管的重要结构,如手术时不慎完全切断,可引起大便失禁。故本题选C。
39. 绞窄性肠梗阻因肠系膜血管或肠壁小血管受压、血管腔栓塞或血栓形成而使相应肠段血运障碍,继而可引起肠坏死、穿孔。故本题选B。
40. 在医疗活动中,患者应履行的主要道德义务:①配合医者诊疗的义务。②遵守医院规章制度,尊重医务人员及其劳动的义务。③给付医疗费用的义务。④保持和恢复健康的义务。⑤支持临床实习和医学发展的义务。故本题选E。
41. 国家实行医师定期考核制度。对考核不合格的医师,县级以上人民政府卫生健康主管部门应当责令其暂停执业活动3～6个月,并接受相关专业培训。暂停执业活动期满,再次进行考核,对考核合格的,允许其继续执业。故本题选B。
44. 软组织挫伤常用物理疗法,如伤后初期局部可用冷敷,12小时后改用热敷或红外线治疗,或包扎制动,还可服用云南白药等。少数挫伤后有血肿形成时,可加压包扎。如挫伤系由强大暴力所致,须检查深部组织器官有无损伤,以免因漏诊和延误治疗而造成严重后果。故本题选C。

45. 蔓状血管瘤由较粗的迂曲血管构成，多数为静脉，也可为动脉或动静脉瘘。除了发生在皮下和肌肉，还常侵入骨组织，范围较大，甚至可超过一个肢体。外观常见蜿蜒的血管，有明显的压缩性和膨胀性。可听到血管杂音，或可触到硬结。故本题选C。

48. 少数重症胰腺炎患者的胰腺出血，可经腹膜后途径渗入皮下，在腰部、季肋部和下腹部皮肤出现大片青紫色瘀斑，称Grey-Turner征。故本题选C。

49. 若胆总管有较大裂伤或横断伤，胆管壁缺损长度<2cm，应争取施行胆管端端吻合术，并通过吻合口放置内支撑管6个月以上，防止术后胆道狭窄。故本题选D。

51. 高钾血症是指血清钾离子浓度≥5.5mmol/L的一种病理生理状态。低钾血症是指血清钾<3.5mmol/L的一种病理生理状态。故本题选E。

52. Perthes试验即深静脉通畅试验，患者站立，在大腿根部扎止血带，阻断大隐静脉回流，嘱患者用力踢腿或做下蹲活动10~20次，使小腿肌泵收缩以促进静脉血液向深静脉系统回流。若浅静脉曲张的程度明显减轻或消失，表示深静脉通畅；若曲张程度不减轻，张力增高甚至出现胀痛，表示深静脉不通畅。故本题选D。

53. 排便习惯与粪便性状的改变常为结肠癌最早出现的症状。多表现为排便次数增加、腹泻、便秘，粪便中带血、脓液或黏液。故本题选D。

54. 腹股沟管的内口即深环，外口即浅环，腹股沟深环在体表投影为腹股沟中点上方2cm处，浅环位于耻骨结节外上方。故本题选B。

56. 急性阑尾炎典型的腹痛发作始于上腹，逐渐移向脐部，数小时（6~8小时）后转移并局限在右下腹；此过程的时间长短取决于病变发展的程度和阑尾位置。70%~80%的患者具有这种典型的转移性腹痛的特点。故本题选D。

57. Ⅰ类切口为清洁切口，指缝合的无菌切口，如甲状腺大部切除术等，无须术前预防性使用抗生素。故本题选E。

61. 开放性伤口常有污染，应行清创术，目的是将污染伤口变成清洁伤口，为组织愈合创造良好条件。清创时间越早越好，伤后6~8小时内清创一般都可达到一期愈合。故本题选D。

62. 多器官功能障碍综合征（MODS）是指机体在遭受严重感染、创伤、烧伤、休克及重症胰腺炎等疾病过程中，同时出现2个或2个以上的器官或系统序贯性的功能障碍或功能衰竭，最常见的包括心、肺、肾。故本题选C。

64. 对颅内压增高患者进行腰椎穿刺，可使颅腔和脊髓蛛网膜下腔压力差增大，进而促发脑疝。故本题选C。

67. 坏疽是指局部组织大块坏死并继发腐败菌感染，分为干性、湿性和气性等类型。故本题选D。

68. 输血的适应证：①大量失血，主要是补充血容量，用于治疗因手术、严重创伤或其他各种原因所致的低血容量休克。②贫血或低蛋白血症，常因慢性失血、烧伤、红细胞破坏增加或清蛋白（白蛋白）合成不足所致。③重症感染。④凝血异常，输入新鲜冰冻血浆以预防和治疗因凝血异常所致的出血。故本题选A。

71. 污染切口（Ⅲ类切口）是指邻近感染区或组织直接暴露于污染或感染物的切口，如阑尾穿孔的阑尾切除术、肠梗阻坏死的手术等。乙级愈合用"乙"字代表，指愈合处有炎症反应，如红肿、硬结、血肿、积液等，但未化脓。故本题选D。

77. AHA复苏指南推荐成人胸外电除颤直接使用最大能量除颤：双相波200J（或制造商建议的能量，120~200J），单相波360J。故本题选B。

79. 疝内容物是进入疝囊的腹内脏器或组织，以小肠最多见，大网膜次之。此外如盲肠、阑尾、乙状结肠、横结肠、膀胱等均可作为疝内容物进入疝囊，但较少见。故本题选A。

80. 休克难治期形成DIC的机制：①血液流变学的改变。血液浓缩、血细胞聚集使血黏度增高，血液处于高凝状态。②凝血系统激活。严重缺氧、酸中毒或脂多糖等损伤血管内皮细胞，使组织因子大量释放，启动外源性凝血系统；内皮细胞损伤还可暴露胶原纤维，激活因子Ⅻ，启动内源性凝血系统。③血栓素A_2和前列腺素I_2平衡失调。故本题选A。

84. 突发事件监测机构、医疗卫生机构和有关单位发现下列需要报告情形之一的，应当在2小时内向所在地县级人民政府卫生行政主管部门报告：①发生或可能发生传染病暴发、流行。②发生或发现不明原因的群体性疾病。③发生传染病菌种、毒种丢失。④发生或可能发生重大食物和职业中毒事件。故本题选A。

87. 患者有胸部外伤史，表现为胸痛、呼吸困难，胸腔穿刺抽出不凝血，最可能为血气胸。伤侧肺萎陷使肺呼吸面积减少，气体交换容量减少，通气血流比失衡，影响肺通气和换气功能。故本题选D。

88. 乳腺癌多见于乳房外上象限，早期病侧乳房出现无痛、单发的小肿块，质硬，表面不光滑，与周围组织分界不很清楚，在乳房内不易被推动；随着肿瘤增大，可引起乳房局部隆起；若累及Cooper韧带，可使其缩短而致肿瘤表面皮肤凹陷，即"酒窝征"；淋巴转移最初多见于腋窝。故本题选B。

91. 成人和3岁以上儿童的股骨干骨折多采用手术内固定治疗。成人股骨干骨折手术多采用钢板、带锁髓内钉固定。儿童股骨干骨折多采用弹性钉内固定。故本题选D。

92. 患者胫腓骨闭合性骨折，石膏固定后出现胀痛，且持续加重，有足趾麻木感，被动牵引出现拉痛，考虑并发骨筋膜室综合征可能，应立即拆除石膏，早期进行筋膜切开减压术。故本题选B。

94. 脊髓型颈椎病患者出现上肢或下肢麻木无力、僵硬、双足踩棉花感、束带感和双手精细动作障碍。后期可出现二便功能障碍。检查时可有感觉障碍平面，肌力减退，四肢腱反射活跃或亢进，而浅反射减弱或消失。Hoffmann征、Babinski征等病理征可呈阳性。故本题选C。

95. 结肠癌的主要表现：①排便习惯与粪便性状的改变，多表现为排便次数增加、腹泻、便血等。②腹痛，常为定位不确切的持续性隐痛，或仅为腹部不适或腹胀感。③腹部肿块等。故本题选B。

97. 由于胸腔内是负压，为了防止引流液倒流而发生逆行感染，要确保患者的胸腔闭式引流瓶平面低于胸腔引流口平面至少60cm。引流管不要过长，以防折叠。故本题选A。

98. 隐睾症是指睾丸下降异常，使睾丸不能降至阴囊而停留在腹膜后、腹股沟管或阴囊入口处。患儿右侧阴囊空虚，增加腹压时腹股沟上方出现可复性包块，应高度怀疑隐睾。故本题选C。

104. 患者有明确的右上腹外伤史，血压降低，脉率增快，血红蛋白明显下降，伴腹膜炎体征，腹腔穿刺见不凝血，提示内脏破裂出血。右上腹外伤最易损伤肝脏，患者肝区叩痛阳性，最可能为肝破裂。故本题选C。

105. 直肠指检是直肠疾病首选的检查方法，可发现肛瘘、直肠息肉、直肠癌等常见的病变。故本题选B。

108. 颅前窝骨折多累及额骨水平部（眶顶）和筛骨。骨折出血可经前鼻孔流出，或进入眶内在眼睑和球结膜下形成瘀血斑，俗称"熊猫眼"或"眼镜征"。脑膜撕裂者，脑脊液沿裂口经鼻

109. 1岁以内的睾丸有自行下降的可能。若1岁以后睾丸仍未下降,可短期应用绒毛膜促性腺激素,若2岁以前睾丸仍未下降,应采用睾丸固定术将其拉下。故本题选A。
110. 根据题干信息,考虑患者最可能为延迟性溶血反应。溶血反应的治疗:①抗休克,应用晶体、胶体液及血浆以扩容,纠正低血容量性休克,输入新鲜同型血液或输浓缩血小板或凝血因子和糖皮质激素,以控制溶血性贫血。②保护肾功能,可给予5%碳酸氢钠静脉滴注,使尿液碱化,促使血红蛋白结晶溶解,防止肾小管阻塞。③防治DIC。④血浆置换治疗。预防措施包括严格执行核对制度、按规程操作,尽量行同型输血等。故本题选C。
112. 乳腺癌早期可有血运转移,癌细胞可直接侵入血液循环而致远处转移,最常见的远处转移依次为骨、肺、肝。该患者右股骨上端膨胀压痛,右髋活动受限,X线检查可见右股骨颈及转子下溶骨性破坏,考虑骨肿瘤可能。结合乳腺癌病史,最可能为乳腺癌骨转移。故本题选E。
113. 丹毒起病急,开始即可有畏寒、发热、头痛、全身不适等;病变多见于下肢,表现为片状微隆起的皮肤红疹、色鲜红、中间稍淡、边界清楚,有的可起水疱,局部有烧灼样疼痛。故本题选D。
114. 髋关节前脱位多发生于交通事故和高处坠落伤,患肢呈外展、外旋和屈曲畸形。髋关节后脱位表现为患肢短缩,髋关节呈屈曲、内收、内旋畸形。故本题选E。
118. 患者有右下腹显著压痛,结肠充气试验阳性,白细胞明显增高,考虑急性阑尾炎可能。患者腹痛由脐周扩散至全腹,且有局限性腹膜炎体征,考虑为急性阑尾炎穿孔可能。故本题选E。
121. 急性胆囊炎常表现为右上腹阵发性绞痛,饱餐、进食肥腻食物常诱发发作;疼痛放射到右肩、肩胛和背部。超声检查对急性胆囊炎的诊断准确率很高。故本题选A。
122. 肺动脉瓣轻度狭窄者可长期无症状;中重度狭窄者表现为活动后胸闷、气短、心悸甚至晕厥,活动耐量差,易疲劳;症状随年龄增长而加重,晚期出现肝大、下肢水肿、腹水等右心衰竭表现。听诊可在胸骨左缘第2肋间闻及响亮的喷射性收缩期杂音,伴收缩期震颤,肺动脉瓣第二心音减弱或消失。故本题选E。
123. 脓毒症多继发于严重的外科感染,常见表现为:寒战高热、头痛、头晕、恶心呕吐、腹胀、面色苍白或潮红、出冷汗、神志淡漠或烦躁、昏迷;心率加快、脉搏细速、少尿、呼吸急促或困难;肝脾肿大,严重时出现黄疸或皮下出血瘀斑等。血常规检查白细胞计数常明显增高,核左移多见。该患者可能为前额部疖肿经挤压后引起脓毒症。故本题选A。
124. 骨折急救的目的是用最简单而有效的方法抢救生命、保护病肢、迅速转运,以便尽快妥善处理。患者有严重低血压,应立即补液、输血。故本题选B。
135. 股骨干下1/3骨折后,远折端由于腓肠肌的牵拉以及肢体的重力作用而向后方移位,又由于股前、外、内肌牵拉的合力,使近折端向前移位。股骨干骨折移位的方向除受肌肉牵拉的影响外,与暴力作用的方向、大小、肢体所处的位置、急救搬运等诸多因素有关。故本题选C。
136. 患者有头部外伤史,伤后昏迷,有中间清醒期,考虑硬脑膜外血肿可能,应首选CT检查。CT扫描不仅可以直接显示硬脑膜外血肿,还可了解脑室受压和中线结构移位的程度及并存的脑挫裂伤、脑水肿等情况。故本题选A。
144. "昏迷-清醒-再昏迷"为硬脑膜外血肿的特征性表现。故本题选B。
145. 呋塞米为排钾利尿剂,大量应用后易产生低钾血症,可产生肌肉软弱无力、恶心、呕吐、腹胀等。心脏受累主要表现为窦性心动过速、传导阻滞和节律异常。故本题选A。
150. 血栓性外痔表现为肛周暗紫色圆形肿物,表面皮肤水肿,质硬,急性期触痛、压痛明显,伴有肛门剧痛。故本题选E。
154. 急性阑尾炎时,阑尾静脉中的感染性血栓,可沿肠系膜上静脉至门静脉,导致化脓性门静脉炎。临床表现为寒战、高热、肝大、剑突下压痛、轻度黄疸等。故本题选D。
157. 肠套叠的典型症状是腹痛、血便和腹部肿块。表现为突然发作剧烈的阵发性腹痛,患儿阵发哭闹不安,有安静如常的间歇期。伴有呕吐和果酱样血便。腹部触诊常可扪及腊肠形、表面光滑、稍可活动、具有压痛的肿块,常位于脐右上方,而右下腹叩诊有空虚感。空气或钡剂灌肠X线检查对诊断肠套叠有较高的价值。故本题选B。
161. 乳腺囊性增生病主要表现为一侧或双侧乳房胀痛和肿块。检查发现一侧或双侧乳房内可有大小不一、质韧的单个或多个结节,可有触痛,与周围分界不清,亦可表现为弥漫性增厚。乳房纤维腺瘤肿块增长缓慢,质似硬橡皮球的弹性感,表面光滑,易于推动。乳腺癌早期表现为无痛、单发的小肿块,质硬,表面不光滑,与周围组织分界不很清楚,在乳房内不易被推动。乳管内乳头状瘤常见乳头溢液,肿块小,质软。乳房肉瘤肿块有明显边界,活动度较好,皮肤表面可见扩张静脉。故本题选B。
162. 患者出现上腹痛,进行性黄疸、乏力、食欲不振,结合肿瘤标志物CA19-9、CEA升高,最可能为胰腺癌。CT是目前检查胰腺最佳的无创性影像学检查方法,主要用于胰腺癌的诊断和分期。增强CT能够较好地显示胰腺肿物的大小、部位、形态、内部结构及与周围结构的关系,能够准确判断有无肝转移及显示肿大的淋巴结。故本题选D。
164. 患者锁骨下静脉穿刺置管后出现典型的心脏压塞表现,即低血压、心音低弱、颈静脉怒张,最可能的是手术操作时误入心包,造成心脏压塞。故本题选D。
165. 对于拒绝隔离治疗或者隔离期未满擅自脱离隔离治疗的甲类传染病患者、疑似患者,可以由公安机关协助医疗机构采取强制隔离治疗措施。传染性非典型肺炎属于采取甲类传染病预防、控制措施的乙类传染病。故本题选E。
168. Paget病即乳头湿疹样乳腺癌,恶性程度低,发展慢。乳头有瘙痒、烧灼感,以后出现乳头和乳晕的皮肤变粗糙、糜烂如湿疹样,进而形成溃疡,有时表面覆盖黄褐色鳞屑样痂皮。部分病例于乳晕区可触及肿块。故本题选A。
171. 患者有胸部外伤史,心率加快,血压降低,伤侧胸膜腔穿刺抽出血液,静止后凝固,血红蛋白、红细胞逐渐下降,提示存在进行性血胸,应及时做开胸探查手术。故本题选A。
179. 患者右肩部外伤后疼痛、活动受限,肩胛盂处有空虚感,Dugas征阳性,最可能为肩关节脱位。首选手法复位,一般采用局部浸润麻醉,用Hippocrates法复位。故本题选E。
187. 膈下脓肿一般继发于急性腹膜炎或腹腔内手术,原发性感染少见。可出现明显的全身症状,如高热。脓肿部位可有持续的钝痛,深呼吸时加重;脓肿刺激膈肌可引起呃逆;有季肋区叩痛,严重时出现局部皮肤凹陷性水肿,皮温升高;右膈下脓肿可使肝浊音界扩大;病侧胸部下方的呼吸音减弱或消失。故本题选D。
189. 患者为80岁女性,右肱骨外科颈骨折,无移位,伴有较多基础疾病,不宜行手术治疗,可采用三角巾悬吊。故本题选A。
190. 肝性脑病指在肝硬化基础上因肝功能不全和(或)门-体静脉分流引起的、以代谢紊乱为基础、中枢神经系统功能失调的综合征。主要临床表现为性格改变、精神、行为异常、扑翼样震颤,甚至出现意识障碍、昏迷和死亡。患者有肝硬化病史,服用利尿剂后出现精神症状及人格改变,考虑肝性脑病的可能性大。故本题选C。

191. 患者有多年乙型肝炎病史,有呕血、便血表现,查体发现肝大、脾大、腹水,考虑为乙型肝炎肝硬化所致的门静脉高压症,多伴有食管下段和胃底黏膜下层的静脉曲张。黏膜因曲张静脉而变薄,易被粗糙食物损伤;或由于胃液反流入食管,腐蚀已变薄的黏膜;同时门静脉系统内的压力较高,易导致曲张静脉破裂,发生难以自止的大出血。故本题选B。

193. 胰岛素瘤的首发症状是低血糖,主要表现为低血糖对中枢神经系统的影响和低血糖引起的儿茶酚胺过度释放,症状常出现在清晨和运动后。患者常诉头痛、焦虑、饥饿、复视、健忘等,部分患者甚至出现昏睡、昏迷或一过性惊厥、癫痫发作。儿茶酚胺释放引起出汗、心慌、震颤、脉速和面色苍白等。进食或静脉注射葡萄糖可迅速缓解症状。故本题选B。

194. 患者有呕血、便血等上消化道出血表现,出血量约3 000 mL,已出现意识障碍、低血压等失血性休克症状,应尽快建立有效的静脉输液通道,补充血容量,纠正休克。故本题选C。

195. 患者有肝炎肝硬化史,黄疸,脾大,移动性浊音提示有腹水,最可能为食管胃底曲张静脉破裂导致出血。药物治疗:尽早给予收缩内脏血管药物如生长抑素、奥曲肽、特利加压素或垂体加压素,减少门静脉血流量,降低门静脉压;止血药物可静脉注射维生素K₁、纤维蛋白原、凝血酶等;通过胃管应用冰盐水(内加去甲肾上腺素)反复灌洗;预防感染可使用头孢类广谱抗生素;其他如使用质子泵抑制剂抑制胃酸分泌、利尿等。三腔二囊管可压迫食管下段和胃底的曲张静脉,是紧急情况下暂时控制出血的有效方法。故本题选ABCDEF。

196. 三腔二囊管使用前应认真检查气囊有无松脱、漏气,充气后膨胀是否均匀,通向食管囊、胃囊和胃腔的管道是否通畅。气囊压迫气道可引起窒息,应注意。三腔二囊管安放时间一般不宜超过48小时,每12小时应放气5~10分钟。然后重新充气、牵拉、固定。放气前必须先停止牵拉,同时先放食管囊的充气,然后开放胃囊。当确认出血已停止后,须在放气状态下维持胃管负压吸引24小时后才可缓缓拔出。故本题选ABCDEF。

197. 患者有黄疸、腹水表现,血清胆红素明显升高,白蛋白降低,提示肝功能差。对肝功能差的患者,可在纤维内镜下注射硬化剂或套扎止血,必要时可急诊作经颈静脉肝内门-体静脉分流术(TIPS)。故本题选AB。

198. 若甲状腺肿块质硬、固定,颈淋巴结肿大,或有压迫症状,或存在多年的甲状腺肿块,在短期内迅速增大者,均应怀疑为甲状腺癌。故本题选B。

199. 亚急性甲状腺炎常继发于病毒性上呼吸道感染,伴甲状腺疼痛。甲状腺舌管囊肿属于先天性畸形,境界清楚,表面光滑,有囊性感。慢性淋巴细胞性甲状腺炎是一种自身免疫性疾病,多为无痛性弥漫性甲状腺肿,对称,质硬,表面光滑,多伴甲状腺功能减退,较大腺肿可有压迫症状,应与甲状腺癌鉴别。结节性甲状腺肿、甲状腺癌、甲状腺腺瘤均可有无痛性、可随吞咽移动的颈前肿块,应互相鉴别。故本题选ADE。

200. 甲状腺癌应注意与慢性淋巴细胞性甲状腺炎鉴别,细针穿刺细胞学检查可帮助诊断。故本题选C。

201. 术中行冷冻病理检查,有助于确定肿瘤的良恶性,决定手术方式。如为恶性,可直接行根治性手术,避免患者二次手术。故本题选B。

202. 甲状腺癌的治疗方法:①手术治疗,是治疗甲状腺癌的重要手段之一。②放射性核素治疗,可破坏残余甲状腺组织和癌细胞。③TSH抑制治疗,甲状腺癌作近全切或全切除者应终身服用甲状腺素片或左甲状腺素,以预防甲状腺功能减退与抑制TSH。④放射外照射治疗,主要用于未分化型甲状腺癌。故本题选ABCD。

203. 78岁男性,有长期排尿困难症状,考虑前列腺增生的可能。排尿时突然尿流中断、疼痛放射至远端尿道及阴茎头部,改变姿势后,能使疼痛缓解,继续排尿,属于膀胱结石的典型表

现。故本题选AB。

206. 患者有多年乙肝病史,近期发现左上腹有包块,考虑肝硬化、肝癌可能,应首先行腹部B超检查,明确肿块性质及位置。故本题选B。

207. 患者乙肝肝硬化并发上消化道出血,应行腹部CT、食管钡餐造影,明确疾病程度,指导手术治疗,同时行凝血功能检查确定有无凝血障碍。故本题选ABD。

208. 凝血酶原时间延长,为正常的60%,提示患者凝血功能极差,如进行手术有大出血可能,危及生命。碱性磷酸酶和γ-谷氨酸转肽酶显著增高,Child C级均提示患者肝功能差,不宜行手术治疗,术中死亡风险高。故本题选CDE。

209. 患者有腹痛、高热、黄疸、休克、神经中枢系统受抑制表现,即Reynolds五联征,最可能为急性梗阻性化脓性胆管炎(AOSC)。应根据病情选择简单、实用、方便的检查方法,首选B超检查,可了解胆道梗阻部位、肝内外胆管扩张情况及病变性质,对诊断很有帮助。血生化和电解质检测,可了解全身情况。故本题选AB。

210. AOSC的神经系统症状主要表现为神情淡漠、嗜睡、神志不清,甚至昏迷。肝功能有不同程度的损害,凝血酶原时间延长。动脉血气分析可有PaO_2下降、氧饱和度降低。常见有代谢性酸中毒及脱水、低钠血症等电解质紊乱。故本题选B。

211. AOSC的治疗包括非手术治疗和紧急胆管减压引流。非手术治疗既是治疗手段,也是术前准备,主要内容:①维持有效的输液通道,尽快恢复血容量。②联合应用足量抗生素。③纠正水、电解质紊乱和酸碱平衡。④对症治疗如降温等。⑤应用血管活性药物提高血压等。胆道减压方法:①胆总管切开减压,T管引流。②经内镜鼻胆管引流术。③经皮经肝胆管引流。故本题选ACDE。

212. 患者有车辆碾压伤史,出现严重失血性休克,考虑存在腹腔内脏器损伤可能。腹腔内脏器损伤会导致持续出血,引发休克,威胁患者生命。故本题选E。

213. 该腹部损伤患者的急救措施是积极抗休克治疗的同时,紧急送往手术室进行会阴部伤口清创止血,并行剖腹探查术,检查腹腔内损伤情况。故本题选D。

214. 患者CT检查示腹腔内散在低密度影,考虑有腹腔内脏器损伤、出血,应行剖腹探查术。故本题选B。

215. 持续高浓度给O_2会抑制呼吸中枢,导致严重的CO_2潴留,加重术后肺部感染的风险。患者仍有大量功能正常的肠管,完全肠外营养不利于肠道功能的恢复。故本题选CF。

冲刺模拟卷五

答案

1. A	2. B	3. B	4. A	5. C	6. E	7. A	8. A	9. B	10. C
11. B	12. C	13. C	14. C	15. A	16. E	17. D	18. D	19. D	20. B
21. E	22. A	23. C	24. E	25. C	26. E	27. C	28. E	29. C	30. C
31. A	32. E	33. E	34. E	35. C	36. C	37. C	38. E	39. A	40. C
41. E	42. D	43. D	44. D	45. C	46. C	47. E	48. C	49. C	50. D
51. C	52. E	53. C	54. C	55. C	56. C	57. C	58. C	59. C	60. E
61. D	62. C	63. C	64. C	65. C	66. C	67. C	68. C	69. C	70. C
71. B	72. E	73. E	74. C	75. C	76. C	77. C	78. C	79. E	80. D
81. D	82. E	83. B	84. C	85. C	86. C	87. C	88. C	89. B	90. B
91. C	92. E	93. D	94. C	95. E	96. C	97. E	98. C	99. C	100. D

101. A	102. B	103. D	104. E	105. C	106. E	107. B	108. D	109. C	110. A
111. B	112. C	113. D	114. E	115. D	116. B	117. D	118. A	119. D	120. C
121. D	122. B	123. C	124. D	125. D	126. C	127. D	128. C	129. D	130. C
131. E	132. B	133. D	134. D	135. A	136. D	137. D	138. C	139. D	140. B
141. D	142. E	143. D	144. D	145. D	146. D	147. D	148. D	149. D	150. E
151. D	152. D	153. E	154. A	155. D	156. D	157. D	158. D	159. D	160. A
161. E	162. B	163. D	164. D	165. D	166. D	167. D	168. D	169. D	170. D
171. D	172. A	173. D	174. D	175. E	176. D	177. D	178. B	179. D	180. A
181. A	182. D	183. D	184. B	185. D	186. E	187. D	188. E	189. D	190. B
191. B	192. D	193. B							

194. CD	195. B	196. E	197. AF	198. DF
199. AF	200. C	201. ABCE	202. D	203. D
204. D	205. BCF	206. AF	207. C	208. A
209. ABCDFG	210. CG	211. ADG	212. E	

解析

1. 乳腺癌的TNM分期：T代表原发肿瘤，T_0表示原发癌瘤未查出；N代表区域淋巴结，N_1表示同侧腋窝有肿大淋巴结，尚可推动；M代表远处转移，有远处转移为M_1，无远处转移为M_0。根据患者的临床表现，其TNM分期为$T_0N_1M_0$。故本题选A。

2. 乳腺癌的临床分期：0期为$TisN_0M_0$；Ⅰ期为$T_1N_0M_0$；Ⅱ期为$T_{0~1}N_1M_0$、$T_2N_{0~1}M_0$、$T_3N_0M_0$；Ⅲ期为$T_{0~2}N_2M_0$、$T_3N_{1~2}M_0$、T_4任何NM_0、任何TN_3M_0；Ⅳ期为M_1任何TN。患者分期为$T_0N_1M_0$，属于Ⅱ期。Ⅰ期、Ⅱ期乳腺癌应用根治术及改良根治术的生存率无明显差异，且乳腺癌改良根治术保留了胸肌，术后外观效果较好，是目前常用的手术方式。故本题选B。

3. 乳腺癌是实体瘤中应用化疗最有效的肿瘤之一。由于手术尽量去除了肿瘤负荷，残存的肿瘤细胞易被化学抗癌药物杀灭。患者癌组织雌激素受体（ER）、孕激素受体（PR）均为阴性，不宜行内分泌治疗。故本题选B。

4. 原发性肝癌的临床表现：①肝区疼痛，多呈右上腹持续性胀痛或钝痛，可牵涉右肩或右背部。②肝脏进行性增大，质地坚硬，表面凹凸不平。③黄疸，一般出现在肝癌晚期。④肝硬化征象。⑤进行性消瘦、发热、食欲缺乏、乏力等全身性表现。根据患者有肝区钝痛、消瘦、肝大且质地坚硬等表现，考虑肝癌的可能性大。故本题选A。

5. 甲胎蛋白（AFP）是诊断肝细胞癌特异性的标志物，被广泛用于肝癌的普查、诊断、判断治疗效果及预测复发。诊断时注意排除妊娠和生殖腺胚胎瘤。故本题选C。

6. 超声或CT引导下细针穿刺行组织学检查是确诊肝癌的可靠方法。故本题选E。

7. 儿童有手着地受伤史，肘部出现疼痛、肿胀、皮下瘀斑，肘部向后凸出并处于半屈位，考虑肱骨髁上骨折可能。检查局部明显压痛，有骨擦音及假关节活动，肘前方可扪到骨折断端，肘后三角关系正常，提示伸直型肱骨髁上骨折。该患儿的表现符合伸直型肱骨髁上骨折的临床特点。屈曲型肱骨髁上骨折患者跌倒时，肘关节处于屈曲位，肘后方着地。故本题选A。

8. 怀疑伸直型肱骨髁上骨折时，必须拍摄肘部正、侧位X线平片，不仅能确定骨折的存在，更主要的是能准确判断骨折移位情况，为选择治疗方法提供依据。故本题选A。

9. 伸直型肱骨髁上骨折时，受伤时间短、局部肿胀轻、没有血液循环障碍者，可对其进行手法复位外固定。手术治疗的指征：①手法复位失败。②小的开放伤口，污染不重。③有神经血管损伤。故本题选B。

10. 肱骨髁上骨折复位患者，尺侧或桡侧移位未得到纠正，或合并了骨骺损伤，骨折愈合后，可出现肘内、外翻畸形。尺侧移位最容易造成肘内翻畸形。故本题选C。

14. 胰腺假性囊肿是继发于急、慢性胰腺炎或胰腺损伤后的并发症。患者可无症状，胰腺炎或上腹部外伤后，上腹逐渐膨隆，腹胀，压迫胃、十二指肠引起恶心、呕吐，影响进食。体检时在上腹部触及半球形、光滑、不移动、囊性感的肿物。患者有急性胰腺炎病史，其症状表现符合胰腺假性囊肿的临床特点。故本题选C。

15. 患者目前考虑为胰腺假性囊肿，B超可作为筛查的首选工具，CT检查不仅可以显示囊肿的大小、形状及其与邻近器官的关系，且可以定性以及其与周围血管的关系，为下一步的治疗提供依据。故本题选A。

16. 营养状况的评估指标包括人体测量（体重、三头肌皮褶厚度、上臂周径测量等）、血浆蛋白的测量（白蛋白、转铁蛋白及前白蛋白等）、淋巴细胞计数和氮平衡试验，不包括血小板计数。故本题选E。

17. 齿状线是直肠与肛管的交界线。直肠肛管的淋巴引流以齿状线为界，分上、下两组。上组在齿状线以上，引流方向：①向上，沿直肠上动脉到肠系膜下动脉旁淋巴结。②向两侧，经直肠下动脉旁淋巴结引流到盆腔侧壁的髂内淋巴结。③向下，穿过肛提肌至坐骨肛管间隙，沿肛管动脉、阴部内动脉旁淋巴结到达髂内淋巴结。下组在齿状线以下，引流方向：①向下外，经会阴及大腿内侧皮下注入腹股沟淋巴结，然后到髂外淋巴结。②向周围，穿过坐骨直肠间隙沿闭孔动脉旁引流到髂内淋巴结。故本题选D。

18. 我国辅助生殖技术应用伦理原则：①有利于患者的原则。②知情同意原则。③保护后代原则。④社会公益原则。⑤保密原则。⑥严防商业化原则。⑦伦理监督原则。保护后代原则规定，医务人员应告知受者通过人类辅助生殖技术出生的后代与自然受孕分娩的后代享有同样的法律权利和义务，包括后代的继承权、受教育权、赡养父母的义务、父母离异时对孩子的监护权的裁定等。故本题选D。

20. 骨巨细胞瘤的好发部位为长骨干骺端和椎体，典型的X线特征为骨端偏心位、溶骨性、囊性破坏而无骨膜反应，病灶膨胀生长，骨皮质变薄，呈肥皂泡样改变。故本题选B。

21. 主动或被动吸烟是血栓闭塞性脉管炎发生和发展的重要因素，烟碱能使血管收缩，烟草浸出液可致实验动物动脉发生炎性病变。故本题选E。

23. 对于3岁以下儿童的股骨干骨折采用垂直悬吊皮肤牵引，对成人和3岁以上儿童的股骨干骨折近年来多采用手术内固定治疗。故本题选C。

24. 股骨干上1/3骨折，由于髂腰肌、臀中肌、臀小肌和外旋肌的牵拉作用，使近折端向前、外及外旋方向移位；远折端则由于受内收肌的牵拉而向内、后方向移位；由于股四头肌、阔筋膜张肌及内收肌的共同作用而向近端移位。故牵引治疗的最佳体位为大腿外旋外展、髋屈曲位牵引。故本题选E。

25. 可行脾切除术的造血系统疾病是：①遗传性球形红细胞增多症。②遗传性椭圆形红细胞增多症。③丙酮酸激酶缺乏。④珠蛋白生成障碍性贫血。⑤自身免疫性溶血性贫血。⑥免疫性血小板减少性紫癜。⑦慢性粒细胞白血病。⑧慢性淋巴细胞白血病。⑨多毛细胞白血病。⑩霍奇金淋巴瘤。故本题选E。

26. 肺癌常见的CT征象有分叶征、毛刺征、空泡征、空气支气管像、肿瘤滋养动脉、血管切迹和集束征、胸膜凹陷或牵拉征、偏心空洞等。部分早期肺腺癌在CT中可表现为磨玻璃样病灶。中心型肺癌CT表现为肺门肿块，还可见支气管内占位、管腔狭窄、阻塞、管壁增厚，同

28. 普鲁卡因,成人一次限量 1 000 mg。利多卡因,成人一次限量表面麻醉 100 mg,局部浸润麻醉和神经阻滞 400 mg。布比卡因,成人一次限量 150 mg。罗哌卡因,成人一次限量 150 mg。丁卡因,成人一次限量表面麻醉 40 mg,神经阻滞 80 mg。故本题选 A。

29. 急性弥漫性腹膜炎包括继发性腹膜炎和原发性腹膜炎。腹腔空腔脏器穿孔,外伤引起的腹壁或内脏破裂,是急性继发性化脓性腹膜炎最常见的原因。原发性腹膜炎细菌进入腹腔的途径:①血行播散。②上行性感染。③直接扩散。④透壁性感染。故本题选 D。

31. 肩关节脱位时,检查可有 Dugas 征阳性,即将病侧肘部紧贴胸壁时,手掌搭不到健侧肩部,或手掌搭在健侧肩部时,肘部无法贴近胸壁。故本题选 A。

32. 乳腺囊性增生病的病理形态呈多样性表现,增生可发生于腺管周围并伴有大小不等的囊肿形成,囊内含淡黄色或棕褐色液体;或腺管内表现为不同程度的乳头状增生,伴乳管囊性扩张,也有发生于小叶实质者,主要为乳管及腺泡上皮增生。不发生萎缩和化生。故本题选 E。

33. 神经根型颈椎病在颈椎病中的发病率最高,检查可见病侧颈部肌肉痉挛,颈肩部肌肉可有压痛,患肢活动有不同程度受限,上肢牵拉试验及压头试验可出现阳性,表现为诱发根性疼痛。故本题选 E。

34. 开放性颅脑损伤患者的头部有伤口,可见到脑脊液和(或)脑组织外溢。故本题选 B。

35. 直肠指检时,内痔多较柔软、不易扪及,如有血栓形成,可扪及硬结,有时有触痛、出血。故本题选 B。

36. 腋淋巴结位于腋窝疏松结缔组织内,沿血管排列,按位置分为 5 群:①胸肌淋巴结。②外侧淋巴结。③肩胛下淋巴结。④中央淋巴结。⑤尖淋巴结。故本题选 D。

37. 急性弥漫性腹膜炎最主要的临床表现是腹痛,典型体征为腹部压痛、腹肌紧张和反跳痛,腹胀加重是病情恶化的重要标志。听诊肠鸣音减弱,肠麻痹时肠鸣音可能完全消失。故本题选 C。

38. 医疗机构必须将"医疗机构执业许可证"、诊疗科目、诊疗时间和收费标准悬挂于明显处所,按照核准登记的诊疗科目开展诊疗活动。故本题选 E。

41. 良性骨肿瘤具有界限清楚、密度均匀的特点。恶性骨肿瘤的病灶多不规则,呈虫蛀样或筛孔样,密度不均,界限不清。故本题选 E。

42. 阑尾切除术的术后并发症包括出血、切口感染、粘连性肠梗阻、阑尾残株炎和粪瘘。其中,以切口感染最常见,在急性化脓性或穿孔性阑尾炎中多见。故本题选 D。

44. 杵状指常见于肺部慢性疾病、某些先天性心脏病、血管痉挛、某些肝硬化及胃肠系疾病等。狭窄性腱鞘炎的临床表现为弹响指(也称扳机指)和弹响拇。桡骨茎突狭窄性腱鞘炎患者握拳尺偏腕关节时,桡骨茎突处出现疼痛,称为 Finkelstein 试验(握拳尺偏试验)阳性。故本题选 D。

46. 腹痛是急性胰腺炎的主要症状,常于饱餐和饮酒后突然发作,腹痛剧烈,多位于左上腹,向左肩及左腰背部放射;胆源性者腹痛始发于右上腹,逐渐向左侧转移;病变累及全胰,疼痛范围较宽并呈束带状向两侧腰背部放射。故本题选 D。

47. 典型的胃溃疡多见于胃角附近及胃窦小弯侧,活动期溃疡一般为单个,也可多个,呈圆形或卵圆形。故本题选 B。

48. 急性失血为输血的主要适应证,若失血量超过总血容量 20%(1 000 mL)时,除有较明显的血容量不足、血压不稳定外,还会出现 HCT 下降。此时,除输入晶体液或胶体液补充血容量外,还应适当输入浓缩红细胞以提高携氧能力。原则上,失血量在 30% 以下时,不输全血;超过 30% 时,可输全血与浓缩红细胞各半,再配合晶体液和胶体液及血浆以补充血容量。故本题选 C。

49. 剧烈呕吐可使胃酸中 H^+、Cl^- 及 K^+ 丢失及细胞外液丢失,肠液和胰腺的 HCO_3^- 得不到 H^+ 中和而被吸收入血,导致低氯低钾性碱中毒。Na^+ 丢失主要源于髓襻对 Na^+ 的被动重吸收。故本题选 D。

52. 直肠癌早期无明显症状,癌肿影响排便或破溃出血时才有出血症状。癌肿侵犯致肠管狭窄,初时大便进行性变细,当造成肠管部分阻后,有腹痛、腹胀、肠鸣音亢进等不全性肠梗阻表现。直肠癌致完全性肠梗阻少见。故本题选 B。

70. Graves 病引起的眼部改变:①单纯性突眼,又称非浸润性突眼,突眼度一般小于 18 mm,与甲状腺毒症所致的交感神经兴奋性增高有关,可见眼裂增宽,瞬目减少。随着甲亢治疗好转,病变程度多可减轻。②浸润性突眼,眼球明显突出,多由于眶后淋巴细胞浸润,眶后成纤维细胞分泌大量黏多糖和糖胺聚糖在组织沉积,透明质酸增多,导致眼外肌和脂肪肿胀损伤,引起突眼。患者自诉有眼内异物感、胀痛、畏光、流泪、复视、斜视、视力下降,查体见眼睑肿胀、肥厚、结膜充血、水肿,严重者眼球固定,形成角膜溃疡、全眼炎,甚至失明。故本题选 D。

87. 患者为年轻男性,发病较急,主要表现为胸痛、呼吸困难、叩诊呈鼓音,最可能为气胸。气胸大多数起病急骤,患者突感一侧或两侧胸痛,继之胸闷和呼吸困难,查体有患侧胸部隆起,呼吸运动与触觉语颤减弱,叩诊呈过清音或鼓音。胸腔积液时叩诊呈浊音。肺气肿时叩诊呈过清音。故本题选 B。

89. 斜疝多见于儿童及青壮年。患儿 3 岁,发现右腹股沟有可复性包块,考虑腹股沟斜疝的可能性大;查体肿块有触痛,不能回纳,可能为腹股沟斜疝嵌顿。故本题选 B。

90. 股骨干骨折以手术治疗为首选,内固定首选交锁髓内钉,在股骨远近段髓腔扩大处进行髓内钉固定要确保复位和髓内钉在髓腔内位置正确。故本题选 B。

91. 骨折部位的血液供应是影响骨折愈合的重要因素,骨折的部位不同,骨折端的血液供应状况也不同。胫腓骨下 1/3 骨折部位血液供应差,容易导致骨折延迟愈合或不愈合。故本题选 C。

93. 椎动脉型颈椎病由于颈椎退变造成的机械性压迫因素或颈椎退变所致的颈椎节段性不稳定,致使椎动脉遭受压迫或刺激,椎动脉狭窄、迂曲或痉挛造成椎-基底动脉供血不全,出现头晕、恶心、耳鸣、偏头痛等症状,或转动颈椎时突发眩晕而猝倒。患者为 52 岁男性,表现符合椎动脉型颈椎病的临床特点。故本题选 D。

94. 患者有手术史,主要表现为腹痛、呕吐、腹胀、排气排便停止的表现,结合腹部 X 线平片结果,考虑为肠梗阻。手术后早期发生肠梗阻的症状,可能是手术后肠麻痹恢复期的肠蠕动功能失调导致,综合考虑为麻痹性肠梗阻。故本题选 E。

95. 肛周脓肿在直肠肛管周围脓肿中最常见,表现为病变处明显红肿,有硬结和压痛,脓肿形成后可有波动感,穿刺易抽出脓液。脓肿切开引流是治疗的主要方法,一旦诊断明确,应立即切开引流。故本题选 E。

96. 患者有胸部外伤史,查体左胸可触及骨擦音,考虑存在肋骨骨折;有严重呼吸困难、发绀、休克等表现,查体有明显皮下气肿、胸部叩诊呈鼓音,考虑为张力性气胸。故本题选 C。

97. 根治性膀胱切除术联合盆腔淋巴结清扫术是肌层浸润性膀胱癌的标准治疗方式,术后需行尿流改道和重建术,主要包括回肠通道术、输尿管皮肤造口术等。必要时术后辅助化疗或放疗。故本题选 E。
98. 发现左侧阴囊肿块,似蚯蚓团状,透光试验阴性,精液检查提示弱精症,考虑精索静脉曲张;症状较重,伴有精子异常者,以及青少年期精索静脉曲张伴有睾丸体积缩小者,应行手术治疗。目前显微镜下精索静脉结扎术被认为是治疗精索静脉曲张的首选方法。故本题选 E。
99. 应激性溃疡是指患者在严重创伤、大型手术、危重疾病、严重心理疾病等各种疾病危重情况下,或饮酒过量、误服药物等刺激下,胃肠道发生黏膜糜烂、溃疡等病变。患者行胃大部切除术已 6 年,暂不考虑应激性溃疡。故本题选 C。
100. 胃十二指肠溃疡瘢痕性幽门梗阻见于胃幽门、幽门管或十二指肠球部溃疡反复发作,形成瘢痕狭窄者,常伴幽门痉挛和水肿。主要表现为腹痛和反复呕吐。患者初期症状表现为上腹部胀和不适,阵发性上腹部痛,同时伴有嗳气、恶心。随症状加重,出现腹痛和呕吐,呕吐物为宿食,有腐败酸臭味,不含胆汁。故本题选 D。
101. 患者 3 年前有腹部手术史,目前主要表现为腹痛、呕吐、腹胀、停止排便排气等肠梗阻表现,首先考虑为粘连性肠梗阻。故本题选 A。
102. 患者有明确的腹部外伤史,目前血压尚可,查体有腹膜刺激征、肠鸣音消失,考虑为腹腔内空腔脏器破裂。诊断性腹腔穿刺和腹腔灌洗术等有助于明确诊断。故本题选 B。
103. 坐骨肛管间隙脓肿发病时病侧出现持续性胀痛,逐渐加重,继为持续性跳痛,排便或行走时疼痛加剧,可有排尿困难和里急后重;脓肿范围较大时全身感染症状明显,如头痛、乏力、发热、食欲缺乏、恶心、寒战等。早期局部体征不明显,以后出现肛门病侧红肿,双臀不对称;局部触诊或直肠指检时病侧有深压痛,甚至波动感。故本题选 D。
104. 强直性脊柱炎好发于 16~30 岁的青壮年,男性占 90%,早期主要表现下腰痛或骶髂部不适、疼痛或发僵;晚期脊柱僵硬可致躯干和髋关节屈曲,最终发生驼背畸形,严重者可强直成大于 90°屈曲位。X 线早期表现为骶髂关节骨质疏松,关节边缘呈虫蛀状改变,间隙不规则增宽,软骨下骨有硬化致密改变;以后关节面渐趋模糊,间隙逐渐变窄,直至双侧骶髂关节完全融合。故本题选 E。
107. 患者外伤后头部 CT 示左额硬脑膜下血肿,血肿量约 40 mL,中线明显向右移位,符合手术指征。应立即开颅清除血肿及去骨瓣减压。故本题选 B。
108. 患者 1 年前发现左上肢"红线",伴肿硬、压痛,为血栓性浅静脉炎的表现。患者有烟酒嗜好、浅静脉炎病史,出现间歇性跛行症状,且足背胫后动脉搏动消失,考虑诊断为血栓闭塞性脉管炎。故本题选 D。
109. 原发性腹膜炎患者的腹腔内无原发病灶,血行播散为感染途径之一,致病菌从呼吸道或泌尿系的感染灶,通过血行播散至腹膜,多见于婴幼儿的原发性腹膜炎。常见的溶血性链球菌感染的脓液稀薄、无臭味。该患儿近期曾患上呼吸道感染,1 天来出现发热、腹痛,查体见全腹压痛、肌紧张,考虑存在腹膜炎,结合腹腔穿刺结果,考虑诊断为原发性腹膜炎。故本题选 C。
110. 腹痛是急性胰腺炎的主要症状,常于饱餐和饮酒后突然发作,腹痛剧烈,多位于左上腹,考虑患者可能为急性胰腺炎。血清、尿淀粉酶测定是最常用的诊断方法,血清淀粉酶在发病数小时开始升高,24 小时达高峰,4~5 天后逐渐降至正常;尿淀粉酶在 24 小时才开始升高。故本题选 A。
112. 骨肉瘤好发于青少年,好发部位为股骨远端、胫骨近端和肱骨近端的干骺端。主要症状为局部疼痛,多为持续性,逐渐加重,夜间尤重;可伴有局部肿块,附近关节活动受限;局部表面皮温升高,静脉怒张。X 线检查可表现为不同形态,密质骨和髓腔有成骨性、溶骨性和混合性骨质破坏,骨膜反应明显,呈侵袭性发展,可见 Codman 三角或呈"日光射线"形态。故本题选 C。
113. 患者有高处坠落史,开放性骨折后出现伤口大量出血,现场急救首先应给予加压包扎止血。待活动性出血止住后,再行下肢临时固定,送医院进行后续处理。故本题选 D。
114. 患者 HBsAg 阳性,查体肝大、质硬,考虑有肝炎后肝硬化的可能。结合肝区钝痛、低热、乏力,甲胎蛋白(AFP)呈增高趋势,提示合并肝癌。故本题选 E。
115. 患者发病较急,有腹痛、寒战高热、黄疸即 Charcot 三联征表现,提示急性胆管炎。超声可作为首选的检查方法,能发现结石并明确大小和部位,如合并阻塞可见肝内、外胆管扩张。故本题选 D。
116. 脊柱骨折者从受伤现场运送至医院内的急救搬运方式至关重要。正确的方法是采用担架、木板或门板运送。先使伤员双下肢伸直,担架放在伤员一侧,搬运人员用手将伤员平托至担架上;或采用滚动法,使伤员保持平直状态,成一整体滚动至担架上,注意保持伤员颈部的稳定性。故本题选 B。
117. 患者为 52 岁女性,发现左乳房无痛性包块,质硬、表面不光滑、边界不清、活动度差,伴有同侧腋窝质硬肿大的淋巴结,考虑乳腺癌可能。确诊要通过活组织病理检查,可行切除活检,一般不宜做切取活检。故本题选 D。
118. 患者发病急,有典型的转移性右下腹痛表现,血常规示白细胞明显增高,且以中性粒细胞升高为主,首先考虑为急性阑尾炎;1 小时前腹痛波及全腹,腹膜刺激征阳性,考虑阑尾穿孔伴发弥漫性腹膜炎。阑尾动脉系回结肠动脉的分支,是一种无侧支的终末动脉,当血运障碍时易导致阑尾坏死。阑尾管腔阻塞后阑尾黏膜仍继续分泌黏液,腔内压力上升,血运发生障碍,使阑尾炎症加剧,导致阑尾坏疽穿孔。故本题选 A。
120. 患者为 28 岁女性,食欲好,有体重下降、心悸、乏力、脉快等表现,查体见甲状腺弥漫性肿大伴眼球突出,考虑为原发性甲状腺功能亢进症。结节性甲状腺肿继发亢进的患者,多为 40 岁以上,先有结节性甲状腺肿多年,以后才出现功能亢进症状,查体见腺体呈结节状肿大,无突眼。故本题选 C。
121. 患者发病较急,主要有腹痛、寒战高热、黄疸、休克、神志淡漠即 Reynolds 五联征表现,首先考虑诊断为急性梗阻性化脓性胆管炎(AOSC)。故本题选 D。
122. 房间隔缺损因肺循环血流量增加、肺动脉瓣相对狭窄,而出现胸骨左缘第 2~3 肋间闻及 II~III 级吹风样收缩期杂音,肺动脉瓣第二心音(P_2)亢进伴固定分裂;X 线检查示右心房、右心室增大,肺动脉段突出,主动脉结小,呈典型"梨形心";肺血流量增多,透视下可见"肺门舞蹈征"。心电图可有电轴右偏等。故本题选 B。
123. 尿路结石<0.6 cm、表面光滑、结石以下尿路无梗阻时可采用药物排石治疗。输尿管结石冲击波碎石的最佳适应证是小于 10 mm 的结石。患者非手术治疗效果欠佳,可应用体外冲击波碎石。故本题选 C。
124. 股疝多见于 40 岁以上妇女,疝块往往不大,常在腹股沟韧带下方卵圆窝处表现为一半球形的凸起;如发生嵌顿,除引起局部明显疼痛外,也常伴有较明显的急性机械性肠梗阻,严重者甚至可以掩盖股疝的局部症状。根据题干信息,患者为 48 岁女性,起病较急,左侧腹股沟区可见半球形包块,不活动,结合有肠型及 X 线腹部平片表现,考虑嵌顿性股疝的可能性大。直疝多见于老年,较少发生嵌顿。故本题选 D。
126. 核素扫描($^{99m}TcO_4^-$、^{123}I 或 ^{131}I)对甲状腺结节良恶性的鉴别意义不大。"冷结节"恶性风险增加但仍以良性居多;"热结节"绝大多数为良性。患者为 28 岁男性,近期甲状腺肿块迅

— 114 —

速增大,B超示实质性,考虑甲状腺癌的可能性最大。故本题选 E。

128. 肠管嵌顿如不及时解除,肠壁及其系膜受压情况不断加重可使动脉血流减少,最后导致完全阻断,即为绞窄性疝。此时肠系膜上动脉搏动消失,肠壁逐渐失去光泽、弹性和蠕动能力,最终变黑坏死。故本题选 C。

129. 婴儿先天性鞘膜积液常可自行吸收消退,可不急于手术治疗,1岁以后仍存在的,建议手术治疗。故本题选 B。

130. 肠系膜上动脉栓塞的患者,早期症状明显且严重,其特点是严重的症状与轻微的体征不相称。本例患者突发腹痛,症状与体征不符,止痛剂不缓解,结合其有冠心病、房颤史多年,怀疑肠系膜动脉栓塞的可能性大。选择性动脉造影对诊断有重要意义,早期可有助于鉴别血管栓塞、血栓形成或痉挛。故本题选 C。

132. 骨软骨瘤以青少年多见,为一种常见的、软骨源性的良性肿瘤,是位于骨表面的骨性突起物,多见于长骨干骺端,如股骨远端、胫骨近端和肱骨近端;可长期无症状,多因无意中发现骨性包块而就诊。软骨瘤好发于手和足的管状骨。故本题选 B。

134. 体温每升高1℃,将增加 3~5 mL/(kg·d)的补液量,即多补液量(mL)=(40-37)×70×(3~5),计算后得 630~1 050 mL。故本题选 B。

146. 前列腺穿刺活检是病理确诊前列腺癌的主要方法,多在经直肠超声的引导下进行。故本题选 C。

194. 甲状腺腺瘤多见于40岁以下的妇女,常表现为颈部出现圆形或椭圆形结节,稍硬,表面光滑,无压痛,随吞咽上下移动。大部分患者无任何症状。甲状腺乳头状癌多见于30~45岁女性,以甲状腺内发现肿块最常见。患者为青年女性,发现甲状腺单发结节,无其他症状,考虑甲状腺腺瘤或甲状腺癌的可能性大。故本题选 CD。

195. 乳头状癌和滤泡状腺癌均属分化型甲状腺癌,且无颈部淋巴结转移迹象。乳头状癌的基本术式为腺叶切除或全甲状腺切除,视情况行颈淋巴结清扫术。滤泡状癌的手术原则与乳头状癌基本相同。颈淋巴结清扫的范围目前尚有分歧,但最小范围清扫,即中央区颈淋巴结(Ⅵ)清扫已基本达成共识。故本题选 B。

196. 患者有甲状腺癌手术史,术后2年发现颈部淋巴结肿大,需排除是否为复发或淋巴结转移可能,应手术切除肿大淋巴结并作病理检查,明确性质。故本题选 E。

197. 股骨颈骨折、股骨粗隆间骨折均可表现为下肢短缩、外旋畸形。髋关节前脱位,患肢呈外展、外旋和屈曲畸形。髋关节中心脱位,多见于交通事故或来自高空坠落,在大腿上段外侧方往往有大血肿。髋关节后脱位患肢短缩,髋关节呈屈曲、内收、内旋畸形。股骨干骨折因失血量较多,可出现休克早期表现。故本题选 AF。

198. 患肢左股骨颈基底型骨折且无明显移位,为 GardenⅡ型,可采用非手术治疗,将患肢置于轻度外展位,持续牵引或用丁字鞋固定,缓解疼痛。患者年龄偏大,长期卧床容易发生肺部感染等并发症,若无绝对手术禁忌证,也可行内固定治疗,利于患者康复。故本题选 DF。

199. 股骨颈骨折最常见的并发症:①股骨头缺血坏死,与患者年龄、股骨头的血供、骨折移位程度、手术时间以及复位的效果等因素有关。②骨折不愈合,主要与血供、骨折复位质量、骨质疏松的程度、骨折断端的粉碎程度有关。故本题选 AF。

201. 乳管内乳头状瘤多见于经产妇,40~50岁为多。一般无自觉症状,常因乳头溢液污染内衣而引起注意,溢液可为血性、暗棕色或黄色液体。肿瘤小,常不能触及肿块。大乳管乳头状瘤,可在乳晕区扪及直径为数毫米的小结节,多呈圆形,质软,可推动,轻压此肿块,常可从乳头溢出液体。乳管造影可协助诊断。治疗以手术为主。故本题选 ABCE。

202. 对单发的乳管内乳头状瘤,应切除病变的乳管系统。术前需正确定位,可行乳管镜检查明确瘤体位置及方向,术中沿确定溢液的乳管口,插入钝头细针注射亚甲蓝,沿亚甲蓝显色部位做放射状切口,切除该乳管及周围的乳腺组织。故本题选 D。

203. 患者有腹痛、寒战高热、黄疸即 Charcot 三联征,神志尚清,表情淡漠,血压降低,综合考虑急性化脓性胆管炎的可能性大。故本题选 C。

205. B超示胆囊腔内多个强回声光团伴声影,考虑胆囊结石。MRCP示胆总管下段卵圆形低信号,直径 0.7 cm,考虑胆总管结石。根据患者的症状表现,血常规示白细胞显著增高,以中性粒细胞升高为主,肝功能示总胆红素、直接胆红素升高,谷丙转氨酶升高,结合 B超、MRCP 结果,均支持急性化脓性胆管炎的诊断。故本题选 BCF。

206. 抗感染、抗休克等非手术治疗既是治疗手段,也是术前准备。患者凝血功能正常,无电解质紊乱,脏器功能尚可,可手术治疗。患者胆囊结石数量多,胆囊壁增厚,符合手术指征。急性化脓性胆管炎的处理原则是立即解除胆道梗阻并引流,采用胆总管切开减压+T管引流术。故本题选 AF。

207. 患者反复发作上腹痛伴反酸,且呈季节性,口服"胃药"可缓解,考虑有消化性溃疡病史。现突发呕吐咖啡样物、黑便,伴有头晕、心悸、乏力,查体见脉快,血压低、面色苍白、皮肤湿冷等休克表现,肠鸣音活跃,考虑消化性溃疡出血的可能性大。故本题选 C。

208. 纤维胃镜检查有助于明确出血的部位和性质,并可同时进行止血(双极电凝、激光、套扎和注射硬化剂等)。内镜检查应早期(出血后 24小时内)进行。故本题选 A。

209. 消化性溃疡出血的治疗:①补充血容量,快速补液,监测生命体征包括心率、血压、尿量、周围循环等。②放置胃管,可经胃管注入 200 mL 含 8 mg 去甲肾上腺素的生理盐水溶液,并夹管约 30 分钟。③药物治疗,静脉输注 H_2 受体拮抗剂或质子泵抑制剂抑制胃酸,静脉应用生长抑素制剂,静脉应用或肌内注射血凝酶。④胃镜治疗,在胃镜下明确出血部位后,可通过电凝、喷洒止血粉、上血管夹等措施止血。⑤手术治疗,部分胃十二指肠溃疡出血患者经保守治疗无效,需手术,但须严格把握手术指征。故本题选 ABCDFG。

210. 患者行胃大部切除术(毕Ⅱ式吻合)的术后第2天突发右上腹剧痛,有腹膜炎体征,考虑十二指肠残端破裂的可能性大。患者腹肌紧张、全腹压痛,提示存在急性弥漫性腹膜炎。急性完全性输入段肠襻梗阻常表现为呕吐物量少,不含胆汁。输出段肠襻梗阻常表现为上腹部饱胀,呕吐含胆汁的胃内容物。故本题选 CG。

211. 患者考虑为毕Ⅱ式吻合术后发生十二指肠残端破裂可能,一旦确诊应立即手术。应立即放置胃管进行胃肠减压,在补液、抗感染等治疗的基础上准备急诊手术探查。故本题选 ADG。

212. 患者考虑为胃大部切除术(毕Ⅱ式吻合术)术后十二指肠残端破裂,应立即行急诊手术,术中尽量关闭十二指肠残端,并行十二指肠造瘘和腹腔引流。故本题选 E。